介護施設の
精神科ハンドブック

Practical Psychiatry in the Long-Term Care Home A Handbook for Staff
Third Revised and Expanded Edition

原著編集 David K. Conn, Nathan Herrmann, Alanna Kaye,
Dmytro Rewilak, Barbara Schogt

監訳 成本　迅 京都府立医科大学大学院医学研究科精神機能病態学・講師
　　 福居顯二 京都府立医科大学大学院医学研究科精神機能病態学・教授

株式会社 新興医学出版社

のではないでしょうか。この本がそういった方たちのお役に少しでも立てばと思います。どんな問題にもさまざまな解決策があることを本の中で強調してあります。たいていの場合、いくつかの方法を組み合わせて用いるのがもっともうまくいきます。介護施設で起きる問題はすぐに解決することが難しいものが多いので、どうしても悲観的になったり、ニヒリズムに陥ってしまったりしがちです。この本では、そういった問題の多くにうまく対処することができ、われわれ自身の力で状況を変えることができることを示しています。

　私たちがこの本をつくることができたのは、これまで関わってきた施設入所者やその家族のおかげです。かれらのおかげで自分たちの考えをまとめたり、新しい気付きを得たりすることができました。また、直接介護に携わるスタッフの仕事がいかに難しいものであるかを理解するにあたっては、同じ病院で一緒に働いているスタッフの助けがありました。感謝いたします。

　この本の内容について、次の版に向けての新しいアイデアなどがありましたら私までメールでお知らせください。（dconn@baycrest.org）

トロント大学教授・ベイクレスト病院
David K. Conn

監訳者序文

　本書は、カナダ・オンタリオ州トロントにあるベイクレスト病院老年精神医学部門が中心となって編纂した「Practical Psychiatry in the Long Term Care Home」第3版を翻訳したものである。専門分野に関わらず介護施設で働く人たちを対象に、施設で起こりうるさまざまな精神医学的問題を取り上げて解説している。ベイクレスト病院ではこの本をテキストに毎年スタッフ教育が行われ、今も改訂が続けられている。

　著者らも序で述べているとおり、老年人口の増大にともない介護施設へのニーズは世界中で高まっている。わが国では65歳以上の老年人口は全体の20％を超え世界一の長寿国となっているだけでなく、核家族化に伴って家族での介護が困難となりつつあることもあり介護施設へ入所する高齢者が増加している。

　本書は、スタッフのためのハンドブックという副題のとおり、介護に直接携わるスタッフや看護師、医師だけでなく、施設の管理者や事務職員も対象に含めて書かれている。入所者の生活の質を向上させるには、直接介護に関わるスタッフだけでなく、施設を運営する職員全員の入所者に対する専門的理解が重要であることが繰り返し強調されている。内容は、精神疾患の解説、高齢者に対する薬物療法などの基礎知識から不適応行動に対する行動的介入、スタッフ教育の方法、法的な問題まで幅広くカバーしている。執筆者はいずれもその分野の一線で活躍する臨床家であり、カナダ老年精神医学会が中心となって策定した認知症や老年期うつ病の治療ガイドライン作成の中心メンバーでもある。薬物療法については、2009年の国際老年精神医学会で会長を務めたDr. Herrmannが担当しているが、臨床経験と研究に根差したその解説には経験を積んだ精神科医であっても得るところが多いと思われる。また、心理士や看護師など著者の職種が多岐にわたっているのも本書の特徴であり、高齢者介護施設が多職種で運営されることを象徴している。

　翻訳には、京都府立医科大学精神医学教室の老年期グループを中心としたメンバーがあたった。また、多くの職種の方に読んでいただきたいと考え、医学用語で理解しづらいところがないか、亀岡市地域包括支援センターあゆみセンター長、松本善則氏にアドバイスをいただいた。もし、本書の訳文が医師以外の職種の方に理解しやすいものとなっているとすれば、松本氏のご協力に負うところが大きい。今回の訳書出版が、高齢者介護施設で医療・福祉に携わる方々の日々の臨床活動の一助となり、ひいてはわが国の施設介護の質の向上に貢献することを願うものである。

　最後に翻訳作業を辛抱強く待って下さった、新興医学出版社の服部治夫氏に謝意を表する。

2011年6月

成本　迅
福居顯二

監 訳

成本　迅　　京都府立医科大学大学院医学研究科精神機能病態学・講師
福居　顯二　京都府立医科大学大学院医学研究科精神機能病態学・教授

訳者一覧

岡村　愛子　　京都府立医科大学大学院医学研究科精神機能病態学
柴田　敬祐　　京都府立医科大学大学院医学研究科精神機能病態学
富永　敏行　　京都府立医科大学大学院医学研究科精神機能病態学
中前　貴　　　京都府立医科大学大学院医学研究科精神機能病態学
中村佳永子　　京都府精神保健福祉総合センター
成本　迅　　　京都府立医科大学大学院医学研究科精神機能病態学
福島さくら　　京都府立医科大学大学院医学研究科精神機能病態学
松岡　照之　　京都府立医科大学大学院医学研究科精神機能病態学
宮　裕昭　　　福知山市立福知山市民病院

（あいうえお順）

序

Ira R. Katz
成本 迅 訳

　なぜ、介護施設における実践的精神医学について「スタッフのためのハンドブック」が必要なのだろうか？答えは簡単である。介護施設入所者の多くが診断がつく程度の精神疾患（もっとも多いのはアルツハイマー病などの認知症かうつ病である）を持ち、たいていの場合身体疾患と併存しているからである。人生の早期に始まる慢性で重度の精神疾患を持つ患者も介護施設に入所しているが、数としてはずっと少ない。

　入所者の中で高率に精神疾患がみられることから、介護施設は事実上精神科施設ととらえることができると指摘する人もいる。この見方は入所者の多くが経験している問題に関してよく当てはまるかもしれない。しかしながら、介護施設の設計やサービスの提供体制、そしてスタッフのトレーニングの内容といった点に関してはもちろんあてはまらない。このような点からみて、このハンドブックは重要な本である。この本は、介護施設入所者のニーズと多くの施設で提供されているケアとのギャップを埋めるように工夫されている。

　このハンドブックは、役立つツール集として使うこともできる。この本は、介護施設でよく見られる精神科的問題の評価と対応の実践的なガイドと情報を提供してくれる老年精神医学の有用なテキストである。これはまた、老年医学プログラムの中の精神医学コースの最新のテキストとなり得るし、これらの問題について看護師、ソーシャルワーカー、そして介護施設管理者が自己学習する際のガイドとしても使うことができる。加えて、このハンドブックの構成は、教育者やプログラム責任者にも役立つ資料となる。各章の最初にあげられたキーポイントは、現場での教育のアウトラインとして用いることができるし、本書全体にちりばめられた症例はセミナーやスタッフミーティングでの議論に役立つ話題を提供するだろう。最後に、家族への情報シートは、入所者の家族に精神科的治療に関する心理教育をするのに重要なツールとなるだろうし、それによりスタッフと家族のコミュニケーションを増やすこともできるだろう。

　介護施設で働くものにとって重要なのは、老年期に見られる精神疾患についてよく知っていることと、自分の役割に関して二つの互いに関係するシステムに関連付けて理解することである。ひとつは、精神科医や心理士、あるいは他の精神科的治療の専門家による特定の精神疾患を持つ入所者に関する評価、診断、そして治療といった専門的な外部のシステムである。このハンドブックで解説されているとおり、これにより精神疾患の医学的な原因が評価され、精神科的診断が確定される。心理療法が行われたり、うつ病の入所者に対して抗うつ薬が投与されたり、BPSD（認知症の行動と心理症状）に対して必要であれば行動療法の手順が作成されたり、投薬されたりする。

　このシステムが有効に働くには、専門家と介護施設のスタッフがよく協力する必要がある。入所者が必要な治療を受けられるようにするには、すべてのスタッフが精神疾患や行動症状を積極的にとらえ、評価や治療につなげる必要がある。専門家に照会した後も、診断を確定し治療プランをたてるには、スタッフからのサポートと情報が不可欠である。もし、一番の問題点が急性発症の混乱

や認知機能の突然の低下であれば、せん妄の診断を下すには、その入所者の状態悪化の性質や1日の中で行動がどの程度変動するかについてのスタッフからの情報が必要になる。もし、うつ病が問題であれば、その入所者の抑うつ気分の持続や気分の反応性、睡眠や食欲といった点に関するスタッフからの情報が専門家自身の観察を補うことになる。BPSDが問題となる場合は、行動症状の性質や幻覚や妄想、うつの有無、そして行動の頻度やその前後の状況に関するスタッフからの情報が治療プランをたてるために必要になる。診断や初期治療が開始された後にもスタッフの役割は重要である。行動療法を行う場合に重要な役割を果たすことは当然であるが、加えて、患者や家族に治療について教育したり、指示に従うよう促したり、治療の結果をモニターしたり、薬剤の副作用の初期サインを観察したりといった点でも重要である。

　もうひとつのシステムは内部にある。それは、介護施設の方針、プログラム、そしてケアの提供の仕方すべてに関わる。認知症の患者に対して重要なのは、自分で活動を始める能力を失った人に対して、日課を組み立てることができるよう活動のプログラムを提供することである。また、それぞれの入所者の認知機能障害と残存能力に注目することや、スタッフのコミュニケーション、そして基本的なケアサービスの提供の方法も含まれる。認知症の患者の介護に従事している人はみな、入所者とスタッフの間の相互関係から不満や焦燥が生じた経験を持っている。スタッフの方は、その入所者が失語により言葉による指示を理解できないから指示に従うことができなかったことを理解していないかもしれないし、観念を複雑な動作に翻訳する能力が失行により障害されているのかもしれない。入所者は言われていることを理解できなかったり、求められていることをできなかったりして不安になっている。一方でスタッフは、不満げに要求を繰り返すため、入所者の不快感はエスカレートして、しばしば興奮や攻撃性につながる。このような事態を避けるための一番の方法は、介護施設で働くすべての人が、認知症で生じる認知機能障害を認識し、それに従って入所者とのやりとりを工夫することができるようにすることである。もうひとつの重要な技術は、入所者が苦痛を感じている時にそれを認識し、興奮や攻撃性にエスカレートしないようにいかにやりとりを修正するかを学ぶことである。

　内在するシステムのもうひとつの役割は、入所者に自分自身の生活を自分がコントロールできているという感覚を経験してもらうことで、士気を高め、うつや機能低下を予防することである。身体障害の結果として介護を必要とし、認知機能が保たれている入所者に対して、自立や自己コントロール感を損なうことなく介護ケアを提供することは一つの重要な課題である。鍵となるのは、入所者の日常生活の好みを尊重し、ケアについての選択肢をできるだけ多く提供することである。

　このような好みを尊重したり、選択肢を提供したりすることができない場合には、そのことについて説明するべきであり、入所者にケアの必要性についてできる限りの情報を事前に伝えるべきである。認知機能障害をもつ入所者に対しては、この課題を達成するのはより一層難しい。この場合、できる限り多くの選択肢を提供すると同時に、それが入所者の決断能力を上回ってしまわないようにしなければならない。たとえば、次のような質問に答えることは不可能かもしれない。「今日はどんな服を着たいですか？」この場合、次のように質問するのが適切かもしれない。「青のセーターがいいですか、それとも緑のがいいですか？」また、スタッフにとっては、入所者をひとりの人間としてとらえるには、それぞれの人がどのような人であり、またどのような人であったかを知ることが重要である。アルツハイマー病は、「自己の感覚」を認知機能障害により失う病であると考えられている。この意味で、それぞれの入所者の過去の人となりに応じて対応を工夫したり、好みや生活パターンを維持できるよう援助したりすることで、認知症が進行しても、この「自己の感覚」を保持する助けになるかもしれない。より障害の程度の軽い入所者の場合は、かれらの家族や趣味、あるいはかつての職業を知ることや、それについて話すことが助けになるだろう。より障害の重い

入所者の場合は、元会計士の入所者に単純な計算問題をしてもらったり、元仕立て屋の人に縫うための布を渡したり、主婦だった人に洗濯物を畳んでもらったりするといった行動的アプローチになるだろう。
　このハンドブックは、介護施設のスタッフが、外部と内部の両方のシステムに参加することができるようにするための基礎となる知識を提供している。どのスタッフも精神科的知識を学んでおく必要がある。看護師、管理者、そしてソーシャルワーカーにとってこの知識は重要である。したがって、このハンドブックを読む必要がある。看護助手、あるいは介護士といった、もっとも頻繁に直接入所者と接する職種の人にとって、より一層重要である。しかしながら、精神科的知識はもっと幅広い人に重要である。入所者と接する人は、給食や清掃、メンテナンス、保安に関わる職種であっても、老年期の精神疾患について知っておくべきである。少なくとも、うつ病や精神病の存在を示唆するような精神状態や行動の急な変化を報告することで、医学的評価や精神科への照会を必要とするような患者を見つける助けになるべきである。加えて、内部のシステムの一員として、かれらの関わりで入所者が興奮したり、疑い深くなった時にそれに気づき、これらが精神疾患の症状であることを理解し、どうすればエスカレートするのを避けることができるかを知っておく必要がある。精神科的知識を介護施設の中で普及させる第一歩として、このハンドブックをツール集として使えば、多くの職種の人に対してもっともシンプルなメッセージになる。
　このハンドブックを資料として使うにあたっては、二つの基本的なメッセージを伝えるべく書かれていることに注意することが大切である。ひとつは、精神疾患が介護施設でよく見られ、それを評価し、診断し、治療することで、多くの入所者の生活の質を守り、向上させることにつながるということ。二つ目のメッセージは、介護施設の入所者は、精神科的ニーズを満たすことができれば、疾患や障害があっても良い生活を送ることができるということである。このためには、スタッフと精神科の専門家が効果的に協力し、せん妄やうつ病、精神病といった精神疾患やBPSDを発見し、適切に治療する必要がある。さらにまた、内部のシステムを形作る、日々のプログラムや普段のケアが、単に行動障害に対処するだけでなく、入所者の自律や自己の感覚を最大限に維持する助けとなる必要がある。

前書き

　この本の最初の版を出版することになったきっかけは、1989年、カナダ・トロントにあるベイクレスト老年期ケアセンターの精神科コンサルテーション・リエゾンチームによる「介護施設における実践的精神医学」と題するセミナーシリーズに出席したスタッフから好意的な反応が得られたことによる。この領域の本がないことから、私たちは、このコースの内容にいくつかの新たなトピックを加えて本にすることを決めた。

　最初の版は、1992年に「ナーシングホームにおける実践的精神医学」と題して出版された。高齢者を介護する施設が広がったことをうけ、2001年に出版された増補改訂第二版では、「長期介護施設における実践的精神医学」というタイトルに変更された。この第三版では、アルコール使用と乱用、セクシュアリティと性行動、集団精神療法、そしてガイドラインの4つの新しい章が加わった。私たちは、常にこの本を、実践的で理解しやすく、臨床と結びつき、使いやすく、そして専門用語をできるだけ避けて作るよう心掛けてきた。この本が、ナーシングホーム、高齢者住宅、療養病棟、そして入所施設などを含むすべての高齢者介護施設のスタッフにとって有用であり続けることを願っている。

　これらの施設の入所者における精神疾患の有病率は非常に高く、スタッフ、入所者、そして家族は同じように毎日これらの障害に付随する問題に困っている。私たちは、この本をすべてのスタッフに向けて作っており、看護師、看護助手、医師、ソーシャルワーカー、心理士、作業療法士、そしてその他すべてのスタッフにとって同じように有用であって欲しいと願っている。また、スタッフの継続した教育や学生の指導にも使われることを願っている。

　この本では、多くの臨床例を使い、実践的なマネジメント戦略を重視した。スタッフからよく出る質問を取り上げ、答えを出すよう試みた。各章はキーポイントによりまとめられている。過剰に参考文献をあげることを避け、それぞれの章末に推薦文献のリストを掲載した。いくつかの章では、コピーして家族に配布できるよう、情報シートを加えた。

　症例は、著者が出会ったことのある入所者を合成して作られた。匿名性に配慮して一部改変を加えてある。多くの部分で、私たちと同様これらの人々にとっては、施設が自分自身の自宅であるということを強調するために、「患者」よりも「入所者」という言葉を好んで用いた。かれらは、医学的ケアを必要とする場合にのみ「患者」となる。

　著者には、精神科医、看護師、心理士、そしてソーシャルワーカーが含まれている。この本を通して、生物心理社会モデルと多職種共同アプローチを強調した。

　介護施設で精神科の専門的サービスが利用できる程度はさまざまで、多くの場合最低限しかないことを私たちは知っている。大多数の施設では、精神疾患への対応について訓練を受けたコンサルタントやスタッフの助けなしに、現場のスタッフは何とかしていかないといけない。この本に書かれているアイデアや情報が現場のスタッフの精神障害を抱える入所者への日々の対応に生かすことができ、助けとなれば幸いである。私たちは、どんな問題であれ、さまざまな介入の可能性があることを強調したい。しばしば、いくつかの介入を組み合わせることで良い結果を得ることができる。介護施設における問題は、その多くが施設の性質上慢性的で、悲観的、あるいは虚無的態度に陥りやすい。この本では、これら問題の多くが解決可能であり、私たちが変化を起こしうることを示し

たい。

　先に刊行した二つの版に関して、非常に好評をいただいた。もし、この本に関して改善すべき点があればDavid Connまでご連絡ください。dconn@baycrest.org at the Baycrest Centre for Geriatric Care, Department of Psychiatry, 3560 Bathurst Street, Toronto, Canada, M6A 2E1.

David Conn
Nathan Herrmann
Alanna Kaye
Dmytro Rewilak
Barbara Schogt

謝辞

　私たちが関わった、介護施設入所者とその家族に感謝いたします。彼らのおかげで、私たちのアイデアを定式化することができ、施設という場について価値ある洞察を得ることができました。

　また、ベイクレスト、サニーブルック、そしてその他の施設で働く同僚たちに感謝いたします。彼らのおかげで、現場スタッフの仕事の難しさを理解することができました。

　そして、原稿を準備してくれたShelly Clancy, Malerie Feldman, Paula Ferreira, Marci Fromstein, Ruby Nishioka, Dilshad Ratansi, Betty Rychlewskiそして Anna Virdoの貢献に厚く感謝いたします。

　最後に、このプロジェクトに関して、熱心に支えて下さったRobert DimblebyとDr. Christine HogrefeそしてHogrefe & Huber出版社のスタッフに感謝いたします。

目　次

日本語版に寄せて ……………………………………………………………………… i
監訳者序文 ………………………………………………………………………………… iii
序 …………………………………………………………………………………………… v
前書き ……………………………………………………………………………………… viii

第 1 章　介護施設における精神科的問題 …………………………………… 成本　　迅 …… 1
第 2 章　精神機能検査 ………………………………………………………… 松岡　照之 …… 14
第 3 章　アルツハイマー病とその他の認知症 ……………………………… 岡村　愛子 …… 30
第 4 章　せん妄 ………………………………………………………………… 岡村　愛子 …… 47
第 5 章　気分障害と不安障害 ………………………………………………… 柴田　敬祐 …… 65
第 6 章　自殺の危険 …………………………………………………………… 中前　　貴 …… 84
第 7 章　疑い深い施設入所者 ………………………………………………… 成本　　迅 …… 99
第 8 章　パーソナリティ障害 ………………………………………………… 柴田　敬祐 …… 114
第 9 章　アルコールの使用と乱用 …………………………………………… 柴田　敬祐 …… 128
第10章　セクシュアリティと性行動 ………………………………………… 宮　　裕昭 …… 140
第11章　老年期精神薬理学の原則 …………………………………………… 松岡　照之 …… 152
第12章　向精神薬の使用の最適化 …………………………………………… 岡村　愛子 …… 170
第13章　行動マネジメントの方略 …………………………………………… 宮　　裕昭 …… 182
第14章　施設入所高齢者のための精神療法 ………………………………… 福島さくら …… 200
第15章　グループと集団精神療法 …………………………………………… 中村佳永子 …… 215
第16章　精神科的問題の評価と治療のガイドライン ……………………… 成本　　迅 …… 225
第17章　精神医学教育プログラムの作成 …………………………………… 成本　　迅 …… 235
第18章　スタッフへの援助：老年精神医学専門コンサルタント看護師の役割 …… 成本　　迅 …… 243
第19章　家族に対する理解と援助 …………………………………………… 福島さくら …… 252
第20章　法的及び倫理的側面 ………………………………………………… 富永　敏行 …… 263

索　引 ……………………………………………………………………………………… 275

最近の傾向

　近代の先進国における高齢者人口の増加に伴い、介護施設でケアを受ける人の数は劇的に増加している。たとえば米国では、このような施設のベッド数は過去25年間で3倍に増加しており、170万を超えている。図1にこの増加（1963年から1995年まで）の様子を示す。平均の在施設年数は2.5年で、人口のおよそ25％が一生のうちのどこかの時点で介護施設に入所している。

　米国における、高齢者人口の増加について、図2と図3に示す。

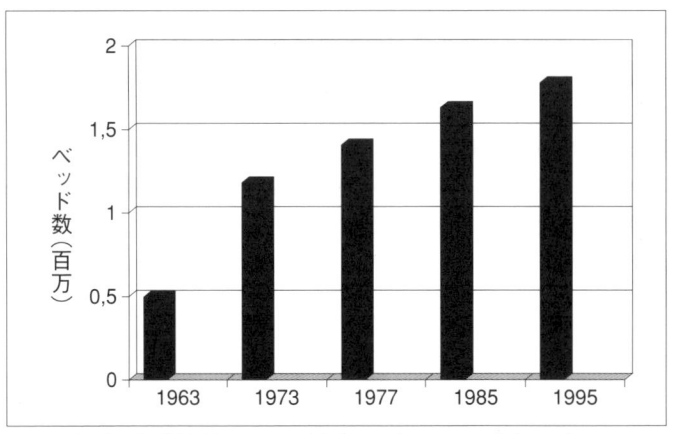

図1　米国の介護施設のベッド数（1963年－1995年） [3, 29, 30]

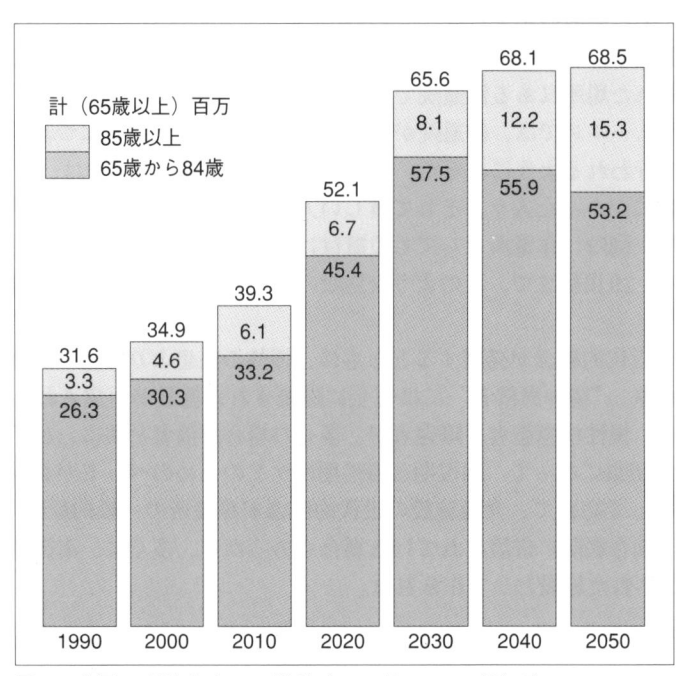

図2　米国の高齢者人口の推移（1990年－2050年） [31]

65歳以上人口は、2010年まで毎年1.2％の割合で増加すると予想されている。しかしながら、2010年以後は、ベビーブーム世代が高齢にさしかかり、よりいっそう早いペースで増加すると予想される。

　85歳以上人口の増加予測を図3に示す。この年齢層が介護をもっとも要する。65歳時点での平均余命が一貫して伸びていることを図4に示す。そして、必要とされる介護施設のベッド数の増加予測を図5に示す。

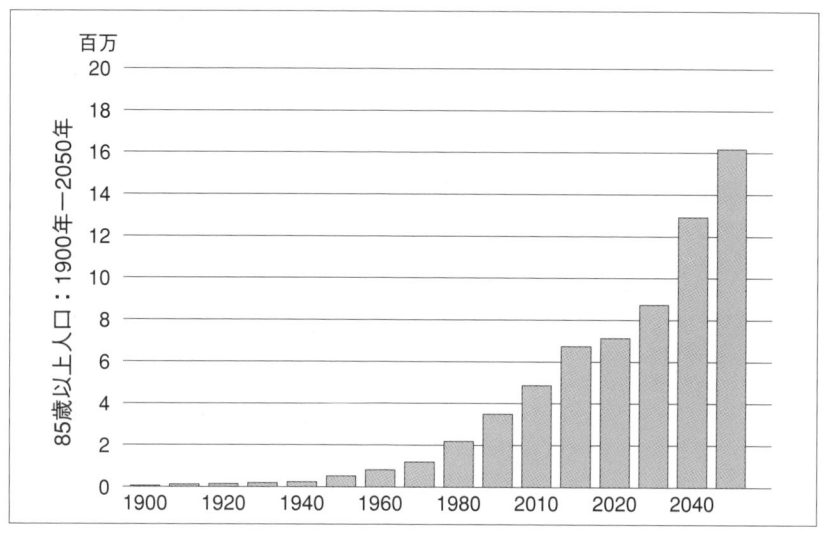

図3　米国の85歳以上人口の推移（1990年－2050年）[32]

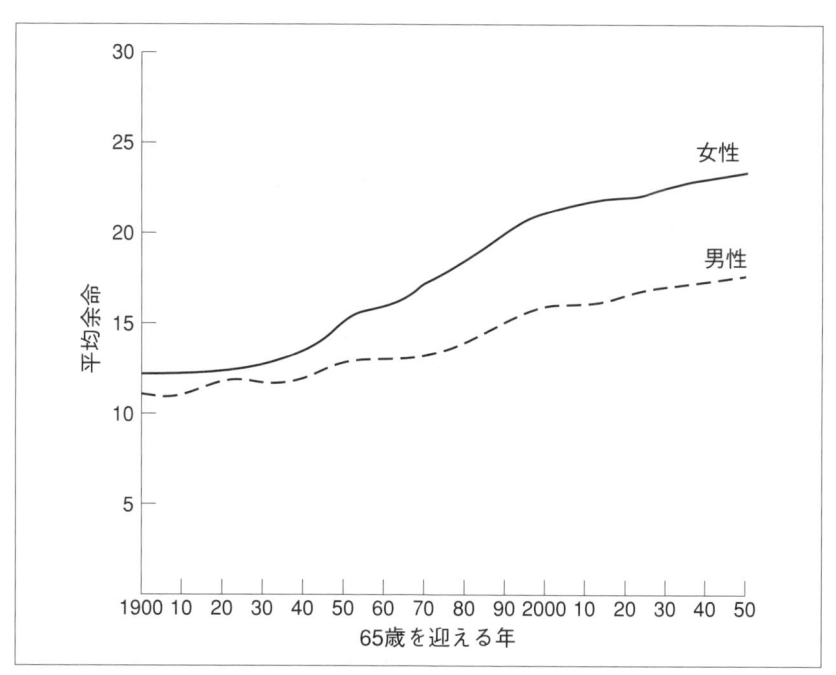

図4　米国の65歳時の平均余命[32]

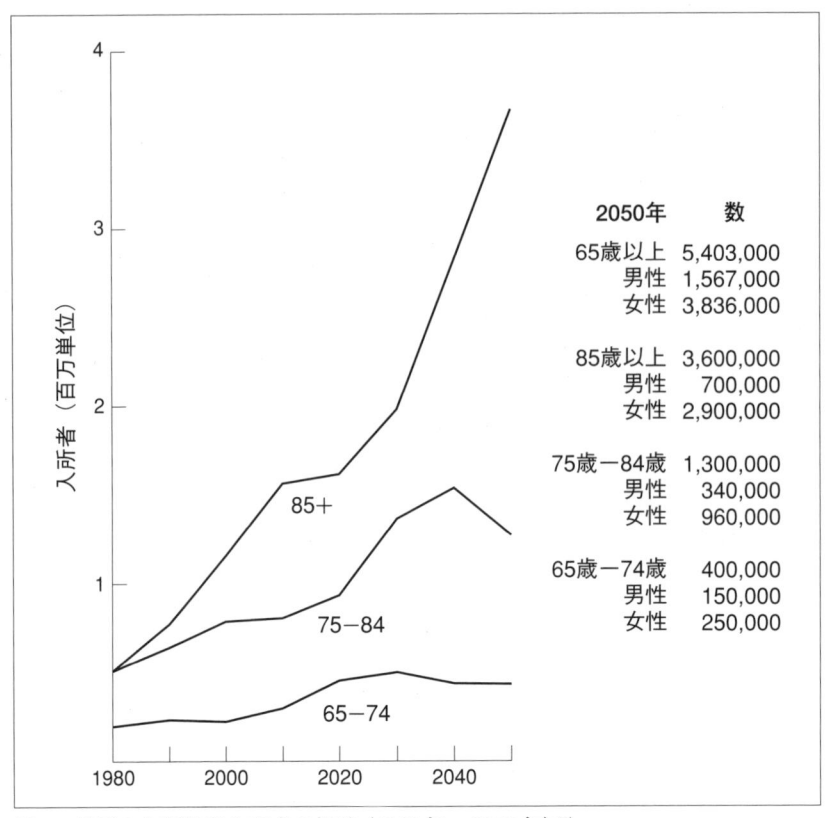

図5 米国の介護施設入所者の推移（1980年－2050年）[33]

2050年	数
65歳以上	5,403,000
男性	1,567,000
女性	3,836,000
85歳以上	3,600,000
男性	700,000
女性	2,900,000
75歳－84歳	1,300,000
男性	340,000
女性	960,000
65歳－74歳	400,000
男性	150,000
女性	250,000

　これらの人口動態の変化により影響を受ける多くの重要な傾向がある。介護施設の今後にもっとも影響を与えるであろう7つの傾向をあげる。
- 施設の規模の増大
- 環境の改善の必要性（物理的環境と活動）
- 高いレベルのケアが受けられるようになること
- 認知症と重度の認知機能障害を持つ入所者の増加
- 精神障害や行動障害を呈する入所者の増加
- いわゆる"教育介護施設"と呼ばれるような大学の教育課程に組み入れられた介護施設の増加
- ケアのより高い基準（たとえば、米国で1987年に制定されたOBRA）の制定やガイドラインの設定

入所者

　介護施設の入所者の多くは、実際に多くのケアを必要とすることがわかっている。たとえば、1995年の米国で行われた全国調査では、96.9％の入所者が少なくとも一つの日常生活動作について介助を必要とした[2]。96％は入浴介助を要し、86％は着衣、58％は排泄、そして45％は食事に介助を要した。日常生活を自立して行うことができないということが、明らかに介護施設への入所の決定につながっている。

1995年の時点で、米国にはおよそ16,700の介護施設があり、177万のベッドが存在した[3]。これらの施設は、政府によってSkilled Nursing Facilities（SFNs）とIntermediate Care Facilities（ICFs）に分類されている。現在、75歳以上の10人に1人、85歳以上の5人に1人が介護施設で暮らしている。1997年の米国における介護施設への支出は、1兆1000億ドルの個人健康関連支出のうち828億ドルと見積もられている。このうち、38％は自己負担で、残りが公的負担によりまかなわれている。

これらの急速な人口動態、および財政的変化に対処するために、さまざまな新しい対策が取られている。たとえば、カナダのオンタリオ州では一定の原則に従って介護政策を見直そうとしている。そのうちの一つは次のようなものである。

「不適切な急性期治療ベッドの使用や不要な慢性期治療ベッドの増加を防ぐために、医療や福祉サービスを必要とする高齢者と身体障害者が自宅でそのようなサービスを受けることができるようにする」

高齢者が地域でできるだけ生活できるようケアやサポートを増やすというよく考えられたこのようなゴールが設定されているものの、現在直面している急速な高齢者人口と疾患を抱える高齢者の増加により、介護施設の必要性は増していくだろう。

これらの計画に取りかかる際に、子供が高齢になった親の面倒をみないといわれることがよくあるが、これは正しくない。実際、家族は大多数の高齢者介護の主な担い手であるし、そしてその多くは、自分の子供を育てる立場の娘である。しかしながら、ケアの必要性が増すにつれ、たいていは精神疾患の悪化の結果として、家族の手に負えなくなり、施設介護が必要となる。

精神科的、行動的障害の頻度

調査によれば、80％以上の入所高齢者がなんらかの精神疾患を有するにもかかわらず、ほんのわずかしか精神科的専門治療を受けていないことが報告されている。1960年代、特に米国で多くの精神疾患の患者が州立精神病院から退院した。これは、一部はこのような人々は地域で暮らすべきだと感じたグループからの圧力によるが、一方で薬物療法の進歩により重度の患者であっても十分なレベルまで回復させることが可能となったことにもよる。しかし、これら多くの元入院患者たちは、高齢となってもはや自立して生活することができず、最終的に介護施設に収容されている。これら施設で適切なケアが受けられることが期待されているが、そのような財源やスタッフは配置されていない。

米国国立健康統計センターの1977年の報告によれば、約20％の介護施設入所者が精神疾患（あるいは認知症）を有しており、それが能力低下の主な原因であり、70％にあたる90万人以上の入所者が、自立に影響し、機能障害を来し施設介護を必要とするような慢性の精神疾患にかかっていた[4]。2/3の入所者は、行動上の問題をかかえており、興奮と無気力がもっともよくみられた。Rovnerらは介護施設入所者の76％が少なくとも1つの行動上の問題を呈し、40％では5つ以上の問題を呈していることを報告した[5]。ニューヨーク市で行われた別の研究では[6]、高齢者介護施設でもっともよくみられる3つの行動上の問題は、言葉による攻撃、ケアへの抵抗、暴力であった。

同様に、カナダのオンタリオ州で行われた調査[7]では、もっともよくみられたのは、興奮、徘徊、うつであった。一方、スタッフがもっとも困っているのは暴力であった。このような結果であったが、診断のつく精神障害の患者で精神科的専門治療を受けているものはほとんどなかった。

介護施設入所者に対する精神科的ケアが明らかに不足していることに加えて、いくつかの研究で

は、向精神薬が過剰に使用されていることが示唆されている。50％から80％の入所者は何らかの向精神薬を服用していた[8,9]。173の介護施設において6,000人の入所者を調査したところ、43％の入所者で抗精神病薬が投与されていた[10]。信じがたいことに、その平均投与量は介護施設の規模と医師の1人あたりの患者数に関連していた。これら薬剤の適切な処方の仕方については、より多くの研究が必要であることは明らかである。

頻度が高い精神科的、そして情動的問題

介護施設入所者で精神科的問題を抱える者の多くは、何らかの脳障害を有している。もっともよくみられるのが認知症で、その認知症のもっとも多い原因はアルツハイマー病で、次が血管性認知症である。アルツハイマー博士は、その最初の症例記載の中で、行動障害に関して強調している。博士の記載の中には、被害妄想、幻覚、病的嫉妬、物を隠す、そして金切り声をあげるといった症状が含まれていた。認知症性疾患は、しばしば行動障害と関連し、それには、身体的および言語的攻撃性、怒り、妄想、徘徊、不眠、そして失禁が含まれる。126人の認知症患者の研究[11]によれば、83％でひとつ以上のこのような行動の問題が見られた。Rovnerらは、454例の新規介護施設入所者における精神疾患の頻度を報告している（表1参照）[12]。67.4％は認知症があり、10％は気分障害にかかっていた。認知症患者の40％でそれ以外の精神疾患を合併していた。

うつ病は介護施設においてよくみられるもうひとつの精神疾患である。うつ症状は一般高齢者人口の約15％でみられるが、臨床的に大うつ病と診断できるのはおそらく2〜4％である。

対照的に、介護施設では15〜25％で大うつ病がみられ、さらに25％で重症度は軽いもののうつ症状がみられることが研究により示唆されている[13,14]。うつ病に気付き診断することは、うつ病が治療可能であるため特に重要である。不幸にしてうつ病が治療されなかった場合、重症化して死に至ることがある。

診断分類

この本で用いる診断はアメリカ精神医学会の診断基準であるDSM-IV-TR[15]にのっとっている。これは、多軸診断基準で、I軸は主な精神科診断、II軸は人格傾向と人格障害、III軸は身体疾患、IV軸は心理社会的ストレス、そしてV軸は機能レベルとなっている。表2に介護施設入所者でよくみられるDSM-IV-TRの診断を列挙する。

ケアのモデル

老年医学や精神医学では、生物医学的アプローチではなく、"生物心理社会"モデルが採用されている。臨床的状況を定式化するのに、関係のある因子を図6に示すように生物学的（身体的）、心理的、そして社会的カテゴリーに分類してみることは有用である。"社会的"カテゴリーには、文化的、そして環境的因子が含まれる。このモデルは、さまざまな因子に対する治療を計画するために役立つ。

他の職種で好まれるモデルとして、"ソーシャルワークモデル"や"看護モデル"がある。この

表1　介護施設への新規入所の際に見られる認知症とその他の精神障害の頻度（n=454）

診断	n	%
うつ病、妄想、あるいはせん妄を伴った認知症		
アルツハイマー型の変性性認知症		
幻覚妄想を伴う	43	9.5
うつ病を伴う	7	1.5
せん妄を伴う	15	3.3
血管性認知症		
幻覚妄想を伴う	14	3.1
うつ病を伴う	8	1.7
せん妄を伴う	14	3.1
認知症とうつ病	14	3.1
その他の認知症		
幻覚妄想を伴う	4	0.9
せん妄を伴う	4	0.9
小計	123	27.1
認知症のみ		
アルツハイマー型の変性性認知症	122	26.9
血管性認知症	59	13.0
その他の認知症	2	0.4
小計	183	40.3
その他の精神障害		
感情障害	47	10.4
統合失調症／その他	11	2.4
小計	58	12.8
精神障害なし	90	19.8
計	454	100.0

B. W. Rovner et al.（1990）. The prevalence and management of dementia and other psychiatric disorders in nursing homes. International Psychogeriatrics, 2:13-24. より Cambridge University Press より許可を得て掲載。

表2　介護施設入所者によく見られる精神科的診断

- 認知症
- せん妄
- 一般身体状態による気分障害
- 一般身体状態による精神病性障害
- 一般身体状態による性格変化
- 大うつ病
- 気分変調症
- 適応障害
- 人格障害

本の著者たちは、生物心理社会モデルが、さまざまな異なる視点から入所者の問題を理解することができ、もっとも良いと結論付けている。介護施設のモデルすべてに共通するのは、達成可能なゴールを受け入れることと、"治療ではなくケア"を強調することである。Lawtonは介護施設入所者にとっての"良い生活"を定義しようとし、行動の能力、心理的幸福感といった体験や生活の質（QOL）、そして客観的な環境といった構成要素を取り出した[16]。これらは、健康、幸福、日常生活での満足、そして快適な環境と言い換えることができる。

事例提示

　Aさんは、89歳の夫を亡くした女性で、2ヶ月前に介護施設に入所した。彼女はイギリスで生まれ、第一次世界大戦の少し前にカナダに移住し、仕立て屋をしていた夫と結婚するまでは秘書として働いていた。幸せな夫婦生活を送り、二人の子供をもうけた。Aさんの夫は、脳卒中で1年前に亡くなった。Aさんは、自分のアパートで生活するのが難しくなったが、自分ではそれを認めず、結局娘がこの施設への申し込みをして入所することになった。Aさんはあまりうまく新しい環境に適応できず、涙もろく、悲しそうで、時に興奮した。意欲がないようにみえ、レクリエーションなどのプログラムには関心を持たなかった。あまり眠らず、食事もとらず、はっきりと死にたいと口にした。彼女の娘はフロリダにいて、息子も市外に住んでいた。既往歴として、甲状腺機能低下症と産後うつ病があった。彼女の母親は、"神経が悪い"といわれており、息子はうつ病の治療を受けていた。彼女は8歳の時に母親と死別しており、人生早期の喪失体験を持っていた。彼女の父親が再婚するまで、おばに育てられ、その後父親の再婚相手との関係は良くなかった。何年にもわたって軽いうつ病のエピソードを頻繁に繰り返していたが、一度も専門的治療を求めたことはなかった。付け加えると、この施設では、看護師長を含む何人かのスタッフが病気で休んでおり、業務がうまくまわっていない状況だった。また、改築工事が進行中で、一部破損しているところがあった。

解説

　Aさんのうつ病と悲嘆を理解するためには、図6で説明されている考え方を使うのが有用である。このアプローチは、状況を理解することと、対処計画を立てることの両面で役立つ。Aさんのケースでは、うつ病の原因となる因子としては、気分障害の家族歴と甲状腺機能低下症の既往歴という生物学的な脆弱性がある。さらに、人生早期の喪失、とりわけ母親の死という心理学的要素がある。主な悪化させる因子としては、最近施設に入所したことと、1年前の夫の死が"記念日反応"を生じさせている可能性がある。施設が抱える最近の問題により、スタッフからのサポートが少ないのかもしれない。うつ病を持続させている因子としては、施設への適応がうまくいっていないこと、新しい人間関係を構築することが下手なこと、そしてうつ病の長い病歴があることが考えられる。われわれのアプローチに基づく対処法としては、甲状腺機能などの医学的評価、抗うつ薬の投与、支持的精神療法、そしてレクリエーションプログラムに参加するよう勧めることなどがある。適切な治療の導入、娘が休暇から帰ってきたこと、そして施設自体がまた安定してきたことなどにより、彼女は改善するだろう。

	生物学的	心理学的	社会的
準備因子			
発症因子			
持続因子			

図6　生物心理社会モデル。定式化のための枠組み

良いケアの要素とは？

　入所者の生物学的、心理学的、そして社会的ニーズを理解しサポートしようと試みることが良いケアの基本となる。EdelsonとLyonesはケアを個人個人に対して調整することと入所者が信頼感を持ち、自分で環境を変えられるという感覚を持ってもらえるよう入所者を処遇することが必要であると強調している[17]。彼らは特に、入所者の行動の障害の意味を理解することが重要であるとしている。また、"システム"への理解が重要で、施設はまるで生き物のようであるとしている。ニヒリズムや皮肉、そして変化への抵抗がしばしば老人施設で見られる。Borsonらは、介護施設では、機能の維持、可能な場合は疾患の進行を遅らせること、そして最大限自立性や生活の満足感が得られる安全で支持的な環境を提供することが重要であるとしている。良い介護施設のすべてに共通する哲学は、尊厳の保持と依存や機能低下に対抗することである[18]。

介護施設入所者の潜在的問題

　介護施設におけるケアについては、公に批判されるようになってきている。"死の倉庫"といったタイトルのシリーズ本が、介護施設のケアを糾弾するために出版されている[19]。誤った治療や高齢者虐待、医学的／看護的ケアの不足、そして私立の施設ではもうけ主義が報告されている。それにも関わらず、利用可能な資金を考えれば、大多数の介護施設のスタッフは、与えられた環境下で精いっぱいの仕事をしている。しかしながら、まだ下記のような解決すべき問題はある。

- 入所者に対するスタッフの不足
- 質が保証されたプロのスタッフの不足
- スタッフの士気の低さ
- 設計が悪く老朽化した施設
- 社会や政府からの十分な資金的バックアップの不足

米国における法律と規則

　質の悪いケアや身体拘束と向精神薬の不適切な使用、そして不適切な入所といったことへの心配から、米国では、Omnibus Budget Reconciliation Act of 1987（OBRA 87）という法律が制定された。The Health Care Financing Administration（HCFA）が、規則[20]を公布しており、各州政府はこれらの法律を守らせる義務がある。これは、作業基準に基づく調査結果を用いて制定された。

　この規則では、入所前のスクリーニングと毎年1回の再評価を定めている（Preadmission Screening and Annual Resident Review: PASARR）。入所申請者が重度の精神疾患を持つことがわかれば、治療の必要性と適切なケアのレベルについて決定しなければならない。包括的評価については、最小限のデータセット（Minimum Data Set: MDS）か、それに相当するセットを用いて行うことがガイドラインで定められている。MDSの一つの弱点としては、気分障害と行動障害の程度を誤って評価してしまう傾向があることがあげられる。MDSの結果によっては、頻度の高い疾患や能力低下、機能障害について定義し、適切な評価と対処について定めてある入所者評価手順（Resident Assessment Protocol: RAPs）を使用することになる。RAPsの中で特に精神疾患に関係するのは、認知機能障害／認知症、せん妄、心理社会的幸福、気分の状態、行動に関する問題、向精神薬の使用、そして身体拘束についてである。この規則では、身体拘束の使用を規制しており、向精神薬、とりわけ抗精神病薬の使用については厳格なガイドラインを定めている（12章参照）。

ガイドラインと合意の作成

　いくつかの国では、たいていは多職種のグループにより、介護施設における精神科的問題に焦点をあてたガイドラインが作成されている[22, 23, 24]。2006年に発表されたカナダのガイドラインについては、16章で説明している。

介護施設に特有の問題

行動の問題

　スタッフにとってのひとつの大きな課題は、行動の障害、特に認知症やその他の器質性精神障害に伴うものへの対処である。これらの問題を解決するのは難しいが、それぞれの問題にきめ細かく合わせた薬物療法、心理学的、および行動学的アプローチ、そして環境の修正がしばしば効果的である。この本のいくつかの章ではこれらのアプローチについて説明する。

入所先の移転

　入所先を変更することによる影響については、かなり関心を持って調査されてきたが、その危険性についてはいまだ十分な一致を見ていない。移転そのものが危険であるという研究者もいるし、一方で移転について知らされず、その決定について本人が参加していない場合にのみ深刻な問題となると主張する研究者もいる。あらかじめ移転先の施設について知っておくことによりストレスが軽減されるという報告もある。

同室者同士が合わないこと

　たいていの施設入所者はプライバシーが守られることに慣れている。全くの他人と部屋を共有することは、たいていの人が望まないだろう。にもかかわらず、たいていの介護施設には個室を多く抱える余裕はない。個室は、たいてい大人気である。施設の管理者にとって、個室をどう割り当てるかは難しい仕事のひとつであり、スタッフはどの入所者を同室にするのがもっともよいかを決めることにかなりの時間をさかれる。

死と終末期

　白人のアメリカ人にとって、介護施設は今や死を迎える場所として2番目に多い場所となっている。スタッフは、何年にもわたって入所者と情緒的に結びついており、最期の時を迎えるのは苦痛なことである。Birkett[25]は、介護施設で死を迎える入所者にはさまざまなタイプがあると述べている。
- 重度の認知症で意識が障害されている患者
- 医学的治療手段が確立していない身体的疾患の患者（訳注：例えば難病患者など）
- 重篤な疾患であるが、病院での医学的治療が逆効果であったり、それにより延命が期待できない患者（訳注：例えば末期の癌患者など）
- 高度な医療により救命することはできるが、併存する疾患や、高齢であること、QOLの向上が期待できないこと、あるいは患者の意思で治療が控えられている患者（訳注：例えば肺炎による急性の呼吸不全など）

　どの程度まで医学的な治療を行うかの決定は難しい。入所者がもはや意思能力がない場合、家族や代理人に決定がまかされる。このとき、スタッフがあらかじめ家族について知っておくことと家族の代表者としっかりしたコミュニケーションを確立しておくことが重要である。時に、家族は合意に至ることができず、家族それぞれの希望を明らかにするために会議を開く必要が出てくる。

介入が必要な行動の問題を見つけ出す

　介護施設のスタッフが教育を受けるようになれば、いくつかの精神科的問題に早くから気づいて予防することが可能となるだろう。たとえばうつ病のような疾患では、早期治療が間違いなく重要となる。老年期うつ病尺度（Geriatric Depression Scale: GDS[26]）とミニメンタルステート検査（MMSE）[27]は特に有用で、たいていのスタッフが短期間の練習で簡単に使えるようになる。これについては、2章で詳しく解説する。もっとも重要なのは、スタッフが、治療の必要性について自分の経験や判断、そして気付きにのっとって判断することである。この本では、スタッフがベッドサイドでできる評価と介入についての基本的な知識を解説している。

介護施設の進むべき方向

　今後の方向性としては、障害を持つ高齢の入所者にとってより適切な物理的環境を提供できるよう新しく設計された施設を開発することがあげられる。双方向性のテレビ会議などの新しい技術を用いれば、介護施設におけるコンサルテーションと教育の機会を増やすことができる[28]。介護施設に教育研究機関が関わる動きがあり、"教育介護施設"という言葉が一般的になってきている。こ

れにより、介護施設入所者やその家族が抱える問題についてより深く理解する機会が得られるだろう。これらの進歩により、臨床ケアと教育が改善され、急速に増加している入所者に対して多くの研究プログラムが開始されることが望まれる。著者一同、介護施設で精神科の専門家が活動できるよう追加の予算が計上されることを望んでいる。

参考文献

1. Forbes, W.F., Jackson, J.A., Kraus, A.S. (1987). Institutionalization of the elderly in Canada. Toronto: Butterworth.
2. U.S. National Center for Health Statistics. (1997). The national nursing home survey: 1995. Advance data No. 289. Hyattsville, Maryland.
3. U.S. National Center for Health Statistics. (1997). The national nursing home survey: 1995. Advance data No. 280. Hyattsville, Maryland.
4. U.S. National Center for Health Statistics. (1979). The national nursing home survey: 1977. Summary for the United States. Vital and Health Statistics, Serial 13, Number 43. Washington, DC: U.S. Government Printing Office.
5. Rovner, B.W., Kafonek, S., Filipp, L., Lucas, M.J., Folstein, M.F. (1986). Prevalence of mental illness in a community nursing home. American Journal of Psychiatry, 143:1446–1449.
6. Zimmer, J.A., Watson, N., Treat, A. (1984). Behavioral problems among patients in skilled nursing facilities. American Journal of Public Health, 74:1118–1121.
7. Conn, D.K., Lee, V., Steingart, A., Silberfeld, M. (1992). Psychiatric Services: A survey of nursing homes and homes for the aged in Ontario. Canadian Journal of Psychiatry, 37:525–530.
8. Glasscote, R.M., Beigel, A., Butterfield, A., Clark, E., Cox, B.A., Elpers, J.R., et al. (1976). Old folks at homes: A field study of nursing and board and care homes. Washington, DC: Joint Information Service of the American Psychiatric Association and the National Association for Mental Health.
9. Prien, R.F. (1980). Problems and practices in geriatric psychopharmacology. Psychosomatics, 21:213–223.
10. Ray, W.A., Federspiel, C.F., Schaffner, W. (1980). A study of antipsychotic drug use in nursing homes: Epidemiological evidence suggesting misuse. American Journal of Public Health, 70: 485–491.
11. Swearer, J.M., Drachman, D.A., O'Donnell, B.F., Mitchell, A.L. (1988). Troublesome and disruptive behaviors in dementia: Relationships to diagnosis and disease severity. Journal of the American Geriatrics Society, 36:784–790.
12. Rovner, B.W., German, P.S., Broadhead, J., Morriss, R.K., Brant, L.J., Blaustein, J., Folstein, M.F. (1990). The prevalence and management of dementia and other psychiatric disorders in nursing homes. International Psychogeriatrics, 2:13–24.
13. Katz, I.R., Lesher, E., Kleban, M., Jethanandani, V., Parmelee, P. (1989). Clinical features of depression in the nursing home. International Psychogeriatrics, 1:5–15.
14. Ames, D. (1991). Epidemiological studies of depression among the elderly in residential and nursing homes. International Journal of Geriatrics Psychiatry, 6:347–354.
15. American Psychiatric Association. (2000). Diagnostic and statistical manual of mental disorders (4th Ed. – Text Revision). Washington, DC: American Psychiatric Association.
16. Lawton, M.P. (1983). Environment and other determinants of well-being in older people. Robert W. Kleemeier Memorial Lecture. Gerontologist, 23:349–357.
17. Edelson, J.S., Lyons, W. (1985). Institutional care of the mentally impaired elderly. New York: Van Nostrand Reinhold Company.
18. Borson, S., Liptzin, B., Nininger, J., Rabins, P. (1987). Psychiatry and the nursing home. American Journal of Psychiatry, 144:1412–1418.
19. Baum, D.J. (1987). Warehouses of death: The nursing home industry. Don Mills, ON: Burns and MacEachern.

20. Health Care Financing Administration. (1991). Medicare and Medicaid: Requirements for Long-Term Care Facilities, Final Regulations. Federal Register 56:48865–48921, September 26.
21. Lawton, M.P., Casten R., Parmelee P.A., Van Haitsma K., Corn J., Kleban M.H. (1998). Psychometric characteristics of the minimum data set II: Validity. Journal of the American Geriatrics Society, 46:736–744.
22. Canadian Coalition for Seniors' Mental Health (CCSMH). (2006). National Guidelines for Seniors' Mental Health: The Assessment and Treatment of Mental Health Issues in Long Term Care Homes. Toronto: CCSMH. Available at www.ccsmh.ca.
23. American Geriatrics Society, American Association for Geriatric Psychiatry (AGS/AAGP). (2003). Consensus statement on improving the quality of mental health care in U.S. nursing homes; management of depression and behavioral symptoms associated with dementia. Journal of the American Geriatrics Society, 51(9):1287–1298.
24. Department of Health, New South Wales. (2006). Aged Care: Working with People with Challenging Behaviours in Residential Aged Care Facilities. North Sydney: NSW Health.
25. Birkett, D.P. (1988). The life-threatened patient in the long-term care facility. In Klagsbrun, S.C., Goldberg, I.K., Rawnsley, M.M., Kutscher, A.H., Marcus, E.R., Siegel, A. (Eds.), Psychiatric aspects of terminal illness. Philadelphia: The Charles Press.
26. Yesavage, J.A., Brink, T.L., Rose, T.L., Lum, D., Huang, V., Adey, M., Leirer, V.O. (1983). Development and validation of a geriatric depression screening scale: A preliminary report. Journal of Psychiatric Research, 17:37–49.
27. Folstein, M.F., Folstein, S.E., McHugh, P.R. (1975). "Mini-Mental State:" A practical method for grading the cognitive state of patients for the clinician. Journal of Psychiatric Research, 12:189–198.
28. Shulman, B., Conn, D.K., Elford, R. (2006). Geriatric telepsychiatry and telemedicine: A literature review. Canadian Journal of Geriatrics, 9:139–146.
29. Strahan, G. (1985). Nursing home characteristics: preliminary data from the 1985 National Nursing Home Survey. Advance data 131. Hyattsville, MD: National Center for Health Statistics.
30. Bryant, E., Taube, C. (1966). Utilization of institutions for the aged and chronically ill. United States: April–June 1963. Hyattsville, MD: National Center for Health Statistics.
31. U.S. Department of Commerce: Bureau of the Census. (1989). Population profile of the United States. Series P-23. No. 159. Washington, DC: U.S. Government Printing Office.
32. U.S. Department of Commerce: Bureau of the Census. (1983). America in Transition: An aging society. Series P-23. No. 128. Washington, DC: U.S. Government Printing Office.
33. Brody, J.A., Foley, D.J. (1985). Epidemiologic considerations. In E.L. Schneider (Ed.), The teaching nursing home. New York: Raven Press.

参考図書

1. Streim, J.E., Katz, I.R. (2005). Psychiatric aspects of nursing home care. In J. Sadavoy, L.F. Jarvik, G.T. Grossberg, B.S. Meyers (Eds.), Comprehensive Textbook of Geriatric Psychiatry, Third Ed. New York: W.W. Norton & Company.

　介護施設における精神科的問題のまとめとして有用

2. Reichman, W.E., Katz, P.R. (1996). Psychiatric Care in the Nursing Home. New York: Oxford University Press.

　主な疾患とその治療について書かれた優れた編集図書。新しいバージョンがもうすぐ出版される予定。

第2章　精神機能検査

Barbara Schogt and Dmytro Rewilak
松岡照之　訳

> **キーポイント**
> - 精神機能検査の目的は、精神機能を観察し、記載することである。
> - 精神状態に関する情報の大半は、入所者との日常のふれあいを通じて、さりげなく集めることができる。
> - 精神機能検査をどれだけ詳細にするべきかを決めるには、臨床的判断が必要である。それは、情報を集める目的と入所者が許容できるかどうかによって決定される。
> - 精神機能検査を行う時、扱う必要のある主な領域の精神状態のチェックリストを参照することは有用である（表1、表2）。

　精神機能検査によって、個人の精神機能の重要な側面の観察と記載に関して組織化されたアプローチが行える。それは、個人の外観、行動、感情、思考に関して、ある特定の時点で行われた観察に基づく。
　熟練した専門家達は、関わっている入所者達についてたくさんの観察を行っている。入所者とのふれあいが、玄関でのちょっとした挨拶であれ、より形式的な業務に関連した交流であれ、観察する機会は常にある。訓練や、経験、入所者に関する以前からの知識を元に、スタッフは、入所者の変化を評価し、さらなる情報収集を行い、マネジメントを決定するために、これらの観察を解釈する。精神状態の情報は、個人の社会文化的背景、病歴、現在の身体状態や検査結果を含む、他の手に入る臨床的情報と一緒になった時に、もっとも役に立つ。入所者の包括的な理解は、面接者や観察者が精神機能検査を行う時に役に立ち、観察を解釈するための基盤を与えてくれる。
　このような自然な観察を行い、記録するために組織化されたアプローチを採用することは、以下の理由から重要である。
　精神機能検査は、観察能力を導き、研ぎ澄ますことができる。評価する必要のある領域の精神状態のチェックリストに従うことによって、観察者は、情報収集時により注意深くなり、重要な領域を省略してしまうことがより少なくなる。また、情報の観察と記録の過程を、それらの情報を解釈し、分析する過程と混同する可能性をより少なくする。例えば、"Ｐさんは本日少し元気がないようだ"という観察は、どこか調子が悪いのかもしれないという一般的な印象を与える。もし元気がないようだと感じさせた理由を観察者がつきとめることができれば、さらに詳しい情報が手に入る。観察者は、普段の入念な身づくろいをしなくなったことなどによる外観の変化や、いらいらが強まっているといった行動の変化に気付いていたかもしれない。Ｐさんは、普段と違った憂鬱な感情を表出していたかもしれないし、まとまりのない会話や解体した思考（きれぎれでまとまりのない思考）を認めていたのかもしれない。これらの観察のそれぞれは、異なった可能性を示唆し、Ｐさん

の少し元気がない理由をさらに調査していく方針が変わってくる。

　精神機能検査は、情報伝達を促進する。入所者を評価し、観察を記録するための標準的なアプローチを使用するのは、いくつかの実用的な理由がある：

- スタッフが、他人が行った観察を理解し、利用するのをより容易にする。
- 入所者の時間経過にともなう状態の変化を同定するのをより容易にする。
- 観察は、入所者間または施設間での比較を行うための基準を与える。
- 正確な記録は、臨床的価値だけではなく、研究や管理目的にも有用であるかもしれない。

　この章では、精神機能検査の構成要素を説明する（**表1**参照）。精神機能と関連している概念を定義し、重要な箇所を説明するために症例を用いる。われわれの目的は、介護施設で勤務する職員が、正確で臨床的に有用な精神機能検査を行い、記録するために必要な情報を提供することである。この章では、標準化された評価方法と臨床でのその役割についても簡単に考察する。精神機能検査を行った2症例を、最後に提示する。

表1　精神機能検査の構成要素

- 行動観察
- 気分と感情
- 思考
- 知覚
- 認知

全般的考察

　精神機能検査のそれぞれの構成要素の詳細な記述をする前に、いくつかの全般的問題を扱うべきである。

情報をいつ、どのようにして集めるべきか？

　上述したように、入所者とのすべての接触が情報収集のための機会となる。精神状態についての情報の大半が、相手を脅かすことなく、さりげなく集めることができる。しかし、時々、日常的な交流の中に組み込むことが難しい質問をしなければならないことがある。そのような質問をすることは、介護者にとってかなり不快でありうるし、入所者は、質問を耳障りで、うっとうしく、自己評価を脅かすものとして考えるかもしれない。入所者とのそれまでの交流や特に良い人間関係があれば、このような情報を集めるのが容易となる。しかし、初めて評価する時であっても、入所者にストレスを与える可能性がある内容を、交流の流れを妨げることなく組み込むことができる。この章で後ほど例を提示する。

　表1で示した構成要素は、精神機能検査を記録する時に用いるものであり、入所者を評価する時に、精神状態のチェックリストとして心にとどめておくのに有用である。情報を収集する順番はどの順番でもかまわない。この柔軟性は、精神機能検査に関連してスタッフと入所者の両方に時々生じる不安を軽減するのに役立つ。

精神機能検査は、どこまで包括的であるべきか？

　精神機能検査は、認知機能の5分間の大まかな検査から、心理士によって行われ、数時間必要とする詳細な評価まである。細部がどこまで必要かは、情報が用いられる目的による。例えば、脳梗塞後の入所者のリハビリテーションに関する認知的潜在能力の評価は、薬を増量後に見当識障害を呈した人の評価よりもかなり複雑な作業である。

　精神機能検査をどこまで包括的に行うかは、入所者が許容できる範囲によっても左右される。特に、認知（知的）機能の評価のような、形式的な精神機能検査は、入所者との面接が可能であることを必要とする。かなり興奮している人の場合、状況をマネジメントするために必要な情報は観察のみで集め、質問は最小限にするか、完全に避けなければならないかもしれない。

情報をカルテにどのように記録するべきか？

　カルテは情報源として、スタッフに用いられ、伝達の手段である。それは、法的文書でもある。精神状態に関する情報は、観察者による解釈よりも、入所者自身の言葉を引用した形で記録すると最も役に立つ。

　例えば、カルテの始めに、"Tさんは妄想的である"と述べるよりも、"Tさんはコーヒーにいたずらされたのではないかと恐れていたが、サンドウィッチは食べ、薬は飲んだ。"と述べる方が、同僚にはよりわかりやすい。判断的、軽蔑的、批判的なコメントは、不適切であり、カルテにはふさわしくないが、特にその情報がないと誰かを危険にさらすことになるような情報については、取扱いに慎重を要する情報であっても、記録しなければならない。"Gさんは普段、無礼で攻撃的な行動をした"と書くことは、不適切であり、情報価値もない。しかし、"Gさんは、私の腕をつかみ、薬を与えようとかがんだ時にキスしようとし、性的な発言をした"という記録は、他の介護者に、重要な臨床情報を与える。

精神機能検査の構成要素

行動観察

　精神機能検査は通常、入所者の全般的な記述から始める。これには、その人の外観、言語的、非言語的行動、態度についての観察が含まれる。

外観

　外観について観察し記述する時、細部への注意と形容詞を駆使することによって、他の人がその人をありありと思い浮かべることができるような描写をすることができる。視覚的手がかりは、他人に関しての第一印象の大部分を担っている。人の全般的な外観（例えば、身長、体重、顔色、健康状態）やセルフケアの細部（例えば、身づくろい、化粧、服装）はこの印象を生み出すのに関与している。特に介護施設環境においては、入所者の変化は、ゆっくりでほとんどわずかであり、数年前に記録された記述に目を通すことで、有用な臨床情報が得られる。

行動

　非言語的行動の正確な記述は、高齢者を対象とする仕事で特に重要である。全体の活動レベルは、興奮、落ち着きのなさ、歩き回るという活動から、動作をためらったり、遅延したり、ほとんど認

めないなどの活動低下にまで及ぶ。自立のレベルを決定するのに重要な要素である歩行も、記述しておく価値があり、例えば、不安定、硬直している、足をひきずっているなどと記載することができる。振戦や、顔の動きといった異常な姿勢や動きが、高齢者でしばしば認められる。

発話
　精神機能検査の他の部分に影響を与えるかもしれないコミュニケーションの障害は、ここに記載する。ここには、母国語でないことによる言語の障壁、聴力障害、かなり弱かったり、かすれていたり、発音が不明瞭であるために理解できない発語が含まれる。

態度
　入所者の観察者に対する関わり方の印象は、全般的記述に含められる。入所者の態度は、友好的、疑い深い、わがまま、敵対的、なれなれしい、無愛想、内向的などと記述できる。介護者の性格、関わる環境など多くの要素が入所者の態度に影響を与えることを心にとどめておかなければならない。例えば、すべての介護者は、とても疲れていたり、忙しかったり、うわの空でいて、普段のように周囲の出来事に対応できない調子の悪い日がある。入所者はスタッフのこれらの変化を感じており、そのため、自分自身の反応も影響を受ける。
　一部の入所者たちは、周囲に混乱を生み出すようである。このような入所者に関わっているスタッフは、その入所者への見方が同僚と違うことに気付き、大きな対立を生じる可能性がある。怒りや無力感といった強烈な感情が、介護者に引き起こされる。この問題は、8章の「パーソナリティ障害」で詳細に考察する。精神機能検査の目的のために、観察者が、入所者に対する自分側の反応に注意し、これらの反応を価値ある情報源とすることを学ぶのは重要である。

気分と感情
　数時間、数日、数週間以上続く、優勢な感情を気分と呼ぶ。感情は、他者との交流を通じて表現されるさまざまな情動である。Jさんは全体的にみて抑うつ気分にあるようだが、ある面接時には悲しみと同様に、不安、恐れ、易刺激性を表すかもしれない。これらの感情は、声量、しぐさ、表情、泣く、紅潮のような情動に対する生理的反応、話の内容を通して伝えられるかもしれない。
　感情は、種類によってだけではなく、質によっても分類される。情動は、強烈に経験される場合も、表面的でより浅く感じられる場合もある。感情の不安定性は、情動の急速な変動を表す。主観的な感情は、「あなたの気持ちをどのように表すことができますか？」といった質問によって引き出すことができる。しかし、自分の気持ちとして話している内容と一致しない表情や姿勢などの非言語的な情動行動を観察することもまた重要である。Mさんが「すべて満足です」と泣きながらささやいた場合や、Eさんが「怒っていない」と歯をくいしばりながらつぶやく場合、言葉は明らかにすべてを物語ってはいない。
　希死念慮（自殺の考え）について、面接者が少しでも気になった時には、質問しなければならない。抑うつ的な人だけではなく、怯えている、不安を感じている、あるいは、運命に身を任せているような人は自殺の可能性がある。
　精神状態を通して入手できるもの以外にも、自傷や自殺の危険性についての注意を喚起する手掛かりがある。これらについては、6章の「自殺の危険」で考察する。
　自殺願望があるかを尋ねることは、気持のよいものではない。自殺することはタブーであり、宗教や自然の法則に違反していると社会は伝統的に扱ってきた。自殺は恐怖と羞恥心とに関連している。さらに、一部の介護者は、希死念慮を尋ねることによって、入所者に今までもっていなかった

考えを与えてしまい、自殺を行うのを駆り立てる可能性があると信じている。この信念は、臨床経験では証明されていない。むしろ、希死念慮を持っている人の大半は、かれらの恐怖感、孤立感を分かち合う機会を持ちたいと思っている。自殺願望のない人々は、その通り言うかもしれないし、尋ねられることに対してめったに腹を立てることはないし、怯えることもない。希死念慮を尋ねる時、主題には徐々に近づくようにし、初めは「あなたの人生が生きている価値がないと感じたことはありますか？」のような質問で、「気分がとても落ち込んで自分の人生を終わらせたいと思ったことはありますか？」という質問に移行し、「自殺したいと思ったことはありますか？」と最後に直接的な質問をする。もし、希死念慮があるなら、その考えは死に対する願望や意図を伴うのか、自殺計画は立てられているのか、もしそうなら計画を行動に移すための手段があるのかを施設入所者に尋ねるべきである。

　他人を傷つけるという考えは、希死念慮にくらべて出会うことが少ない。しかし、もし、そのような考えや計画があるようだと疑うなら、希死念慮と同じように質問しなければならない。

　気分障害でしばしば障害される身体機能についての質問は、精神機能検査のこの領域に含まれる場合がある。これらには、睡眠、食欲、体重、性欲の変化が含まれる。病気を持つ高齢者では、抑うつ以外の多くの障害による影響を受ける。これに関しては5章の「気分障害と不安障害」で扱う。

思考

　思考を評価する場合、二つの主要な領域に注目する。それは、思考過程（どのように考えるか）と思考内容（考えていること）である。

思考過程

　他人が考えていることを知ることは、主に会話を通じて行われる。思考過程の異常は、速度、量、会話形式における障害を反映している。過度に速い、あるいは遅い発話、自発的な発話の不足、一単語での返答に限られる発話は、思考過程の障害の例である。環境依存性の発話は、過度に質問に反応するパターンをいう。接線性の反応とは、元の質問には答えず、一連の関連した話をして、最後は関係のない話題の話で終わることである。思考は、さらに重度に混乱し、思考の間の論理的つながりが完全になくなることもある。明らかなパターンがなく話題から話題へと飛ぶことや、音韻的につながりのある単語をつなげて話す場合もある。

　最も極端な場合は、思考が解体して、完全にランダムな単語からなる発話に陥る。思考過程の異常により奇妙な会話となり、聞いた数分後でさえ、引用するのは非常に困難である。すぐに例を書き留めておけば、後でカルテを見たときに思い出すことができる。思考過程の障害は統合失調症や躁病のような病気で生じる。それらは、脳梗塞や腫瘍のような脳損傷によるコミュニケーション障害と区別しなければならない。

思考内容

　思考内容は、さまざまな形で障害されることがある。特定の考えや主題に没入することがある。強迫観念（繰り返される不必要な思考）や恐怖症（不合理な恐怖）は、それらに悩んでいる人が非論理的であると認識しているにもかかわらず、心や行動をかなり支配する。例えば、Lさんは、物を触るとすぐに汚染されるという強迫観念を振り払うことができないので、手を洗うという強迫行為（制御できない衝動）を経験している。意味がないとわかっていても、Lさんは、出血を確認するまで手をごしごし洗い、洗面台がない時はいつも強い不安が生じる。Rさんは、生涯を通じて高所とエレベーターに対する恐怖心があり、恐怖心にさらされることなく、ダイニングルームまで歩

くことができ、日常生活をおくれるようにするために、一階のあまり居心地の良くない部屋に住まなければならない。

妄想

思考内容の障害の他の例として、矛盾していることを認識していない誤った信念がある。これらを妄想と呼ぶ。その考えは、固定されており、その考えを否定する論理的な証拠を提示しても解決することができない。妄想は、まとまりを欠き一時的なものであったり、かなり構造化されていて何年も持続したりする。配偶者が浮気しているといった単一の妄想的信念の場合と、複雑な信念体系が、世界全体を包み込み、新しい情報はその妄想的信念体系に絶えず組み込まれる場合がある。例えば、Oさんは、「この建物を支配するための陰謀がある。電話は盗聴器をつけられ、やつらは、穴を通して聞いており、今、清掃スタッフに賄賂をおくっている。3日間玄関の反対側を掃除していたが、今までそのようなことはなかったので、私はその事を知った。」と言う。

妄想の存在は、精神病症状（現実との接触の喪失）の徴候である。精神病症状の他の症状には、上述した思考障害や知覚障害（下記参照）が含まれる。精神病症状は、せん妄、認知症、統合失調症、気分障害を含む、多くの異なる疾患で起こりうる。

妄想があるかどうかを入所者に尋ねるのは、やっかいに感じられる。面接者は、素人の言葉でいうと"気が狂っている"と言われる考えについて探ることに恐怖を感じるかもしれない。ただ、精神病症状をもった人達の多くは、自分の妄想的信念を自発的に表明したり、現実から離れていると明らかにわかるような行動をしたりする。

しかしながら、面接者による注意深い質問によってのみ、妄想が次第に明らかになる例もある。妄想に関する情報を引き出す質問の例として、「他人にとっては普通でないような考えをもっていますか？」「誰かがなんらかの方法で、あなたを傷つけようとしているかもしれないと思ったことはありますか？」「あなたは特別であり、他人と違っていると思ったことはありますか？」といったものがある。

一部の精神病症状をもつ人は、自分の妄想について話すことを不快と感じる。この場合、面接者は、妄想がまだ同定されていなくても、妄想をもっていると疑うことができる。

信念が妄想の基準を満たすかどうかを決定する時、ある集団がもっている特定の宗教的、文化的考えが、他の社会では道理に合わないと見なされることがあることを頭に置いておかなくてはならない。例えば、Oさんが"邪悪な眼"で見たから転倒したとGさんが責めた場合、被害妄想を持っていると結論付ける前にGさんの背景を考慮する必要がある。

知覚

知覚は、外界の情報を得るための複雑な過程である。それは、感覚から始まるが、他の多くの要素も関与している。例えば、子供が自分自身を傷つけても、血を見たり、両親が心配して反応したりするまで痛みを感じないことがある。視覚、触覚、聴覚を通してその子供が得た情報は、傷の知覚を形成するためのより高いレベルで解釈される。知覚過程は、さまざまな形で障害されることがある。

錯覚

これは現実の刺激が誤解された場合に生じる。例えば、難聴のあるFさんは、会話している人たちのそばを歩く時に、自分の名前が出ているのを繰り返し聞くことがある。薬物中毒で苦しんでいるGさんは、ダウンジャケットがイスの上に脱ぎ散らかしてあるのを、部屋の中に人が座っている

と誤認する。より高次の認知障害と同様に、感覚障害は、錯覚の危険性を増加させる。

幻覚

　これは、実際には存在しないものを知覚することである。それらは、どの種類の感覚でも生じうる。Cさんは、自分を卑劣な人間だと責める声を聞くかもしれない。Rさんは、小さい人間が部屋を走っているのを見て、Dさんは、穴から発せられる不快な臭いを嗅ぐ。

　錯覚と幻覚は、内容や関与している感覚様態だけでなく、それをどのように理解しているかについてもさまざまである。自分の知覚は誤っていると認識しているが、それでも恐れている場合もあれば、異常知覚に対して妄想的解釈を発展させる場合もある。

　例えば、Dさんは不快な臭いを、毒を入れたり、施設から追い出そうとしたりする陰謀の証拠として解釈するかもしれない。

　異常知覚体験と考えられる情報は、「誰もいないところで声をきいたり、他の人が見えないものが見えるなどの普通とは違った体験がありますか？」といった質問によって引き出すことができる。幻覚は、神経学的または精神科的障害がない時でも起こりうるので、いつ異常知覚が生じるかは、重要である。寝る時や起きる時に異常知覚を体験するのは珍しいことではない。他の時間に起こる幻覚は、通常、精神疾患の存在を示唆する。

認知

　認知は、情報や知識の獲得、処理過程、利用に関係する精神過程を表す。認知機能の評価は、精神機能検査の重要な構成要素である。これらの機能を表2に記載する。

表2　認知機能
- 注意と集中力
- 言語
- 記憶
- 抽象概念
- 構成能力

全般的説明

　この章の前半で述べたように、認知機能の評価をどこまで包括的に行うかは、情報を集める目的と評価に入所者がどこまで耐えうるかによる。認知機能障害の証拠に直面させることは、障害を持つ入所者と普段、時には何年にもわたってその人達に関わっているスタッフの両方にとって苦痛でありうる。このため、関与している人達を守るために精神機能検査のこの部分をいいかげんにしたり、省略する傾向があるかもしれない。入所者が、認知機能評価に対して"つまらない質問"をあえてしてくると怒って反応する場合や、冗談を言ったり、注意をそらそうとしたりすることによって言い逃れをしようとする場合、もし可能ならその認知領域について評価が必要であることをしばしば表している。

　いずれの場合でも、入所者がこの部分の評価に対して気持ちの準備ができるようケアすべきである。もし、これがなされないと、「どこにいるか知っているか」とか「計算ができるか」を突然尋ねられたら、入所者は明らかに動揺する。次の例は、被検者を脅かさない認知評価の導入法の一つである：

面接者：Aさん、あなたは、名前を思い出すのが少し難しくなったことに気付いたと以前、言っておられましたね。
Aさん：そうです。とても困ります。結局は思い出すけど、その時は馬鹿になってしまったと感じます。
面接者：記憶や思考に関して他に心配なことはありますか？
Aさん：いいえ、ないです。しかし、時々心配になります。
面接者：このことについてもう少し詳しく調べてみることができるかもしれません。記憶と思考を調べるためにいくつかの質問をさせていただけますか……

　場合によっては、注意深く行っても、障害を持つ入所者が、できない課題に直面して不安になり、苦痛に感じることがあるだろう。この種の反応は、破局反応と呼ばれており、入所者を安心させ、認知機能評価をより適した時期まで先延ばしにする必要がある。
　多くの因子が認知機能評価の成績に影響を与える。これらには、知能、教育レベル、文化的要素、感覚障害、全身倦怠感、疼痛、不安、動機の低さ、意識レベルの低下、うるさいか、あるいは気が散る環境などが含まれる。これらの因子は、認知機能評価を実施する時とその結果を解釈する時に考慮されるべきである。
　認知機能の一つの領域の障害は、他の認知過程の能力に影響を与える。認知機能の相互依存性は、検査を実施し、解釈する時に心にとどめておく必要がある。例えば、もし痛みのため、言われた事に集中できない時や、脳梗塞のため会話を理解できない時は、記憶を正確に評価するのは困難である。なぜなら、記憶検査には注意を維持する能力と言語能力が保たれていることを必要とするからである。

注意と集中力
　注意は認知の基礎である。この領域の障害は、認知機能評価を通して問題になるので、通常評価の最初に調べられる。注意の問題は、見過ごしてしまうと、他の障害と誤って解釈されてしまうかもしれない。
　注意は、意識レベルの低下の結果として障害されうる。それゆえ、意識清明かぼんやりしているかを記載しておく。
　過度の注意散漫は、注意障害の別の形であり、注意の範囲が制限されていることを反映している。注意のこの側面は、数列の復唱（数唱）によって検査される。面接者は、1秒に1数字の速度でランダムな数列を暗唱し、被検者にそれを繰り返すように言う。数列の長さは、正答すれば、その都度増やしていく。各試行では異なった数字を用いる。逆唱を用いればより課題は難しくなる。この課題では、数列を頭にとどめておかなければならないだけではなく、頭の中で数字をすばやく操作しなければならない。正常では、5つの数字の順唱と4つの数字の逆唱が可能である。
　集中力は、7を順に引いていく引き算によって測定される。この課題では、100から7を引き、その答えからさらに7を順に引いていくよう求める。

言語
　言語機能も、認知機能評価の最初の方に調べられる。言語の理解または表出の障害である失語は、発話のうち単純な発音の問題である構音障害（例、言語不明瞭）とは区別される。
　評価を通して、自発的な発話を記述する。自発的発話の障害には、喚語障害（言葉を呼び出すこ

との障害)、迂回反応（名称を思い出せず他の言葉で説明すること)、単語の置き換え、流暢性の障害（なめらかに話すことができない）が含まれる。

　復唱の検査は、一つの単語、フレーズ、そして徐々に複雑な文を復唱してもらう。言語障害がある場合、言葉を省略するか、単語の配列を変更する場合がある。構音障害がある場合は、発音が不明瞭だったり、つまずいたりする。

　理解障害のスクリーニングとしては、"はい、いいえ"で答える質問（例、「鳥は飛びますか？」)や「ドアを指して下さい」といった指示から始めて、「眼を閉じて口をあけてください」といった徐々に複雑な指示を与える。より高次の障害を調べるためには、「もしライオンとトラが戦って、トラがライオンを殺したら」といった場面を設定し、「誰が殺された？」と質問する。

　呼称の障害は、示した物の名前を尋ねることによって同定される。イスや鉛筆などの高頻度使用単語の再生ができない場合は、靴ひもやキーホルダーのような低頻度使用単語ができない場合より重度の障害を表している。

　口頭や筆記言語に関しては、声に出して読んでもらう、読んだ内容を説明してもらう、文を複写する、自発的に書いてもらうといったことによって調べられる。

記憶

　記憶は、即時、近時、遠隔の3種類に分類できる。即時記憶は、心理学者には短期記憶とされているもので、かならずしも記憶する必要のない直近に知覚された出来事や物品、あるいは考えを保持しておく過程である。即時記憶の良い例は、電話帳から電話番号を見つけ出し、覚えて、電話をかけ、後まで覚えてはおかないといった操作である。臨床的には、注意の項目のところですでに解説した数列の再生によって調べることができる。

　近時記憶は新しい情報を学習する能力である。場所や時間の見当識には、新しい情報を時々刻々、記銘し、保持することが必要であり、近時記憶が保たれている必要がある。この検査では、現在いる場所、曜日、日、月、年を尋ねる。誤答が見られた場合は新しい情報を学習する能力が障害されていることを示唆するかもしれないが、一方で、入所者の外界との接触が制限されていることを反映している可能性もある。近時記憶の単純な検査法としては、個人に3または4個の関連のない単語や物品を覚えるまで提示し、5分、ないし20分後に再生してもらう方法がある。自発的に再生することが困難であれば、ヒントを与える（例、「1つは野菜でした」）ことで、再生の手助けになるかもしれない。ヒントによって思いだせたら、新しい情報を保持しておくことよりもむしろ再生の問題であることを示唆しているかもしれない。

　遠隔記憶は、長期間知っている情報の再生と関係している。誕生日、家族の名前、有名な政治家や俳優、重要な歴史的出来事についての質問によって調べることができる。一般的知識に関する質問が時々行われるが、被検者の背景や教育が反応に影響をあたえることを心にとどめておくことが重要である。

抽象概念

　抽象的なレベルで考える能力は、全体の知的機能の良い指標である。2つの物の共通点を尋ねたり（例、リンゴとオレンジの共通点、彫刻と詩の共通点)、ことわざの意味を尋ねる。一般的知識と同様、類似やことわざの解釈は、個人の教育や文化的背景の影響を受ける。

構成能力

　2つの交差した5角形や立方体のような、2次元、または3次元の図の模写は、視覚刺激を知覚し、

描画の計画を立て、それを実行する能力を必要とする。この課題が困難である施設入所者は、施設の周りの道で迷うなどの視空間機能障害による他の症状を示すかもしれない。

時計描画は、構成能力を測定するのにしばしば用いられる。時計を描き、正しい位置にすべての数字を書き、11時10分の位置に針を合わせるよう指示する。自発的に時計を描くのが困難であれば、すでに描かれた円を提示し、そこに数字と針を書いてもらう。時計描画は、異なる神経学的障害による多数の異常（例、構成障害、空間無視、計画困難）を見つけるのに感度が良い。

ミニメンタルステート検査（Mini-Mental State Examination: MMSE）のような基本的なスクリーニング検査ではしばしば見落とされる前頭葉機能障害を見つけるのに役立つかもしれない。

行為

実行は、自発的に意図的な運動を行う能力である。感覚、運動、理解の障害が存在しないにも関わらずこの能力が失われている場合、失行と呼ばれる。この場合、無意識な活動（例、マッチの火を消す）を実行できるかもしれないが、意識して運動を試みようとする時、困難を生じる。失行についての典型的な検査は、象徴的な運動（例、投げキッスをする）、実物の使用、実物を用いない物の使用（例、くしの使用）のパントマイムを、模倣と指示によって行ってもらう。

病識と判断

病識は、状況を理解する能力に関与し、判断は反応の計画に用いられる。これらの能力の評価の一つの方法は、自分の状況に関係すること（例、自分の入所施設や病気）をどの程度理解しているかとその理解を基にどう対処しようと計画しているかを尋ねることである。

精神機能検査における標準化された評価法

多くの質問紙、尺度、検査が、精神機能の異なる領域を評価するために開発されてきた。診断や治療方針を決めるにあたって、それらを唯一の拠り所として使うようなことさえしなければ、追加の補強的情報を提供してくれて、臨床的評価の質を高めることができる。しかし、臨床で用いるにあたっては、多くの注意が必要である。

評価法は、臨床評価の代わりとしてではなく、補助的に用いるのがもっとも良い使用法である。使用する場合は、その方法が、研究や疫学調査のためではなく、臨床のために開発されたものかどうか、信頼性があるか、そして対象となる人たちに利用できるかについて注意すべきである。ハミルトン抑うつ尺度（Hamilton Depressing Scale）[1]やベックうつ病尺度（Beck Depression Scale）[2]といった抑うつの評価法を高齢者に適用することは批判されている。食欲低下や睡眠障害のような若い人の抑うつの根拠として用いられているいくつかの症状は、高齢者では抑うつ以外の理由でもよく見られるからである。老年うつ病尺度（Geriatric Depression Scale）[3]は、特に高齢者の抑うつを評価するために開発された尺度である。それは、抑うつに関係する認知機能や感情の特徴に焦点を当てており、30の、はい/いいえ項目から成り立っている。高得点ほど抑うつが重度である。この尺度は、この章の付録に載せている。

ミニメンタルステート検査（Mini-Mental State Examination: MMSE）[4]は認知機能障害をスクリーニングするために広く用いられている実用的な検査法である。見当識、注意/集中力、言語、構成能力、即時と遅延再生を評価する項目からなり、5～10分で実施できる。最近、年齢と教育レベルごとの一般人口の標準のMMSE点数がアメリカ[5]とカナダ[6]で報告されている。

モントリオール認知評価検査（Montreal Cognitive Assessment: MoCA）は、第一線で働く専門家が、正常加齢と認知症の間にあり、認知症への進行の可能性が高い臨床的状態である軽度認知障害（Mild Cognitive Impairment: MCI）を発見できるようデザインされた認知機能スクリーニング検査である。軽度認知障害の最初の診断基準では、言語や視空間機能のような記憶以外の認知機能は正常で、日常生活機能は大部分保たれているが、記憶障害が存在するということに焦点が当てられていた。この基準は、最も目立つ障害が、記憶障害である場合（記憶障害型軽度認知障害: amnestic MCI）と、ない場合（非記憶型軽度認知障害: nonamnestic MCI）でサブタイプに分けられたり、背景にある病因によりその後の経過がさまざまであったりすることを考慮して修正された。認知症治療の進歩により、早期発見は早期治療のために重要となった。軽度認知障害の臨床診断基準を満たす人の大半は、高齢者の正常範囲内の得点であるという問題を、MoCAは解決しようとしている。

　MoCAは、MMSEに含まれる認知ドメイン（すなわち、見当識、注意、言語、記憶、視空間機能）の障害について、一部は変更し、より詳細な方法によってスクリーニングする一方で、実行機能や抽象概念を評価するための追加の項目も含んでいる。実施には10分を要する。その最も価値ある点は、正常コントロール、軽度認知障害、アルツハイマー病のためのカットオフ値が示されている標準データが利用できることにある。検査の際の指示、標準データ、参考文献といったMoCA検査手順はダウンロード（www.mocatest.org）でき、臨床や教育といった非営利的な目的のためには許可なく使用できる（訳注：日本語版も利用可能である）。

　認知機能のさらに詳しく、診断的情報を与える評価は、神経心理学的検査によって得られる（13章の認知機能評価の項に神経心理学的評価の価値についての短い考察がある）。

　認知症が疑われる患者の評価のためにMMSEと神経心理学的検査の両方を使用するのは、認知症（3章参照）が複数の認知機能障害の存在によって主に特徴付けられるという事実を反映している。しかしながら、認知症の行動（例、攻撃的行動、徘徊）や心理（例、妄想、幻覚）症状は、認知機能障害と同様に、神経生物学的異常によるという認識が高まってきている。それだけではなく、患者の悩みや介護負担に対する介入や軽減のために最も重要なことは、認知症におけるこれらの心理、行動症状のようである。このことが認識され、多くの異なる尺度や測定法が、これらの症状とその経過を観察するために開発され、臨床的に有用であることが証明されている。最も有用なのは、この章の付録2、3に掲載した、Cohen-Mansfield Agitation Inventory[9]やNeuropsychiatric Inventory[12]のような、行動の特定の分類を目的としたもののようである。

事例提示

　Gさんはベッドに横になっていた。彼の少ない白髪は、ボサボサであり、入れ歯をつけておらず、よごれたパジャマの上着は半分あいていた。彼は、青白く、汗ばんでいた。呼吸が浅く、うなりながら頭を横に振っていた。初診時、びっくりし、疑い深い様子であり、視線は、面接者から他の人にすばやく投げかけられた。面接の目的を説明した後、穏やかになったが、容易に驚き、ホールの物音に常に注意を引かれていた。

　彼は、不安で恐れているようであった。自殺の考えは認めていなかった。Gさんの思考は、まとまりなく、ついていくのが困難であった。悪い人達が彼を連れ去りに来て殺されるという考えに、悪い人達が誰でどこにつれていかれるかは不明であったが、とらわれているようであった。他の妄想的考えは話さなかった。ホールに薬剤カートが運ばれる音を聞いたとき、「それだ！やつらが来た！私は知っている！」と言ったが、それは単なる薬剤カートであると説明すると安心した。幻覚の存在をうかがわせる証拠はなかった。

Gさんは、朝食直後を夜の11時と思うなどの時間の見当識障害を認めていた。今年を1947年と思っており、自分がどこにいるのかも答えられなかった。計算も行うことができなかったが、曜日を逆から言うのは、金曜まで可能で、その時外で車がクラクションを鳴らしたために注意がそれた。集中力の障害と興奮状態を考慮して、さらなる認知機能検査は行わなかった。

解説
　精神機能検査、現病歴、身体的検査、血液検査結果から、Gさんは、肺炎によるせん妄（4章、せん妄の項参照）であると診断された。精神機能検査からは、病院に救急車で転院する時に彼がとても驚き、抵抗する可能性が考えられたが、安心させることと状況を静かに説明することで良い方向に反応することが予測された。

事例提示
　検査時、Jさんは、自分の部屋に座り、両手をじっと見つめていた。彼女は、ツイードのスカートとシルクのブラウスをきちんと着ていた。細くて、弱そうな骨格をしており、座っているイスのせいでより小さく見えた。彼女は、周囲に興味がなく、面接中アイコンタクトを避け、質問に対して短く返答し、小さい声で話すためかろうじて聞き取れる程度であった。
　Jさんはとても抑うつ的であった。自分の過去、特に母親について話す時、涙ぐんだ。絶望感、無価値感、罪悪感を話した。自分の人生を終わらせることを望んでおり、自殺についての考えを持っていることを認めたが、その考えを実行する勇気を持っているとは思っていなかった。食欲はなく、体重が低下し、夜もよく眠れなかった。思考障害、知覚障害の証拠はなかった。
　Jさんは、しばしばため息をついたり、とても疲れたと不満を言ったりしながらも、しぶしぶ認知機能評価を受けた。日付を除いて見当識は保たれていた。引き算を2回正答した後、計算の継続を拒否し、5分後、3語のうち2語を再生した。交差する5角形を難なく複写し、「私は悲しい」という文も書いた。Jさんは、助けは必要ないと感じていたが、彼女のために考えられた治療計画に参加することには同意した。

解説
　上記は、抑うつ的な人の記述である（5章参照）。治療計画は、精神機能検査だけでなく、以前の抑うつのエピソードに関する情報や最近の身体的検査で異常がないことも考慮して立てられた。

参考文献

1. Hamilton, M. (1967). Development of a rating scale for primary depressive illness. British Journal of Social and Clinical Psychiatry, 6:278–296.
2. Beck, A.T., Ward, C.H., Mendelson, M., Mock, J., Erbaugh, J. (1961). An inventory for measuring depression. Archives of General Psychiatry, 4:561–571.
3. Yesavage, K., Brink, T.L., Rose, T.L., Lum, O., Huang, V., Adey, M., Leirer, O. (1983). Development and validation of a geriatric depression screening scale: A preliminary report. Journal of Psychiatric Research, 17:37–49.
4. Folstein, M.F., Folstein, S.W., McHugh, P.R. (1975). "Mini-mental state." A practical method of grading the cognitive states of patients for the clinician. Journal of Psychiatric Research, 12:189–198.
5. Crum, R.M., Anthony, J.C., Bassett, S.S., Folstein, M.F. (1993). Population-based norms for the Mini-Mental State Examination by age and educational level. Journal of the American Medical Association, 269:2386–2391.
6. Tombaugh, T.N., McDowell, I., Krisjansson, B., Hubley, A.M. (1996). Mini-Mental State Examination (MMSE) and the modified MMSE (3MS): A psychometric comparison and normative data. Psychological Assessment, 8:48–59.
7. Nasreddine, Z.S., Phillips, N.A., Bédirian, V., Charbonneau, S., Whitehead, V., Collin, I., Cummings, J.L., & Chertkow, H. (2005). The Montreal Cognitive Assessment, MoCA: A brief screening tool for mild cognitive impairment. Journal of the American Geriatrics Society, 53, 695–699.
8. Petersen, R.C. (2005). Mild cognitive impairment: Where are we? Alzheimer's disease and associated disorders, 19:166–169.
9. Cohen-Mansfield, J., Marx, M.S., Rosenthal, A.S. (1989). A description of agitation in a nursing home. Journal of Gerontology, 44:M77–M84.
10. Cohen-Mansfield, J. (1986). Agitated behaviors in the elderly II. Preliminary results in the cognitively deteriorated. Journal of the American Geriatrics Society, 34:722–727.
11. Cohen-Mansfield, J. (1991). Instruction manual for the Cohen-Mansfield Agitation Inventory (CMAI). Rockville, MD: The Research Institute of the Hebrew Home of Greater Washington.
12. Cummings, J.L., Mega, M., Gray, K., Rosenberg-Thompson, S., Carusi, D.A., Gornbein, J. (1994). The Neuropsychiatric Inventory: Comprehensive assessment of psychopathology in dementia. Neurology, 44:2308–2314.

参考図書

1. Leon, R.L., Bowden, C.L., Faber, R.A. (1998). The Psychiatric Interview, History and Mental Status Examination. In M.J. Kaplan, B.J. Saddock (Eds.), Comprehensive Textbook of Psychiatry (5th Ed., Vol. 1, pp. 449–461). Baltimore: Williams and Wilkins.

    どのように包括的な精神機能評価を行うかについての優れた解説

2. Strub, R.L., Black, F.W. (1977). The Mental Status Examination in neurology. Philadelphia: F.A. Davis.

    さらに細かく包括的な認知機能評価に関する情報

3. Finkel, S.I. (Ed.). (1996). Behavioral and psychological signs and symptoms of dementia: Implications for research and treatment. International Psychogeriatrics, 8 (Supplement 3).

付録1：Geriatric Depression Scale [1]

指示
　以下は、あなたの毎日の気分、態度、感情に関する質問です。本日を含めて過去1週間、どのように感じたかを教えて下さい。質問を読みますので、「はい」か「いいえ」で答えて下さい。

1. 自分の生活に満足していますか？	はい/**いいえ**
2. これまでやってきたことや興味があったことの多くを、最近やめてしまいましたか？	**はい**/いいえ
3. 自分の人生はむなしいものと感じますか？	**はい**/いいえ
4. 退屈と感じることがありますか？	**はい**/いいえ
5. 将来に希望がありますか？	はい/**いいえ**
6. 頭から離れない考えに悩まされることがありますか？	**はい**/いいえ
7. ふだんは、気分のよいほうですか？	はい/**いいえ**
8. 自分に悪いことが起こるかもしれないという不安がありますか？	**はい**/いいえ
9. あなたは、いつも幸せと感じていますか？	はい/**いいえ**
10. 自分は無力と感じることがよくありますか？	**はい**/いいえ
11. 落ち着かずにイライラすることがよくありますか？	**はい**/いいえ
12. 外に出て新しい物事をするより、家の中にいるほうが好きですか？	**はい**/いいえ
13. 自分の将来について心配することがよくありますか？	**はい**/いいえ
14. 他の人に比べて記憶力が落ちたと感じますか？	**はい**/いいえ
15. 今生きていることは素晴らしいことと思いますか？	はい/**いいえ**
16. 沈んだ気持ちになったり、憂鬱になったりすることがよくありますか？	**はい**/いいえ
17. 自分の現在の状態はまったく価値のないものと感じますか？	**はい**/いいえ
18. 過去のことについて、いろいろと悩んだりしますか？	**はい**/いいえ
19. 人生とは、わくわくするような楽しいものと思いますか？	はい/**いいえ**
20. 今の自分にはなにか新しい物事を始めることはむずかしいと思いますか？	**はい**/いいえ
21. 自分は活力が満ち溢れていると感じますか？	はい/**いいえ**
22. 今の自分の状況は希望のないものと感じますか？	**はい**/いいえ
23. 他の人はあなたより恵まれた生活をしていると思いますか？	**はい**/いいえ
24. ささいなことで落ち込むことがよくありますか？	**はい**/いいえ
25. 泣きたい気持ちになることがよくありますか？	**はい**/いいえ
26. 物事に集中することが困難ですか？	**はい**/いいえ
27. 朝、気持ちよく起きることができますか？	はい/**いいえ**
28. あなたは、社交的な集まりに参加することを避けるほうですか？	**はい**/いいえ
29. あなたは簡単に決断することができるほうですか？	はい/**いいえ**
30. 昔と同じくらい頭がさえていますか？	はい/**いいえ**

注意：うつに関連した反応は**太字**にしている。

1　Journal of Psychiatric Research, 17:37-49, Yesavage, K. et al., Development and validation of a geriatric depression screening scale: A preliminary report, 1983, よりElsevier社の許可を得て掲載。

重症度	
正常	0-10
軽度うつ病	11-20
中等度～重度うつ病	21-30

付録2：Cohen-Mansfield Agitation Inventory（CMAI）— Long Form[1]

1. あてもなくウロウロする
2. 不適切な着衣・脱衣
3. つばを吐く
4. 悪態をつく、攻撃的発言
5. つねに不当に注意を引いたり、助けを求める
6. 同じ言葉や質問を繰り返す
7. たたく（自分をたたく場合も含む）
8. ける
9. 人につかみかかる
10. 押す
11. 物を投げる
12. 奇声を発する（不気味な笑いや泣き叫び）
13. 叫ぶ
14. かみつく
15. ひっかく
16. 別の場所へ行こうとする（例、部屋や建物の外）
17. 故意に転倒する
18. 不満を言う
19. 反抗的言動
20. 不適切なものを食べたり飲んだりする
21. 自分または他人を傷つける（タバコ、熱湯など）
22. 物を不適切に扱う
23. 物を隠す
24. 物を貯める
25. 物を引き裂いたり壊したりする
26. 何度も同じ行為を繰り返す
27. 性的な誘いの言葉を言う
28. 性的な接触を求める
29. 落ち着きのなさ

評価：
最近2週間に認めた症状を評価

1＝なし　　　　　　　　　2＝1週間に1回未満
3＝1週間に1ないし、2回　4＝1週間に数回以上
5＝1日に1～2回　　　　　6＝1日に数回以上
7＝1時間に数回以上

[1] 参考文献［9, 10, 11］。施行と採点については、Jiska Cohen-MansfieldによるCMAIマニュアルを参照。著者より許可を得て掲載。

付録3：Neuropsychiatric Inventory（NPI）[1]

NPIは12の行動症状から成り立つ

妄想	無関心
幻覚	脱抑制
興奮	易刺激性
うつ	異常行動
不安	睡眠
多幸	食行動

頻度の評価：
1— 週に1回未満
2— ほとんど週に1回
3— 週に数回
4— 毎日

重症度の評価：
1— 軽度（生活に破綻なし）
2— 中等度（生活に破綻あり）
3— 重度（生活が破綻しコントロールできない）

負担度の評価：
0— 全くなし
1— ごく軽度
2— 軽度
3— 中等度
4— 重度
5— 非常に重度あるいは極度

それぞれのドメインに4つの得点がある。頻度、重症度、頻度×重症度、介護者の負担度である。全体の合計の最大値は、144である（例、頻度が最大値の4×重症度が3×12のドメイン）。これらは、過去4週間の変化に適用される。

1 Cummings J.L., Mega M., Gray K., Rosenberg-Thompson S., Carusi D.A., Gornbein J.（1994）. The Neuropsychiatric Inventory: Comprehensive assessment of psychopathology in dementia. Neurology, 44: 2308-2314. [参考文献12]. ©Jeffrey L. Commings（1994）. 著者より許可を得て掲載。この尺度の使用にはJeffrey L. Cummings（Reed Neurological Research Center, UCLA School of Medicine, 710 Westwood Plaza, Los Angeles, CA 90095-1769, USA）の許可が必要。（日本語版については、神戸学院大学博野信次教授のホームページ（http://www.ne.jp/asahi/npi/japanese/index.htm）よりダウンロード可能）

第3章 アルツハイマー病とその他の認知症

Nathan Herrmann and Robert Madan
岡村愛子　訳

キーポイント
- 認知症は入所者が罹患する最も頻度の高い精神疾患である。
- 認知症の入所者は、日常生活機能や他者との関係が著明に障害されるような認知障害を示す。
- 認知症の入所者は、無気力、興奮、抑うつ、妄想、幻覚、徘徊、攻撃性のような行動上の障害を示し、それらは介護やQOLに大きな影響を与えうる。
- アルツハイマー病は認知症の最も多い原因疾患だが、他の原因もあり、それらのうちのいくつかは治療可能である。
- 認知症の入所者のマネジメントの一般原則は以下の通りである：
  - 現実的な目標と要求水準を設定する
  - よく構造化された環境の中で一貫した介護を提供する
  - 入所者の残存している強みと能力を利用するようなケアプランを立てる
- 特定の行動障害のマネジメントは包括的でなければならない。治療上考慮すべきことには、環境の操作や行動的あるいは心理的介入、そして薬物療法が含まれる。
- 認知症の入所者は、向精神薬の副作用に対する感受性が増加している。このため薬物療法は綿密にモニターされ、定期的に再評価されなければならない。

概　観

　認知症の入所者たちは、持続的に進行する、機能に影響を与える認知障害を示す。**認知機能障害**とは、もともとあった精神機能が失われることをいい、見当識、集中力、記憶、言語、計算、病識、判断力に関する問題を含む。**機能障害**とは社会的あるいは職業的機能における変化、あるいは身だしなみ、更衣、食事、排泄を含む日常生活の活動を行うための能力の低下のことをいう。認知症は記憶障害が最もよく知られているかもしれないが、スタッフはしばしば興奮、徘徊、叫び声、そして疑い深さなど付随する行動上の問題を心配している。

　65歳以上の5～10％と80歳以上の20～30％が、認知症を発症する。これらの数字は、発症のリスクが加齢に伴いどれだけ増加するかということを示しているが、これらは過小評価されがちである。研究では介護施設での認知症の有病率は50％を超え、最も頻度の高い精神疾患となっている。

診　断

　認知症の診断は病歴、神経心理学的評価、その他の評価、そして身体的検査に基づき臨床的に下される。多くの診断的分類システムがあるが、最も一般的に使われているのがアメリカ精神医学会精神疾患の診断・統計マニュアル（North America being the Diagnostic and Statistical Manual of the American Psychiatric Association: DSM-IV-TR）である。認知症に対するDSM-IV-TRの診断基準を**表1**に掲載した。

表1 認知症の診断基準

A. 1. 記憶障害、そして 　　2. 少なくとも以下の1つを満たす： 　　　a) 言語の障害（失語） 　　　b) 動作を遂行する能力の障害（失行） 　　　c) 対象を認識できないこと（失認） 　　　d) 抽象的思考、判断、計画の障害（実行機能の障害） B. 基準A1とA2の障害は、職業的あるいは通常の社会的活動あるいは他者との関係を著明に妨げる。 C. 経過は、緩やかな発症と持続的な認知の低下により特徴づけられる。

DSM-IV-TR, American Psychiatric Association, 2000より

　DSMの定義では、記憶障害の存在は認知症の診断に不可欠である。短期記憶の障害とは新しい情報を学習する能力の欠如をいい、5分後に3つの物を想起するよう尋ねることによって検査される。

　もしも、ある人が以前に知らされていた個人的な情報、あるいは一般的な知識の項目を想起することができないならば、長期記憶の障害が示唆される。記憶障害は多くの認知症で早期に見られる一方で、前頭側頭型認知症のようないくつかの認知症では、初期には衝動的で社会的に不適切な行動が出現し、疾患の後期に記憶障害を呈する。判断力の障害や抽象的思考の障害、言語障害、そして日常的なものを認識したり正しく使ったりする能力の低下のような、他の認知障害も見られる。人格は変化したり（例えば、以前静かで引きこもっていた人が、外向的で無礼になるかもしれない）、あるいは尖鋭化したりするかもしれない（例えば、いくらか疑い深い入所者は、迫害を受けているという固定化され誤った信念、あるいは言い換えれば"迫害妄想"を呈するに至るかもしれない）。認知症と診断するには、これらの特徴により社会的活動や、他者との関係や、日常機能が明らかに障害されていることが必要である。

　いくつかの短く、簡便で、簡単に施行できる検査が認知機能障害のスクリーニングのために利用できる。ミニメンタルステート検査（The Mini-Mental State Examination: MMSE）は信頼性、妥当性があり、かつ広く用いられている認知機能障害の検査法であり、誰でも10分以内で施行することができる（2章参照）。認知症のカットオフ値は従来から30点満点中24点未満とされてきた。この検査の成績は年齢と教育に影響される。MMSEの標準化された方式が、施行法と採点の信頼性を高めるために考案されている[1]。時計描画検査は認知機能障害に感度が高く、広く用いられている。

これらスクリーニングテストは認知機能障害を見出す手助けとなるけれども、認知症の診断は検査得点だけではなく、入所者の病歴や機能の状態も参考にして行うべきである。

アルツハイマー病

　認知症患者の約50％がアルツハイマー病である。この進行性の疾患はたいてい、中高年で発症し、加齢とともにますます頻度が高くなる。診断後1年以内に死亡する場合もあるが、多くは5年から10年生存する。病気はいくつものステージを通して進展する。最初に短期記憶障害が出現し、約束を忘れたり物を置き忘れたりする。彼らは発話困難を経験したり、正しい単語をしばしば探さねばならなかったり、物品呼称に問題があったりする。初期の段階で、入所者はこれらの困難に気づいて、活動を制限し始めたり、抑うつ的になったりするかもしれない。疾患が進行すると、記憶障害がより一層重篤となる。一方、発話はより曖昧となり文法的な正確さが低下する。しばしば、時間がわからなくなり、見当識障害が出始める。彼らの読み書き、計算能力はこの時期には障害されている。日常的な物品を使用したり、通常の課題を行ったりする能力を失う（いわゆる"失行"）。これによりしばしば、さらにスタッフに頼らざるをえなくなる。病識はたいていこの時期には失われており、自分の物を盗まれたとか、部屋の中で侵入者を見たと訴える場合がある。アルツハイマー病の終末期には、ほとんど完全に介護を要する状態になる。失禁し、寝たきりとなり、自ら食事することも完全に不可能となる。会話はもしあったとしても断片化しており、不明瞭で、理解不能となる。身体的な衰弱や、この時期に起こる肺炎や尿路感染のような感染症が死亡の原因となる。

　アルツハイマー病の診断は前に概説した基準にもとづき、認知症の他の原因が除外された後に下される。この疾患が認知症の原因であると特定できるような臨床検査やレントゲン検査はなく、確定診断は病理解剖でしかできない。顕微鏡下では、神経細胞の脱落、老人斑、神経原線維変化を含むいくつかの特徴的な変化が現れる。脳は"萎縮"する。脳萎縮は生存中からCTスキャン、あるいはMRIで観察することができるが、アルツハイマー病に特徴的というわけではなく、健常高齢者にもおこりうる。

　アルツハイマー病の原因は知られていない。アルツハイマー病患者のうち少数の割合で家族性のタイプがあり、その家族のメンバーの大半が各世代でこの疾患にかかっている。研究ではこれらの患者では21、1、そして14番染色体に特異的な染色体異常があることが示唆されている。さらに、はるかに頻度の高い非家族性のアルツハイマー病でも遺伝的変異が発病の危険因子として働き、遺伝的要素が重要な役割を果たしていることが研究で証明されてきている（例えば、19番染色体のAPOE遺伝子の変異）。現時点では原因については合意が得られておらず、アルツハイマー病には多くの原因があるのかもしれない。

その他の認知症

　アルツハイマー病は認知症のうち少なくとも50％を占めるが、他の原因も考慮に入れる必要がある（表2）。脳循環の問題と小梗塞の繰り返しにより生じる認知症を血管性認知症と呼ぶ。アルツハイマー病のない、純粋な血管性認知症はきわめて稀である。はるかに頻度が高いのは、アルツハイマー病と血管性認知症の複合である（混合型認知症）。レビー小体型認知症はかなり頻度の高い認知症の原因として認識され始めている。それは意識変動、パーキンソニズム、幻視のうちいくつかが複合した、進行性の認知機能低下が特徴である。パーキンソン病、ハンチントン病、そして多発性硬化症のような多くの神経疾患もまた認知症と関連する。

表2　認知症の原因

```
アルツハイマー病
レビー小体型認知症
混合型認知症（アルツハイマーと血管性認知症）
血管性認知症
アルコールと他の中毒性認知症
前頭側頭型認知症（ピック病を含む）
正常圧水頭症
代謝性疾患に続発する認知症
    ―甲状腺疾患
    ―ビタミン$B_{12}$欠乏症
他の神経疾患
    ―パーキンソン病
    ―ハンチントン病
    ―ウィルソン病
    ―多発性硬化症
感染症による認知症
    ―梅毒
    ―クロイッツフェルト・ヤコブ病
頭部外傷による認知症
脳腫瘍による認知症
うつ病性の認知機能低下症候群
```

　少なくとも部分的には改善の可能性がある認知症もある。ビタミンB_{12}欠乏症や甲状腺疾患など続発性の認知症がそれにあたる。ある種の薬物の常用的な使用は、可逆的な認知症の最もよくある原因である。例えば、脳内のアセチルコリンを減少させる薬物は高齢者の認知機能障害を引き起こしうる。古典的な例では、三環系抗うつ薬とよばれる類の薬物である。しかしながら多くの他の一般的に用いられる精神科以外の薬物も、脳内のアセチルコリンをさまざまな程度で減少させうる。これらには、ジフェンヒドラミンやジメンヒドラミンのような古い鎮静性抗ヒスタミン剤を含む一般的な市販の鎮咳薬や感冒薬も含まれる。精神疾患、とりわけ抑うつでは認知機能障害や他の認知症の症状を呈しうる。うつ病性の認知機能低下症候群は以前"仮性認知症"と呼ばれていたが、適切なうつ病の治療で少なくとも部分的には改善する。しかしながら、うつ病性の認知症を呈した高齢患者では、たとえ一旦改善しても、高率にアルツハイマー病に移行するといういくつかの根拠がある。高齢者の抑うつの初回エピソードの発症は、アルツハイマー病の前駆症状（認知症の症状が出る前に見られる症状）の可能性があると認識されている。

認知症における行動障害

　認知症患者の行動障害は一般的であり、しばしば家族が施設入所を決心する理由となる。スタッフにとって行動障害のある入所者は対応が難しく、しばしば精神科へ相談することとなる。**表3**は、

認知症に伴う典型的な行動障害のいくつかを一覧表にしている。これらの行動は認知症によるものであり、患者を非難するべきではないということを理解することが介護者にとって必須である。

表3 認知症における行動障害

興奮	破局反応
落ち着きのなさ	失禁
徘徊	恐怖症/恐怖
気分障害	叫び/絶叫
妄想	睡眠障害
同一化不全症候群	日没症候群
幻覚	脱抑制
激昂、暴力	性的行動
強迫的/反復/奇異行動	

気分障害

認知症患者に見られるうつ病は、治療可能な過剰障害（訳注：うつ病により認知症の重症度だけから予想される障害よりもさらに重度の障害が生じていること）のもっともよく見られる例とされてきた。診断は気分、睡眠と食欲の変化、活動とエネルギーの変化に基づいて下される。

これらのサインや症状の多くは、これまでうつ病のなかった認知症患者にも起こりうるため、スタッフは変化に注意すべきである。悲哀感を認識することは重要である。これはうつ病の特徴であるが、これ自体ではうつ病の診断には至らない。アルツハイマー病におけるうつ病の診断基準は研究目的のものが提案されている[2]。DSM-IV-TRよりも広義の基準では、認知症患者のうつ病は若年の認知が損なわれていない成人におけるうつ病と同様の疾患ではないと認識されている。

不適切な感情表現が、認知症患者で時折見られる。過剰に流涙したり、笑ったり、叫んだりし、それらは不意にころころ変わる。あるいは背景にある気分にそぐわない感情を示す。これらの行動は、"感情失禁""病的笑い／泣き"あるいは"仮性球感情"と呼ばれるが、時にうつ病に付随する。しかし、脳の損傷（例えば、梗塞）の直接的な結果として起こることもある。このタイプの不適切な感情の障害をもった入所者はうつ病の他のサインや症状を持たない場合もある。

無気力状態

認知症患者の活動レベルが変化することは一般によく見られ、それによりしばしば機能的に制限される。入所者たちは引きこもりがちになり、動作が緩慢になり、1日をベッドで寝たきりか、あるいは椅子に座りっぱなしの状態で過ごしたがる。これらの患者は動機の欠如（あるいは"無気力"）の状態であり、認知症が明らかにこの状態の一因となっている可能性があるが、施設入所、報酬や役割の喪失、あるいは面白く、刺激的な活動がないといったこともまた同様に一因となりうる。無気力はうつ病を引き起こしうるが、全くうつ症状がなくても起こる場合がある。

興奮と攻撃性

徘徊し、絶えずスタッフからの誘導や注意が必要な興奮している患者は無気力状態とは正反対の状態である。

興奮は不安を表面に出すことから、繰り返し叫んだり、金切り声をあげたりといったことまでさまざまな形で現れる。身体的な暴力は、特に懸念される。興奮は、許容範囲を超えた欲求不満やストレスを経験したときに引き起こされうる。急性の興奮は"破局反応"と呼ばれ、時に暴力につながる。活動グループの中でビーズに糸を通すことができなかったり、風呂に入れられたりと、一見したところ重要でない出来事でも、欲求不満を言語化できない入所者では攻撃的で興奮した反応を引き起こすかもしれない。看護スタッフや介護者に対する身体的な暴力は更衣、排泄、あるいは入浴などの身の回りのケアでしばしば起こる。

精神病

　妄想と幻覚はしばしば共存し、認知症のある段階において25％以上の入所者で起こりうる。認知症の妄想は一過性であり、体系だっておらず、しばしば物が盗まれた、あるいは迫害の犠牲者であるというテーマを含む。妄想は、脳機能の障害から二次的に生じるが、心理的防衛とみなすことができる場合もある。メガネを探せない入所者は、記憶が衰えたことを認めるよりも盗まれたと信じるほうが"より良い"と感じるかもしれない。入所者が自分は迫害の犠牲者だと信じるとき、その意味するところは自分が嫉妬を呼び起こす重要な人物だということであるかもしれない。時折、妄想はより複雑になり、施設やスタッフのメンバー、あるいは他の入所者を巻き込むことがある。これらの誤った信念はおそらく防衛的な現象というよりもむしろ精神病的な現象としてもっとも理解することができ、脳機能の変化に付随するもので、しばしば抗精神病薬の治療に反応する。

　幻覚は視覚と聴覚で最もよく見られ、人あるいは動物が見えたり、声や音が聞こえたりする。幻覚はその人を脅かし混乱させることもあれば、そうでないこともある。

性的障害

　多くの認知症の入所者が性に関する興味を失う一方、そうでない人もいる。認知症に伴う脱抑制と社会的判断の欠如は、人前での自慰行為や脱衣行為、あるいはスタッフや他の入所者に性的行為を懇願することにさえつながるかもしれない。

マネジメント

一般的な管理の原則

　認知症の入所者のマネジメントを容易にするいくつかの一般的な原則がある：

期待と目標

　認知的に障害された患者に対応する場合の第一の目標は、彼らを可能な限り身体的、感情的、そして知的に最高のレベルまで機能させるよう手助けすることである。この目標は、期待が高すぎたり低すぎたりしないように、スタッフが認知機能障害や行動障害を認識しておかなければならないことを意味する。スタッフは、混乱した行動が脳疾患の直接的な表現であるということを認識する必要がある；このことは行動が"操作的"あるいは"注意を引くため"として解釈されることを防ぎ、入所者が"悪い"人間としてレッテルを貼られることを防ぐ。入所者の病前の性格や機能もまた、合理的で現実的な期待を設定するために考慮する必要がある。

> **事例提示**
>
> 　Aさんは右半身の麻痺と発話の障害を後遺症として生じた脳梗塞の病歴を持つ72歳男性の入所者である。彼は日常の活動にまずまず満足しており、タクシーで毎週地方のパブへ外出を計画してさえいた。Aさんは絶えず看護スタッフや医師に、薬剤を増やすことを要求していた。地域の知らない医師からこれらの薬剤の処方箋を手に入れるために、何度か彼は施設を出た。スタッフは薬を飲みすぎることの危険性を何度も彼に説明したが、その行動は続いた。困ったチームと介護施設の管理者は、もし施設の規則を順守できないのであれば退所させると彼を脅かした。精神科にコンサルトしたところ、彼に著明な認知機能障害が見られることがわかった。彼の理解力は低く、行動は儀式的で反復的であった。彼は、医者が薬物療法は健康のために不可欠だと言っていると繰り返し述べ、このことが"多ければ多いほど良い"という誤った結論を導いていた。Aさんの障害をよく理解した上で、スタッフは彼の認知機能障害を考慮したマネジメント計画を立て、この問題を解決に導いた。

コミュニケーション

　認知症は言葉を理解したり自分を表現したりする能力に影響を与えるので、コミュニケーションに配慮することが必要不可欠である。スタッフはゆっくりと、短くはっきりした文で、明確に、曖昧なメッセージを避けるように話すべきである。質問は選択の幅を制限し、"はい/いいえ"で答えられるような形をとるべきである。非言語的なコミュニケーションが有用で、身振りや声の感情的な抑揚、接触が含まれる。返答にたっぷり時間をかけることを許されるべきである。コミュニケーションの障害は欲求不満の原因となり、その結果興奮や不安が生じうる。"あなたはこのことでとても困っておられるに違いありませんね……"などの支持的な声かけにより、苦痛を認めることによってしばしば興奮が軽減される。

一貫性と構造

　認知症患者は変化や新しい状況に適応することが難しい。認知機能が障害されている高齢者に対して、介護施設は構造化された環境や1日のスケジュールの中で一貫した介護を提供することができる。この組み合わせだけで、興奮や他の行動障害のコントロールに十分なことも多い。

長所と残存能力への焦点づけ

　機能と自立を最大限にするために、ケアプランは機能不全だけに焦点をあてるよりもむしろ、個人の残存している長所と能力に合わせて調整されるべきである。日常生活の課題は、いくつかの段階にわけることで、一部はまだできる場合がある。例えば、適切な服を選ぶことができなくなっていても、自分で着替えることはできる人がいるかもしれない。また、食べ物を切るためにナイフを使うことはできないかもしれないが、スプーンとフォークは使える人がいるかもしれない。首尾一貫して話す能力を失っていても、まだ上手に歌うことは可能な人がいるかもしれない。入所者の病前性格や技能、興味を詳細に知ることで、この方法をさらに効果的にすることができる。

事例提示

　Bさんは86歳のアルツハイマー病の寡夫であるが、肺炎で入院していた。彼は興奮し、しばしば彼を介護しようとするスタッフを殴った。彼の肺炎は急速に改善したが、家族は彼を介護施設に入所させることを決めた。入所を待っている間、彼は病院内を何度か移動した。そのたび毎に、彼は急に興奮し、しばしば身体拘束や鎮静を要した。介護施設に移った後、暴言、叫び声、そして攻撃的な行動から彼は管理上の問題児となった。環境の変化が彼の急な興奮の原因なのか、精神科にコンサルトされた。その後数週間をBさんの適応期間として見なすことに同意したスタッフと、予測可能な日常生活のパターンを組み立てることについて話し合われた。毎日のスケジュールは構造化され、担当看護師による一貫したケアや、過剰な刺激を避けるための注意深い行動のモニタリングが行われた。重篤な興奮のエピソードには、必要量の抗精神病薬が処方された。翌月には、彼の行動は落ち着き、継続的な薬物療法の必要なく日々のスケジュールによく適応した。

事例提示

　Cさんは3年前に認知症と診断された72歳の女性であるが、興奮し、1日のほとんどを徘徊して過ごしており夜は十分に眠れていなかった。彼女が何年ものあいだプロのテニスプレーヤーそしてインストラクターであったということがわかり、毎日一定時間、隔離された中庭でテニスボールの壁打ちができるようなスケジュールを考案した。この活動は彼女の日中の興奮を軽減し、夜間の睡眠を改善する手助けとなった。

チームワーク

　孤立して働いている臨床家は、自分の見方や手法について視野が狭くなってしまう危険性があり、同僚から意見や専門知識を得ることができない。チームミーティングは考えを共有して一緒に働いているという感覚を持つことを可能にし、不適応行動のある入所者（そしてその家族）に対応する時に起こりうるストレスに対処するのに非常に役立つ。

事例提示

　Iさんは重度認知症の76歳女性であり、1日の大部分を服を脱いで叫んで過ごしている。彼女の娘は非常に悩み、介護スタッフを責めがちであった。精神科医は"何かしなければ"というプレッシャーを感じていた。通常の医学的精密検査では、彼女の行動の原因となる明らかな代謝性の要因は見つからず、リスペリドンによる治療が、増量によりいくらかの効果をもたらした。その後のチームミーティングで、スタッフは入所者が痒がっているようであることに気付き、肝疾患に関連した皮膚疾患の可能性を考え家庭医が代謝の検査をもう一度行った。痒みをコントロールするための薬物治療により、リスペリドンの量を減らすことができた。結果、スタッフと娘の苦痛が大きく軽減された。

解説

　この症例はチームサポート、問題解決、そしてチームとして関わることによってのみ得られる幅広い専門的知識の必要性を説明している。リスペリドンのような"通常の"薬物療法にだけ注目していたら、この治療可能な医学的要因を見逃していたかもしれない。

他に考慮すべき治療

認知症の入所者のマネジメントには、彼らの認知障害、機能的障害、そして行動障害を考慮することが求められる。現在のところ、認知症と診断されることは、認知機能障害が進行性で永続的であることを意味している。突然の認知機能や気分、行動の急な変化が見られた場合は、綿密な医学的評価が必要である。なぜなら、呼吸器あるいは尿路感染症のような比較的小さな疾患でさえこれらの変化を引き起こし入所者の機能を著明に障害するかもしれないからである。

よりゆっくりとした認知や機能の低下は、通常認知症そのものの進行を反映している。治療は認知、機能、そして行動の改善に有用であり、おそらく疾患の進行を遅らせることができる。これらの薬剤にはコリンエステラーゼ阻害薬（ドネペジル、リバスチグミン、ガランタミン）やメマンチン（NMDAアゴニスト）が含まれる（11章参照）。コリンエステラーゼ阻害薬は、たいてい地域在住の主に軽度から中等度の認知症の対象者で研究されている。重度の認知症や介護施設入所者を対象としたこの種の薬剤についての研究は少ないが、有効性を示唆するデータがある。メマンチンは中等度から重度の対象者で研究されており、認知、機能、そして行動それぞれに同等の一定の効果が見られるようだ。

行動障害のマネジメント

行動障害のマネジメントにはたいてい、環境操作、行動あるいは心理学的介入、そして薬剤の使用を含む多面的な手法を要する（表4）。

表4　行動障害のマネジメント

1. 評価
    - 頻度、重症度、先行事象、結果事象
    - 環境における最近の変化を調査する
    - 最近の薬剤の変化を調査する
    - 医学的評価（身体所見そして臨床検査）
    - 施設入所者、他の入所者、そしてスタッフの安全を評価する
2. 医学的状態を最適化し、感覚の障害を改善する
3. 非薬物的介入
    - 環境的介入（Snoezelen*、音楽、光、音、活動、部屋替えなど）
    - 行動的介入（13章参照）
4. 薬物療法
    - 適切な薬剤を選択する
    - 効果を測定する
    - 副作用を監視する
    - 可能なら漸減中止する

*訳注：Pinkney（1997）により開発された感覚刺激療法。照明効果、触覚刺激、音楽、エッセンシャルオイルを使った嗅覚刺激を用いる。当初、学習障害児に対して用いられていたが、認知症への適用が広がっている。

一般に、多職種による問題の包括的評価を行い、その上で薬物療法を始める前に非薬物的方法を用いることがもっとも合理的である。行動マネジメント技術と介護者の教育が治療に必要不可欠な要素である。非薬物的療法では症状を十分に改善させることができない場合、あるいは患者、他者に明らかな緊急性や危険性がある場合、薬物療法が必要であろう。これら対象者への向精神薬使用は十分な注意が必要である。治療ガイドラインとレビューでは、認知症の攻撃性や精神病状態の第一選択薬としてリスペリドンやオランザピンといった非定型抗精神病薬が挙げられている[3〜6]。しかしながら、これらの治療薬に危険性がない訳ではないことは明らかである。最近の研究では、リスペリドンあるいはオランザピンを用いて認知症や行動上の症状を治療された対象者で脳卒中の危険性が3倍に増加することが強調されてきている（11章参照）。蓄積されたデータのレビューでは、認知症の高齢者に非定型抗精神病薬を使用すると1.5〜1.7倍の死亡の危険性が増加することが示されている。危険性は、期待される利益とつり合いを保つ必要がある。高齢者では、そして特に脳の疾患が背景にあるような人々では、これらの薬物の効果に対する感受性が増し、副作用が時間とともに生じるかもしれない。スタッフは常に有用性があるかを評価し、副作用を警戒すべきである。これらの薬剤の投与については、常に再検討し、定期的に使用を中止してみることが、少なくとも3〜6ヵ月毎に必要である。

　家族、スタッフ、そして医者もおしなべて、入所者の問題行動改善の助けとなっていると感じるような薬物をやめることに気乗りしないことが多い。しかしながら、認知症は進行性の疾患であり、病気のある時期に起こった行動が永遠に続くわけではない。医学的疾患や環境変化のような一時的な状況による場合もあり、行動上の問題は一時的であるかもしれない。

事例提示：認知症、興奮、そして攻撃性

　Dさんは80歳男性の入所者であるが、5年間の進行性の記憶障害、見当識障害、そして発語困難の病歴がある。彼はもはや妻を認識できず、スタッフのことをあたかも彼の長年の仕事仲間であるかのように話した。Dさんは興奮し、しばしば看護スタッフを殴った。彼は他の入所者の部屋に入り、攻撃的に大声で話して彼らを脅かした。

解説

この人に介護プランを構築するにはどんな種類の情報が有用であろうか？

　Dさんの妻は、彼は認知症を発症する前はいつも忙しくしている活動的な人であったと話した。彼は皮小物の会社を経営しており、仕事中毒であった。彼は多くの男友達を持ち、女性のことを低く見がちであった。彼の唯一の気晴らしはクラシック音楽を聴くことであった。この情報に基づいて、ケアプランが立案された。可能なときはいつでも、男性看護師や世話人があたるようにした。運動とウォーキングがすすめられた。活動グループの中で、Dさんは、以前の仕事をおもいだせるよう、簡単な手工芸の活動のために皮や道具を与えられた。妻は彼の好みの交響曲のコレクションをテープレコーダーに入れて持ってきた。クラシック音楽の音が興奮を減らす効果があるように見えたので、日中はヘッドフォンつきの小さな携帯カセットテーププレーヤーを使うよう勧めた。

暴力の爆発は制御されうるか？

　スタッフはすべての暴力のエピソードを観察し、要因、行動の性質、結果を記録することとした。暴力は、彼がシャワーや風呂に入れられたときに限られるのが明らかになった。こ

のため、男性の世話人があたるようにすると攻撃性は減った。女性看護師が入浴させる場合には、このことがDさんにとって辛い時間であるということを頭に入れておくことで、興奮を予想し傷害を避けるのに役立った。

興奮を制御するために他に何ができるか？
　介入を行っても、興奮や攻撃性の爆発が明らかな問題として残る認知症の入所者がいる。Dさんの例では、行動的な方略を抗精神病薬の治療によって補った。彼の興奮は日中に強くなるので、比較的鎮静の少ない抗精神病薬であるリスペリドンが選択され、低用量から開始された。治療の数週後、興奮は改善し、抗精神病薬は6ヵ月後に中止された。

　調査では、薬物についての考えにより、それらの価値に関する意見が影響されるということが示されてきた。たとえば、認知症の興奮に対する効果に関する抗精神病薬の研究では、プラセボ（訳注：薬理作用のない偽薬）の反応率はたいてい40％かそれ以上に及ぶ。プラセボが行動変化を引き起こしているとは考えにくく、おそらく薬物が効いてほしいというスタッフの願望か、あるいは入所者の自発的な変化が原因である可能性が高い。薬物療法の価値についてどう考えるかはともかく、中断を試みることは絶対に必要である。同時に、行動上の問題の再発を注意深くモニタリングすることも明らかに必要である。

事例提示：認知症と徘徊
　Eさんは84歳の血管性認知症の未亡人で、2年以上介護施設に入所している。入所時から彼女は施設内を目的なく徘徊する傾向にあり、しばしば他の入所者の部屋に入り彼らのベッドに横になったりしていた。

解説
徘徊している入所者にはどのような種類の介護が必要か？
　徘徊する入所者のために最初に考えることは彼らの安全を確保することである。理想的には、Eさんのように徘徊することがよくわかっている入所者は、鍵がかかるか、あるいはアラームシステム下で監視でき、制限や障害物なく徘徊できるような構造の施設で処遇するべきである。このような形の構造がとれないところでは、他の方法が必要である。明るい色で、すぐに見分けられるようなシャツを着せるべきである。スリッパと靴は、安定性を保つために定期的に確認する必要がある。磨かれて濡れている床の上を歩くときは転倒を防ぐために常時気をつけておく必要がある。ナースステーションや収納室のドアは常に閉めておくべきである。なぜなら、開いているドアに徘徊者は引きつけられるからである。定期的に、監視下で歩いてもらうことは日常のプログラムの一部にされるべきである。

彼女が徘徊して他の入所者の部屋に入るのを止めるのにどんなことが可能か？
　Eさんの名前を書いた大きな明るい色の円盤が彼女の部屋のドアにつけられ、彼女はそれに注意を向けるよう訓練された。彼女を部屋につれて行くたびに、スタッフはその円盤を指差すようにした。彼女を他の部屋で見つけたときは、彼女に、ドアに円盤がないことを示した。数週間後、この単純な行動的介入により徘徊して他の部屋に入る傾向が少なくなった。

徘徊は深刻な問題となり得るか？
　Eさんの徘徊は数カ月して再び増え始めた。彼女は次第に興奮したり不安になったりしはじめ、とり乱した様子でホールを歩いた。徘徊に費やす時間が一気に増え、最終的にはずっと徘徊しているようになった。彼女は疲労し、脱水となったようであり、8週間で15ポンド（6.6kg）体重が減少した。

健康を脅かすようになった時、徘徊に対してどのようなことができるか？
　Eさんは夜2〜3時間しか眠らないので、ベンゾジアゼピン系の睡眠薬が開始された。半減期が比較的短いオキサゼパム15mgが選択された。彼女の睡眠は少し改善したけれども、徘徊は変わらず続いた。彼女は1日中徘徊し、何度もつまずいた。このためオキサゼパムは中止され、抗精神病薬が開始された。鎮静効果を期待して、クエチアピンが選択された。彼女の徘徊は変わらず続き、薬剤性の起立性低血圧により、より頻繁に転倒するようになった。抗精神病薬は中断され、抗うつ薬が開始された。鎮静効果や、他の副作用の出現が比較的少ないことからトラゾドンが選択された。数週間の間に、徘徊と興奮は少しずつだが明らかな改善を示し、体重減少も止まった。

　この症例は薬物療法が、いかに問題を生じる危険性をはらんでいるかを示している。たとえばEさんの薬物療法では徘徊が減少することを目的としていたが、全て転倒の危険性をより大きくするような重篤な副作用を持っていた。Eさんの徘徊は短期間で急速に増加したため、うつの行動上の症状である可能性が考えられ、抗うつ薬による治療を必要とした。一般に、薬物療法は徘徊する人には避けるべきである。必要な場合は、開始するとともに、副作用について注意深く監視するべきである。

事例提示：認知症、叫び声、そして"日没症候群"
　Fさんは87歳の入所者であるが、以前から記憶障害や見当識障害があり、結果として介護施設に入所している。彼女は日常生活活動に多くの援助を必要とする。1日のうち多くをナースステーションの前で叫ぶことに費やしている。"看護師さん、私はどこにいるの？"彼女は夜になるとますます興奮しはじめ、ベッドに入ってからも"助けて！助けて！"と何時間も叫び続ける。彼女の叫び声で他の入所者が起きてしまい、繰り返されるためスタッフをいらいらさせていた。

解説
この入所者はどのような行動障害を示しているか？
　認知症における叫び声や絶叫の原因はたくさんある。痛み、寂しさ、そして感覚の過剰な刺激が一般的な原因である。Fさんは見当識障害があり、恐怖や自分がどこにいるのか認識できないことに関する欲求不満を叫ぶことによって表現していた。繰り返し叫んでいることから、保続の存在が示唆される。保続とは、一定の脳領域の損傷の結果として生じる発話や動作の病的な反復のことである。叫びや興奮が夜になって顕著に増加しているが、これは"日没症候群"として知られている現象である。夕方になって感覚刺激が減る（光や音、活動が少なくなる）ことによって、見当識障害が悪化し、結果として興奮も増加した。

叫び声をどのようにマネジメントすることできるか？
　スタッフには、Fさんの叫び声が保続的で背景にある脳の疾患に関連するものであることが説明された。それは他人を操作する目的でされているのではなく、このためスタッフの側にもいくらか忍耐が必要であった。見当識障害に対して、日付、施設名、そして彼女の名前が大きな字で書かれた掲示板が置かれた。時間を知ることができるよう、わかりやすい時計が部屋に置かれた。スタッフはまた、1時間ごとに定期的に訪室して見当識を確かめ、共感的にサポートするようにした。もし予定の訪室以外の時に叫んだ場合、スタッフが"定期的に約束した時間"に会いに来ることを思い出させるようにした。

日没症候群をマネジメントするテクニックはあるか？
　Fさんの日中のスケジュールは彼女がより活動的になり、昼寝しないよう修正された。彼女はナースステーションにいることを許可され、寝る時間までテレビを見たりラジオを聞いたりするよう促された。柔らかな音楽を奏でるラジオも部屋に置かれた。これらの介入によって日中の反復的な叫び声は減ったが、ベッドに入ってからはすぐに叫ぶことは続いた。ベンゾジアゼピン系薬剤である、ロラゼパム0.5mgが就寝30分前に与えられ、夜の叫び声を減らすのに効果的であった。ベンゾジアゼピンに代わるものとしてはトラゾドンがあり、これは依存性がなく、耐性も起こさず、記憶に与える影響も少ないかもしれない。しかしながら、トラゾドンは日中の眠気や起立性低血圧を引き起こす可能性がある。

　行動上の変化を正確に、かつ信頼性をもって評価するために、簡単ですばやく使用でき、記録に必要な時間を節約できる評価尺度が現在多く存在する。たとえばBEHAVE-AD、Neuropsychiatric Inventory（介護施設のための特別版がある）やCohen-Mansfield Agitation Inventoryといった尺度である。このような尺度を介護施設で使用することは強く推奨されている。

事例提示：認知症、うつ、そして妄想症
　Gさんは76歳の多発性脳梗塞と進行性の知能低下が以前からある既婚男性である。彼の妻は、彼が尿失禁するようになった時点で、しぶしぶながら彼を介護施設に入所させた。入所時、彼は感じが良く、自室で孤立し、いくぶん引きこもりがちであった。発話はあいまいで断片的であった。妻は毎日訪問していたが、Gさんは訪問の後毎回泣いていた。入所から1ヵ月後、妻が病気になり入院した。Gさんはより引きこもり始め、多くの時間をベッドの中で過ごすようになった。食欲は低下し、体重は減少した。ときどきスタッフは、彼が部屋で泣いているのを見つけたが、質問されると彼は泣いたり落ち込んだりしていることを否認した。彼はスタッフに対してより疑い深くなり、夜になるとドアのところに家具でバリケードを張った。

解説
この入所者はうつ状態なのか、あるいはただ最近入所してきてまだ適応がうまくいっていないだけか？
　入所時、Gさんはいくらか引きこもりがちと指摘されていたが、施設によく適応しているように見えた。認知症の入所者が家族の訪問後に泣くことは珍しくなく、それは入所後何ヵ月も続く場合もある。しかしながら彼の行動は、妻の訪問が中断したときに劇的に変わった。

彼はより涙もろくなり、元気がなくなり、より引きこもるようになり、食事量も減り始めた。これらのすべての特徴から、おそらくうつ病の診断がつく。抑うつを否認しているが、これは質問の理解や自分の考えを表現することが困難なことと関係しているかもしれず、認知症のある入所者のうつ病を診断するにおいてよくみられる問題である。Gさんにとって、否認は彼のもつもう一つの症状である、妄想症に関連しているかもしれない。精神科へのコンサルトによって、Gさんは自分が刑務所に入っており、彼の妻は介護施設スタッフによって処刑されたと信じていることが明らかになった。彼は攻撃から自分自身を守るために部屋にバリケードを張ったのであった。

認知症のある入所者のうつと妄想症はどのようにマネジメントされるか？
　認知症のある入所者は、認知的に正常な入所者よりうつに発展しやすいということをまず認識しておく必要がある。しかしながら、認知症患者におけるうつは、認知的に正常な若い成人と同じではない。抑うつ気分を伴う認知症のための特定項目がDSM-IVにある。加えて、前に挙げたような認知症におけるうつの診断基準が提案されている。Gさんの症例では明らかな要因（すなわち、妻の入院）があるように見えたが、うつを引き起こしうる他の医学的状態（たとえば、新たな小梗塞）について調べるのはなお重要である。
　うつの治療についての多くの研究は、非認知症患者を対象としている。認知症におけるうつの治療について抗うつ薬や非薬物的アプローチが有用であると示唆する研究がいくつかある。Gさんの治療は抗うつ薬と抗精神病薬の処方で始められた。妄想症と恐怖が介護の妨げとなり、心理、社会、遊戯療法の導入は不可能だったため、抗精神病薬による治療は必須であった。
　家族面接が行われ、そこでGさんの子供たちに母親が病院に入院している間、訪問の回数を増やすよう求めた。スタッフはGさんに妻と電話で話しをさせようと試みたが、彼は自分をだます策略にすぎないと主張してこれを拒否した。抗精神病薬を投与して約10日後、疑い深さが少なくなったように見え、妻について隠さず涙を流すようになった。
　スタッフは定期的に訪室し、妻が病気で入院していることを説明した。「奥さんが病気で入院しているのに、この施設にいることはとても辛いでしょうね」というような共感的なコメントを継続的に繰り返した。徐々に彼を病棟の活動の中に溶け込ませるようにした。次の4週間で、彼はあまり泣かなくなり、引きこもることも少なくなり、より食べるようになり始めた。彼は、もはや妻が殺されたと思わなくなったが、彼女は死んだと思っていると述べた。この症例に対するマネジメントとその結果から、いくつかの重要な原則を示すことができる。薬物療法は、他の介入方法を実行するのに必要不可欠であった。可能な限り早く、家族の介入が求められた。長い時間は無理だったので、精神療法的介入は頻繁にかつ短く行われた。精神療法では支持的に接し、妻に対する彼の感情が当然のものであると認めるようにした。彼は次第に病棟の活動に溶け込んでいった。
　Gさんの問題に対する生物心理社会的手法はうつ症状の治療に効果的であり、彼の恐怖と妄想症は減少した。情動面は改善したにもかかわらず、妻が死んだという誤った信念は続いた。この強固で固定された信念は、彼女が殺されたという以前の信念よりも、彼にとって苦痛は少なかったが、実際はなお明らかに妄想的であった。背景にある認知症がこの精神病症状の発展の一因となっているかもしれず、治療後も続いている理由かもしれない。

事例提示：無気力

　Aさんは、寝たきりで重篤な無気力の高度認知症の81歳の女性である。彼女はもはや自分で食事をとることも、彼女に飲食させようというスタッフの試みに反応することもできなかった。点滴による水分補給の後、続けて食事がとれるようPEGチューブ（胃瘻）を留置することについて家族に同意が求められた。家族はこの治療が患者に与える影響を心配し、栄養を取り続けることができる他の方法を探すのに非常に協力的であった。精神刺激薬として、メチルフェニデート5mg1日2回（訳注：日本における保険適応はない）が試され、無気力は改善して、十分食事可能となり、最終的にはPEGチューブのような栄養方法を必要とせずもう2年間生きることができた。この結果に家族は喜んだ。

解説

無気力の治療目標は何か？

　この質問の答えは明らかに、患者とそれをとりまく環境によって異なる。しかし概してQOL重視の観点から、機能の改善が目標となる。

治療の選択肢にはどのようなものがあるか？

　うつ、あるいは医学的疾患のような背景にある原因を治療することは必須である。刺激や、報酬になる活動を提供することも不可欠である。スケジュールを構造化することや、役割を与えることはしばしば非常に有用である。アンフェタミン、メチルフェニデートのような薬物、あるいはアマンタジンのようなドパミン作動性薬物もまた助けとなるかもしれない。しかしながらこれらの使用は十分に研究されておらず、また副作用の危険性がある。

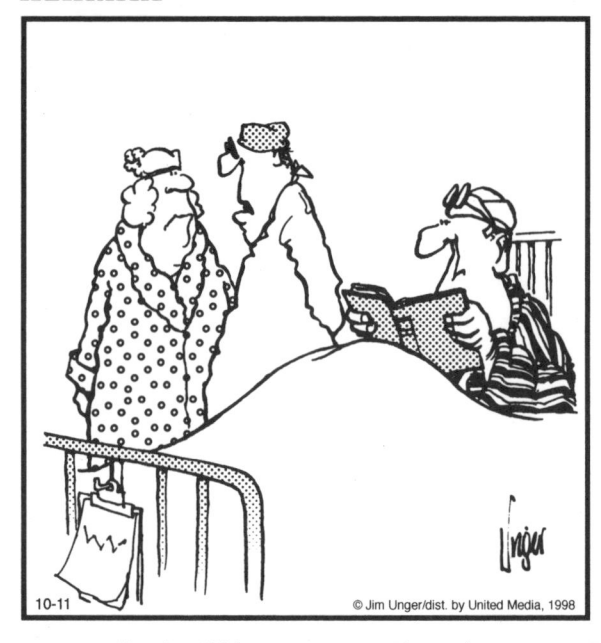

「彼は良くなってきています。彼は今や結婚していることを除いて全てのことを思い出せます」

参考文献

1. Molloy, D.W. (1999). Standardized Mini Mental State Examination. Troy, Ontario: New Grange Press.
2. Olin, J.N., Schneider, L.S., Katz, I.R., Meyers, B.S., Alexopoulos, G.S., Breitner, J.C. et al. (2002). Provisional diagnostic criteria for depression of Alzheimer disease. American Journal of Geriatric Psychiatry, 10:125–128.
3. Canadian Coalition for Senior's Mental Health (CCSMH). (2006). Assessment and Treatment of Mental Health Issues in Long Term Care Homes. Toronto, CCSMH. Available at http://www.ccsmh.ca.
4. International Psychogeriatric Association. (2002). Behavioral and Psychological Symptoms of Dementia (BPSD) Educational Pack. Northfield, IL: Author.
5. Sink, K.M., Holden, K.F., Yaffe, K. (2005) Pharmacological treatment of neuropsychiatric symptoms of dementia: A review of the evidence. Journal of the American Medical Association, 293:596–608.
6. American Geriatrics Society and American Association for Geriatric Psychiatry. (2003). Consensus statement on improving the quality of mental health care in U.S. nursing homes: Management of depression and behavioral symptoms associated with dementia. Journal of the American Geriatrics Society, 51:1287–1298

参考図書

1. Livingston, G., Johnston, K., Katona, C., Paton, J., Lyketsos, C.G., and Old Age Task Force of the World Federation of Biological Psychiatry. (2005). Systematic review of psychological approaches to the management of neuropsychiatric symptoms of dementia. American Journal of Psychiatry, 162:1996–2021.
2. Landreville, P., Bédard, A., Verreault, R., Desrosiers, J., Champoux, N., Monette, J., & Voyer, P. (2006). Nonpharmacological interventions for aggressive behavior in older adults living in long-term care facilities. International Psychogeriatrics, 18:47–73.

これら二つの論文では、認知症の心理・行動症状に対する非薬物療法が包括的に解説されている

認知症—家族への情報提供シート *

- 認知症とは記憶に障害を生じる病気の総称です。
- 記憶に加えて、認知症患者は時間経過を把握したり、集中したり、話したりすることも難しくなります。判断や意思決定することも難しくなります。
- 病気が進行するにつれて、服の着替え、身だしなみ、食事、排泄のような毎日の活動を行う能力が障害されます。
- うつ、不安、怒り、そして時々攻撃性の爆発といった感情の問題、疑い深さ、そして幻覚といった症状が出てくることがあります。
- 認知症の原因となる病気のうち、もっとも多いのはアルツハイマー病で、これは進行性の病気です。たくさんの学説が提唱されていますが、アルツハイマー病の原因はまだわかっていません。遺伝が関連していると思われるケースもあります。
- 血管性認知症（脳梗塞による認知症）、レビー小体型認知症、前頭側頭型認知症、パーキンソン病に伴う認知症など、アルツハイマー病よりは頻度が少ない原因が多くあります。また、ある種の薬物、甲状腺疾患、そしてビタミン欠乏によっても引き起こされることがあります。
- 介護施設で暮らす場合、認知症の人には、日常の活動（食事、服の着替え、排泄など）の手助けや、適度な活動性を保ち、刺激を与え（たとえば、運動、陶芸グループなど）、そして医学的に健康な状態を保つためのいろいろな方法が必要です。
- アルツハイマー病の治療法はまだありませんが、機能を少し改善させて病気の進行をできるだけ遅らせることのできる薬があります。
- 介護の妨げとなり、生活の質を下げ、スタッフや他の入所者にとって問題となるような、うつや不安、攻撃性といった症状に対する特別な治療を必要とする場合があります。
- 認知症の家族を介護することは、たとえ介護施設に入所しておられるとしても、非常にストレスになります。もしあなたご自身が、うつ、不安、睡眠不足、あるいは罪悪感などでお困りの時は、スタッフ（たとえば、ソーシャルワーカー）にご相談ください。
- 認知症に関して地域のアルツハイマー病協会（訳注：日本では、「認知症の人と家族の会」(http://www.alzheimer.or.jp/jp/)）、あるいは国際アルツハイマー病協会 (www.alz.co.uk) から情報を得ることができます。家族向けに書かれた本もあります（たとえば、Nancy L. Mace and Peted V. Rabins (1991). The 36 Hour Day, 修正版。ボルチモア：ジョンスホプキンス大学出版）。

* Practical Psychiatry in the Long-Term Care Home: A Handbook for Staff（D.K. Conn et al., Eds.）. ISBN978-0-88937-341-9.©2007 Hogrefe & Huber Publishers.

第4章 せん妄

Barbara Schogt and David Myran
岡村愛子　訳

> **キーポイント**
> - せん妄は急性発症、変動する経過、そして全般的認知機能障害によって特徴づけられる生物学的な基盤を持つ症候群である。
> - せん妄は一つ、あるいはそれ以上の生物学的要因が、代償できないほど脳機能に影響を与えるときに起こる。
> - もし入所者の行動や認知機能の状態が突然変化した場合は、痛み、口の渇き、空腹のような明らかな身体的要因を除外した後、せん妄を考慮する。
> - 認知症患者は特にせん妄になりやすい。認知症患者において急激な機能低下が見られた場合は、認知症にせん妄が重なっている可能性がある。
> - もしせん妄の背景にある生物学的要因を治療することができれば、回復は通常急速かつ完全である。しかしながら、特に高齢者では数ヵ月間残存する場合もある。
> - せん妄には薬剤がしばしば関与していることから、薬剤は必要不可欠なものに絞り、他は中止するべきである。他にせん妄の原因がない場合は特にそうすべきである。
> - せん妄の患者は、しばしば恐怖におそわれている。静かに、安心させるように接し、安らぎのある、なじみの環境でケアすべきである。
> - 時折見られる破壊的、あるいは暴力的行動をマネジメントするために向精神薬の投与が必要な場合がある。
> - 総合病院への転院を考慮する必要があるかもしれない。

　急性の身体疾患にかかった時に、注意の障害や散漫を特徴とする精神障害を経験することがある。この場合、自分の世界に閉じこもっているような状態で、しばしば夜か昼か、どの食事をとったばかりなのか、そして時には今どこにいるかさえもわからなくなる。
　そのような場合、患者は幻覚に左右され、ひどく興奮していることもあれば、それから数時間後に反応が乏しい状態となることもある。患者は見慣れた介護者を敵意に満ちた見知らぬ人と間違えたり、他人を長らく音信不通であった親戚と誤認したりする。
　これらの症状は身体疾患によって引き起こされた脳機能の急性障害の結果生じる。背景にある身体状態に関連した生物学的要因は、脳のいつもの状態を乱すのに十分である。その結果として生じる症状がせん妄症候群を構成する。

訳注：本章ではstuporという単語がせん妄の症状として用いられているが、昏迷と訳した場合、統合失調症などで見られる意識清明下で外界の刺激への反応や意思の表出を欠く状態と混同する可能性があるため、一部を除き"反応性の低下"と訳した。

せん妄は総合病院で最も研究されている。そこでは急性で重症の疾患の患者が集中しており、せん妄を非常に高率に発症する。しかしこの環境でさえ、せん妄はしばしば見逃される。介護環境におけるせん妄についてはあまり知られていない。このような環境における入所者に、たいていの場合、急性で重症の疾患は見られないが、それでもなおせん妄になる危険性が高い。彼らは高齢で弱く、認知症があり、そして微妙なバランスを保つために、繰り返し調整が必要な多くの薬剤を服用している。せん妄を見つけ、マネジメントすることに精通しておくことが、介護施設で働く人にとって重要である。

せん妄は一般的な疾患である

高齢者は若年者よりも、複数の疾患にかかりやすく、多くの異なる薬剤を投与されることが多い。彼らはまた、認知症であったり、認知機能の予備能力が限られていたりする可能性が高い。これらの要因がせん妄を起こしやすくする。

せん妄は重大な疾患である

認識されず治療されなければ、せん妄を引き起こした背景にある病気はやがて重篤な状態になり、死につながることさえある。高齢者では、せん妄は急性の医学的問題の最初の、そして場合によっては唯一の症状であることがある。たとえば、心筋梗塞の一般的徴候や症状が高齢者では全くみられない場合がある。患者の精神状態の突然の変化（すなわち、せん妄）だけが、医学的精査の必要性を示すことになる。その精査の過程で、無症候性の心筋梗塞が見つかるかもしれない。

せん妄は問題行動を引き起こす

せん妄は入所者とスタッフの双方にとって極めて恐ろしいものとなりうる。せん妄患者は反応が乏しくなったり、うとうとした状態に陥る可能性がある一方、興奮状態になったり、時には暴力的になることがある。この行動は、スタッフや他の入所者、そしてせん妄患者自身に対して危険をもたらしうる。

せん妄はたいてい回復可能である

もし適切に診断されマネジメントされれば、せん妄は完全に回復可能である。背景にある医学的問題の治療によって、せん妄の症状はたいてい消失し、入所者はもとの機能レベルまで回復する。こんなに劇的で、やりがいのある、治療可能な行動障害はおそらく他にはない。

せん妄の症状

せん妄は症候群である。症候群とは、ある識別可能な診断に結び付く、一群の徴候や症状のことをいう。1980年にLipowskiが定義づけるまでは、せん妄の定義について多くの意見の不一致があった。このことは研究や教育、そして診断や治療の妨げになった。DSMの出現以来、せん妄はより厳密に定義されるようになった[1]。せん妄のDSM-IV-TR基準は**表1**に挙げた通りである。

せん妄は意識の障害である。これは注意の集中、維持、転導の能力に影響を与える。軽症例ではあるが、極度に疲労しているときに複雑な課題に取り組んだことのある人にとっては、少しなじみがあるかもしれない。かなり努力して呼びかけないと目前の課題に注意を戻すことができない。そのような状態では、人はしばしば容易に驚愕反応を示し、非常にいらいらした状態になる。

せん妄では意識が障害されるため、思考が影響を受ける。発話はまとまりがなくなり、不明瞭になり、支離滅裂となる。特に近時記憶の領域で、記憶障害がしばしば明らかとなる。

もしも注意を集中することができなくなったら、最近の出来事を思い出すことが難しくなることは明らかである。せん妄患者はしばしば失見当識、特に時間だけでなく場所の失見当識も経験する。せん妄患者では、幻想と現実の間を漂流するように、昼と夜、過去と現在が一緒になってぼやけている。幻覚と他の知覚障害が起こることもある。感覚情報が誤って解釈され統合が難しくなるので、ひどく困惑させられる経験を説明するために妄想的な解釈を発展させるかもしれない。

表1 せん妄の診断基準

A. 注意を集中し、維持し、他に転じる能力の低下を伴う意識の障害（すなわち、環境認識における清明度の低下）
B. 認知の変化（記憶欠損、失見当識、言語の障害など）、または、すでに先行し、確定され、または進行中の認知症ではうまく説明されない知覚障害の発現
C. その障害は短期間のうちに出現し（通常数時間から数日）、1日のうちで変動する傾向がある。
D. 病歴、身体診察、臨床検査所見から、その障害が一般身体疾患の直接的な生理学的結果により引き起こされたという証拠がある。

DSM-IV-TR, American Psychiatric Association, 2000より出典

せん妄のもう一つの特徴は、他の多くの精神疾患とは異なり、たいてい数時間から数日の間に急速に進展し、急激で重篤な機能レベルの低下を伴うことである。せん妄患者の精神状態は、いわゆる"意識清明期"と呼ばれる一見正常な期間から反応低下か、あるいはひどく興奮した過活動な時期まで、1日の経過中でも著しく変動する。この活動レベルや睡眠覚醒サイクルの障害は特に施設という環境の中ではやっかいである。

その定義にあるように、せん妄は背景にある医学的な問題によって引き起こされる。生理学的な障害については、病歴や、身体所見、あるいは通常の診断方法で同定することができる。生理学的障害の存在を見つけることは、せん妄の診断をする上で重要な要素であるが、障害の原因を見つけることと混同してはならない。ほぼ全ての身体疾患、離脱症状を含むさまざまな薬剤により、高齢者にせん妄が生じうる。背景にある医学的な診断が下され、適切な治療が行われてはじめて、せん妄の症状が改善し始めるであろう。

せん妄における精神状態

せん妄特有の精神状態像というのはない。それぞれの患者はそれぞれの異常を呈し、同じ患者でさえせん妄のエピソードの経過全体で非常に多くの変化を呈しうる。それでもなお、せん妄の精神状態に関して一定の一般的特徴がある。

外観
　外観の突然の劇的な変化は、せん妄の診断に重要なヒントとなりうる。普段は適切に着替えられる患者が、突然着衣が乱れたり、不適切あるいは部分的にしか着衣ができなくなったりする場合も

ある。化粧は下手になり、ボタンやチャックも外れ、髪はくしでとかず、義歯はベッドサイドに置きっぱなしにされているかもしれない。

精神運動興奮

既に述べたように、せん妄患者は外的刺激に注意を払うことが困難である。時には"不注意"、あるいは無気力に見え、周囲で起きていることに気づかない。座ったり、何時間もだるそうに横になっていたりするかもしれない。反対に、過度に警戒した状態となり全ての刺激に反応してしまい、選択できないこともある。このような過度に警戒した患者は緊張し、追い詰められたような表情でさえある。目は部屋中をすばやく見渡し、かすかな音にも反応して飛び上がる。彼らはしばしば無関心な入所者と同様、会話に参加できない。そのうえ、外の世界を理解できなくなり、非常に恐れ興奮し始めるかもしれない。Lipowskiは、怒りを爆発させたり、大げさな恐怖反応を示したりする患者は気づかれやすくスタッフに注目を払われやすいが、静かなせん妄患者は注意を払われず、治療されないままになる可能性があることを指摘している。

せん妄の入所者が、苦痛な様子で自分の服をつまんだり、物を並べたり、指さしたりしている姿が見られるかもしれない。これは、彼らが内的刺激に反応している証拠である（下の"知覚異常"参照）。

情動

せん妄患者の情動は不安定で、急速な変化や変動がみられるという特徴がある。患者は不安、無気力、興奮、あるいは抑うつ的に見えるかもしれない。突然きっかけなく怒りの爆発が起こり、これは時に自分や他人への暴力を伴う。これらの極端で予測不能な感情の反応は、マネジメントを困難にする可能性がある。

思考過程と内容

思考は断片的でまとまりがなく、話題から話題へと急速に変化する。せん妄患者は、しばしば周囲が敵意や脅威に満ちていると感じる。妄想はしばしば出現し、怒りや恐怖を引き起こしうる。せん妄の妄想は、単純で移ろいやすく、環境的な刺激に反応し急速に変化する傾向がある。それらのほとんどは後で述べる知覚の歪みが原因と考えられる。幻想と現実の境界がぼやけて、質問に対して、現実には起こり得ないような出来事を中心に手の込んだ作り話をするかもしれない。性的な内容のこだわりの結果として脱抑制的な行動を起こすこともと時にある。

知覚異常

知覚異常はせん妄では非常によく見られ、たいていは通常の環境刺激を誤って解釈したときに起こる。これらの錯覚は視覚で頻繁に起こるが、他の知覚様態でも起こるかもしれない。なじみのある物や顔が歪み始め、恐ろしいものになる。椅子の上に放り出された部屋着が独り歩きする。声や普通の音が非日常的にきしんだり、弱められたり、遠のいたりして聞こえうる。

せん妄患者はもうろう状態の中にいて、眠りに落ちたり目覚めたりする。夢と現実とを区別することは困難で、悪夢を現実のように経験する。多くの患者が非常に恐ろしい経験から妄想的な解釈に至るのは驚くべきことではない。ホールの中の無害な音が兵士の攻撃の証拠となり始める。おそらくは、幼少期のトラウマを呼びおこしているのだろう。なじみのある介護者が詐欺師に見えることもある。せん妄における暴力の多くは攻撃されると感じた時に自分を守るために起こる。

認知

　もし課題に集中して取り組むことができないほど興奮したり反応が低下したりしていた場合、認知機能の評価は不可能かもしれない。検査が可能ならば、他の精神状態をもとに下した診断の印象を確定する助けになるだろう。

　混濁した意識や注意の障害のため、せん妄患者の認知機能は全般的に障害されている。喚語困難（言葉を思い出せない）や構音の問題は、言語や会話における障害を反映している。たいてい時間の見当識障害が見られ、何時頃かもわからなくなる。また、しばしば場所の見当識障害も見られる。人に対する見当識障害もまた一般的であるが、自分自身についての見当識障害はまれである。長期記憶は通常保たれているが、近時記憶の成績が悪い。行為も障害され、結果として構成課題ができなくなる。病識の障害はほぼ必発する。判断の誤りにより、衝動的で危険な行動にさえ至ることがある。

せん妄の早期診断

　多くの精神疾患がゆっくりと進行するのに対して、せん妄は数時間から数日の間に進行する。目立った症状が出現する前でさえ、その人をよく知るスタッフはしばしば、普段の彼あるいは彼女ではないという感覚をもつだろう。せん妄患者自身もまた、何がおかしいかはわからないものの、何かがおかしいという心配を口にするかもしれない。スタッフは観察レベルを上げることによって対応することができる。この時点で、精神機能のスクリーニングにより、前に存在していなかった障害が明らかになるかもしれない。たとえ精神機能検査が正常あるいは不変であったとしても、これによりその時点でのベースラインが測定でき、その後の機能低下を評価することができる。睡眠障害や、落ち着きのなさ、興奮、悪夢、日中の眠気の増加は、せん妄にすっかり進行してしまう前に出現するかすかな警告のサインである。いくつかの尺度が、せん妄の発見を助けるために開発されてきた。これらには、Confusion Assessment Method（CAM）[2]―付録1を参照―これはCanadian Guidelines for the Assessment and Treatment of Delirium[3]で推奨されている、そしてDelirium Rating Scale（DRS）[4]といったものがある。

せん妄の動揺する経過

　せん妄の診断が下されたとしても、動揺する経過に馴染みがない人にとっては、その病像は非常に不可解である。動揺は、いつも見られるわけではないが、非常に劇的である。意識清明期の間、患者は正常に見えるにも関わらず、精神機能のスクリーニング上は認知機能障害が見られる可能性がある。

　興奮が見られる場合は、刺激を誤って解釈しがちで、安心させてもらったり、自分の置かれている状況について再確認したりすることがしづらい夜にしばしば起こる。夜勤の間に報告された症状は、翌朝には存在しないか、さほど明らかではない。これら症状は、機能低下がよりはっきりするまでは、一時的なものとして片付けられたり、"眠れない夜"のせいにされたりする。このことは入所者が新しい行動障害を呈したときにはいつもせん妄を心にとめておく必要があることを示している。

　症状が変動することは、マネジメントの点からも重要な意味を持っている。荒れた夜の後、穏や

かで見た目に"正常"であっても、せん妄から回復したとみなすことができない可能性がある。スタッフの配置を計画するにあたっては、特に次の夜に興奮や破壊的な行動が再度出現する可能性を念頭に置くべきである。スタッフが警戒を解いてよいのは、元の精神機能を取り戻し、それが一定期間持続してからである。

他の疾患とせん妄の鑑別

施設では、せん妄と混同しやすい他の状態が見られることも多い。

急性の身体的不快

認知症や脳卒中の結果、身体的苦痛を言葉にすることができない入所者は、せん妄に似た激しい興奮を突然発症する場合がある。口の渇き、空腹、痛み（例えば骨折や尿閉などに由来する）について検討し、除外する必要がある。せん妄の症状は持続するのに対して、急性の身体的不快によってひきおこされたこれらの症状は、身体的な問題に対処すれば、たいていの場合すぐに改善する。

身体症状についてスタッフに伝える能力が障害されているせん妄患者の場合、外からはわからない痛みにより、せん妄の恐怖や興奮が増悪している可能性があることは頭に置いておくべきである。

認知症

入所者に高い有病率で認知症が存在することを考慮すると、スタッフがせん妄と認知症を鑑別できることが重要である。認知症で認知機能が低下している人は健常者にくらべてせん妄を呈しやすいことから、この鑑別は難しくなる。せん妄は、認知症に合併して起こることがしばしばある。

認知症の場合、通常は意識清明で、比較的状態は安定している。徐々に進行はしていくが、たいていはゆっくりとしている。1日のうちで精神状態に著明な変動が見られることはないが、午後遅くや夕方になるとより障害され、興奮しはじめることもある（"日没症候群"）。認知症だけでせん妄をともなわない場合、知覚の歪みや睡眠障害が見られることは少ない。認知症における記憶の問題は、せん妄のように注意の障害から二次性に起こるのではなく、認知症そのものから生じるものである。

せん妄が認知症に合併していることを見分けるには、その人の縦断的な経過とベースラインの精神機能を把握しておくことが重要である。認知症患者が突然精神機能に変化を来した場合は、せん妄の発症を示唆しており、さらに精査を進めるべきである。

うつと躁

低活動性のせん妄患者は時々うつ的にみえる可能性があるが、うつはよりゆっくりと発症し、たいてい全般性の認知機能障害を伴っている。最近の気分不快や、うつ病の既往歴があれば、せん妄よりもうつがより積極的に示唆される。既往歴は重要であり、入所者が介護施設に入るときは綿密に病歴を聴取することが必要である。

躁状態はしばしばせん妄の興奮と鑑別するのが難しい。というのは躁状態も急速に発症しうるからである。全般的な認知機能障害が見られないことや、躁状態の既往歴があれば、診断を下す助けとなる。

妄想性障害と統合失調症

　妄想性障害と統合失調症の入所者は、せん妄に似た妄想や幻覚を持つかもしれない。これらの障害の発症は通常よりゆっくりとしており、変動する経過や全般的な認知機能障害といった特徴が見られず、しばしば精神障害の既往がある。これらの疾患における妄想はより複雑で、せん妄における妄想よりも安定している。せん妄では典型的には幻視が見られるのに対し、統合失調症ではしばしば幻聴が見られる。

せん妄の検査

　定義によると、せん妄には生理学的な背景がある。代償できないほど脳機能に影響を与え、せん妄を起こさせるさまざまな生物学的要因がある。高齢者のせん妄はしばしば複合的で、同時に影響を及ぼす多くの異なる要因によって引き起こされる。身体的な原因がわかっていたり、早期に見つかったりすることもあるが、せん妄が何かがおかしいという最初で唯一のサインであることも多い。もしそうであれば、可能性のある要素をもれなく除外していく必要がある。せん妄の原因のいくつかを**表2**に挙げた。一見して、この表のリストは施設で対応できる範囲を超えていると思われるかもしれない。これら検査の多くは施設では不可能で、総合病院への転院が必要かもしれないが、簡単な予備的検査は可能であろう。

　病歴を詳しく振り返れば、特定の弱い部分を見つけることができるだろう。再発する尿路感染症や、不安定な糖尿病、あるいは代償しきれないうっ血性心不全の病歴があるかもしれない。新たに入所してきた入所者が入所後まもなくせん妄を発症したときは、離脱症候群（薬剤やアルコールを急に中止した時に生じる）を常に疑う必要がある。それよりは多くはないが、新たに入所してきた入所者が自宅では服用していなかった薬剤を定期的に服用しはじめ、せん妄が発症することもある。

　そのような手がかりがないとき、"頻度の高いものを疑う"ということを心に留めておくのは有用である。薬剤と感染症が特にせん妄の原因となりやすい。行動上の変化と関連して、薬剤の投与量が変更されていたり、新しい薬剤が開始されていたりしないかなど、薬剤の投与歴を詳細に調べる必要がある。不必要な薬はすべて中止すべきである。多くの異なる薬剤により、薬剤そのものの作用や、他の薬剤との相互作用により、せん妄を生じる可能性がある。**表3**によく問題になるいく

表2　せん妄の一般的な原因

カテゴリー	例
頭蓋内病変	脳卒中、血管炎、発作後の状態、髄膜炎、腫瘍や硬膜下血腫などの占拠性病変
系統的疾患	心筋梗塞やうっ血性心不全のような心血管系疾患、腎あるいは肝疾患、呼吸不全、貧血、糖尿病、その他の内分泌疾患
感染症	全身の敗血症、肺炎、尿路感染症、髄膜炎
中毒／代謝性	薬剤、アルコール、電解質異常、酸塩基異常、低酸素症
欠乏症	葉酸欠乏症、チアミン欠乏症、鉄欠乏症
外傷	頭部外傷、手術、熱傷

表3　せん妄を引き起こしうる薬剤

カテゴリー	例
鎮痛剤	サリチル酸、麻薬（コデインなど）
抗けいれん薬	バルビツレート、カルバマゼピン、フェニトイン
抗ヒスタミン薬/充血除去剤	多くの市販製剤
抗パーキンソン薬	アマンタジン、ベンズトロピン（本邦未発売）、レボドパ
心血管系薬剤	ジギタリス、抗不整脈薬、降圧薬
胃腸薬	止痢薬、制吐薬、鎮痙薬、シメチジン、ラニチジン（頻度はより少ない）
向精神薬	抗うつ薬、抗精神病薬、リチウム、ベンゾジアゼピン、その他の鎮静睡眠薬
その他	抗腫瘍薬、麻酔薬、抗糖尿病薬、いくつかの抗生剤

つかの薬剤のカテゴリーを載せた。特に多いのは抗コリン作用をもつ薬剤である。これには睡眠薬、抗ヒスタミン薬、向精神薬、抗うつ薬、そしてある種の抗パーキンソン薬（たとえば、アマンタジン）などの多くの薬剤が含まれる。抗コリン薬を含有している点眼薬でさえ全身に吸収され、せん妄に関与することがある。

表4　基本の検査

- 血算
- 赤沈
- 血液生化学：電解質、尿素窒素、クレアチニン、血糖、カルシウム、リン酸、肝酵素
- 尿検査
- 心電図
- 必要であれば胸部X線

　多くの入所者は複数の抗コリン効果のある薬剤を投与されている。しばしばこれらの薬剤は中止するか、より抗コリン作用の少ない代替薬に置き換えることができる（11章、精神薬理学を参照）。一般的に使われていて頻繁にせん妄を起こす他の薬剤はベンゾジアゼピン系薬剤、ジゴキシン、副腎皮質ステロイド、そしてシメチジンである。
　意識清明期に診察すれば、身体疾患の症状を見つけることが可能かもしれない。患者が非協力的な場合は難しいかもしれないが、身体所見を完全にとることは重要である。
　表4に挙げた基本の検査はするべきである。

せん妄を注意深く観察する

　次のような入所者は、特にせん妄について注意深く観察されるべきである。

- 自宅や病院からちょうど入所してきたばかりの時は特に危険である。予期せぬアルコールやベンゾジアゼピン依存が明らかになったり、その結果離脱症候群を呈したりするかもしれない。
- 新しい薬剤や、高用量の薬剤を投与された患者はせん妄をきたす可能性がある。
- 急性の身体疾患患者はせん妄を発症しうる。この状況では、たとえ背景にある疾患がわかっていても、行動が不安定になり始めたことに気づくことで、観察レベルやマネジメント計画を変更することができる。
- せん妄の既往歴がある入所者は、特に身体疾患などの生物学的ストレスに反応してせん妄を起こしやすい。

せん妄のマネジメント

チームとして精査し、せん妄の背景にある身体的原因を治療したとしても、精神状態は悪い状態のままである。この状態にある患者に対応することは、非常に難しい場合がある。一般的な原則としては以下のようなものがある。

せん妄の入所者への対処法

あなた自身がうとうとしていて、部屋の中の音が遠のいていっているところを想像してみよう。突然の騒々しい物音があなたにショックを与え、うたた寝から目覚めさせる。その騒々しさはあなたの夢の一部なのだろうか、それとも隣の部屋で実際に何かが落ちたのだろうか？心臓は高鳴り、思考停止の状態におかれ、自分の置かれた状況がわかるまでに時間がかかる。せん妄の患者はこのもうろう状態にとらわれる。もし自分の状況を理解したとしても長続きはしない。せん妄患者があなたの働きかけを攻撃ととらえて、自分を守るため激しく襲いかかってきたとしてもおかしくはない。

部屋に入ったとき、身体に触れる前に患者の精神状態を感じ取れれば最も良い。はっきり、ゆっくり、そして直接的な言い方で話しかけることで、自己紹介し、やさしく見当識を確かめ、簡潔な表現で訪問の目的（例えば、血圧や体温などのバイタルサインを測る）を説明することができる。その時点で非常に興奮して身体に触れることは不可能だとわかるかもしれないが、他の時にはそれが可能である。突然動いたり、大きな音をたてたりするのは可能なかぎり避けるべきである。

入所者がいるところで、スタッフや訪問者は自分たちだけで話すのは避けるべきである。なぜなら、誤った解釈をされる可能性があるからである。反応が低下した状態であっても、話されていることすべてを聞くことができる場合もある。残念ながら"心ここにあらず"のように見える人について、あたかも彼らが存在していないかのように話す傾向が時にある。せん妄が消失して大分たってから、これらのコメントを聞いていたり覚えていたりするはずがないと思って話されていたことによって深く傷つく可能性がある。

"狂っていく"というのは人々を怖がらせるものであるが、せん妄状態では、そのような恐れが現実になる。起こっている事を簡単に説明するだけで、患者にとっては大きな助けとなる。医学的な問題で脳の働きに混乱が起きているだけで、恐ろしい症状は最終的にはなくなるということを聞くと安心できる。こういった情報は清明期に伝えるのが最もよく、情報保持能力が障害されているかもしれないので、後で繰りかえし伝えるべきである。

せん妄の経過中に、検査と治療に関して多くの決定をする必要がある。せん妄をきたしているからといって、提案された治療に関して同意能力がないということに自動的にはならない。意思決定能力を評価するガイドラインと、必要な場合は代理意思決定者を置くことが20章、法的及び倫理的

側面で議論されている。

環境を最適化すること

　環境要因はせん妄の発症に寄与したり、症状を悪化させたりする可能性がある。変化はせん妄患者にとってよくない。それはさらなる見当識障害を引き起こしたり、自分でまわりの世界をコントロールすることができないという感覚を増してしまったりするだろう。可能なかぎり、部屋替えは避けるべきであり、スタッフも継続して同じ担当者が担当するべきである。なじみのある顔、声、そして物により、患者を安心させ新しい環境に適応させることができる。認知症と同様、時計やカレンダーが役に立つ。

　感覚入力の量は注意深く調整する必要がある。過剰な光や音、そして多すぎる人がいることはパニックの原因となる。一度に部屋に入る人数や1日の面会者の数を制限することが必要であるかもしれない。しかしながら感覚入力の欠如もまた、入所者の恐れを悪化させうる。適切でまぶしくない照明と定期的な人との交流があることが理想的である。

予防的な処置と継続的な観察

　適切な水分と栄養の摂取を継続する必要がある。不活発な場合、褥創や深部静脈血栓を予防するために動かすべきである。過活動の入所者についてはケガや疲労を予防しなければならない。継続的な観察が必要な時もある。

　せん妄患者に身体疾患があり、頻繁にバイタルサインや血液検査、治療介入結果の観察が必要とされるかもしれない。これら処置については、その重要性と興奮している患者をさらに悪化させてしまう危険性を比較検討する必要がある。理想的には、入所者が比較的穏やかなとき必要な処置が行えるよう、柔軟性をもつべきである。

家族への配慮

　患者に起こっている不可解で恐ろしい変化が身体的な問題が原因で起こっているという説明を家族にするとともに、継続して安心させる必要がある。敵対的で、奇異な、あるいは当惑させられるような行動に対処することは、家族にとってしばしば苦痛で困難である（家族のための情報シートを参照）。

向精神薬

　向精神薬はせん妄に付随する行動障害をマネジメントする手助けとなりうる。多くのせん妄の症例で、抗コリン効果が最小である抗精神病薬のハロペリドールが、攻撃性や行動障害に対する治療として選択される。ハロペリドールのさらによいところは、経口だけでなく、筋肉内あるいは静脈内投与（訳注：すべて本邦では保険適応外）が可能であり、比較的鎮静や低血圧を引き起こしにくい点にある[5]。ハロペリドールを高齢者に用いる時は、例えば0.25-0.5 mgを毎日あるいは2日に1回と、用量はかなり低くすべきである。リスペリドンやオランザピンのような非定型抗精神病薬がせん妄のマネジメントにおいて研究されている[6]。非定型抗精神病薬は、パーキンソン病やレビー小体型認知症にともなうせん妄の例で有用である可能性がある。それはハロペリドールよりも錐体外路性の副作用を起こしにくいためである。

　症状のコントロールのために用いられる薬剤は、せん妄を引き起こしている背景にある身体的な問題には対処できないことは強調されるべきである。例外として、アルコール、バルビツレート、あるいはベンゾジアゼピンからの二次的な離脱によるせん妄がある。これらの場合では治療の選択

はベンゾジアゼピンであり、せん妄の症状を緩和するばかりでなく、根底にある身体的な離脱の問題をも治すことができる。最近の文献のレビューに基づき、カナダのせん妄評価治療ガイドライン（Canadian Guidelines for the Assessment and Treatment of Delirium）では、離脱の治療にロラゼパムのような短時間作用型のベンゾジアゼピンの使用を推奨している[3]。

ロラゼパムは長時間作用型のベンゾジアゼピンを使用するのに比べ筋肉注射での生物学的利用率が高く、過鎮静の危険性も低い（訳注：日本にはロラゼパムの注射薬はない）。

せん妄の経過で早期に薬剤の必要性を予測し、危機を回避することは可能かもしれない。もし入所者がせん妄が始まる夜間に非常に興奮するなら、その行動は再発し、おそらく次の夜にエスカレートしそうである。この場合、興奮が始まる前に一定量の抗精神病薬を夕方早くに投与することは、夜の11時30分に混乱が起きてから頓用で投与するよりもはるかに効果的である。

向精神薬は長期使用に付随する副作用を避けるため、せん妄が消退したら中止すべきである。拘束された経験はせん妄の入所者の恐怖を増加させるだけであるので、身体拘束は最終手段としてのみ用いられるべきである。

スタッフは、自分の施設の拘束に関する取り決め、あるいは"拘束しない"という取り決め、すなわち、せん妄による行動で自分自身や他者が危険な状態にあるときどういった手順に従うべきかをよく知っておくべきである。身体拘束を実施する際は、必ず状態を観察し、拘束した四肢の血流が保たれ、動かすことができるようにしておくために特定の手順に従うべきである。行動の制御を可能とするより適切な手段が、たいてい向精神薬の使用によるが、同時に開始されるべきである。チームの行動や、その行動の理由について、注意深く記録しておくことが推奨される。拘束は、決して持続的な観察の代わりになるものではない。過去の文献によれば、拘束が事故を防いだという証拠はほとんどなく、加えて拘束を少なくするようなプログラムによって、転落あるいは事故の増加が起こることはないと示唆されている[6]。

転院

治療経過のある時点で、総合病院への転院が考慮されるかもしれない。最初の段階で適切に検査しマネジメントしたとしても、せん妄の原因がはっきりしないままのことがある。患者の状態は悪化し、介護施設の範囲を超えた検査や治療を要するかもしれない。また、患者の行動が施設でのマネジメント可能な範囲を超えていて、転院が必要なことがある。

転院させなければ状態が悪化し、数日あるいは数週間で死に至ることさえあるかもしれない場合、家族と、可能であれば患者自身を転院の決定に参加させることは重要である。精査のために転院させるという決定は、せん妄患者が新しい環境に再適応することの難しさと秤にかけることが必要な場合がある。その患者の全体としての予後と、期待されるQOLもまた、その決定に影響を与える要因となりうる。というのは、とりわけせん妄は疾患の終末期によく見られるからである。

回復期

せん妄の予後はすみやかに完全に回復するものから死に至るものまでさまざまである。結果は背景にある医学的な問題の性質に明らかに左右される。これらの問題を早期に見つけ治療することで、せん妄の症状からの回復についての予後がより良くなるという証拠がある。

せん妄のエピソードの持続時間は通常数日から数週間だが、回復にさらに長い時間かかることは珍しいことではない。これは特に高齢者であてはまる。認知機能障害の症状は時に、回復に数ヵ月

を要する。連続して精神機能検査を施行すると、非常にゆるやかな改善を示し、最終的に病前の機能レベルに戻るかもしれない。中には永続的な障害を残す者もいるかもしれない[5]。スタッフと家族は、ひとたびせん妄のより派手な症状が消退すれば完全に回復したと思いこんでしまう時がある。このことは、患者に非現実的な期待を押しつけることにつながる可能性がある。しかしながら一方で、緩やかな改善が数ヵ月にわたって続く可能性があることから、スタッフは認知症化したと早まって結論付けるべきではない。

　せん妄の間の記憶は、たいてい不完全である。多くの人は、それは悪夢のようであったと言うであろう。回復した後に、経験したことについて話し、それについて感じていることを表現する機会が必要かもしれない。特に攻撃的で性的に逸脱した行動を起こした場合では、患者は深く恥じいっているかもしれない。もしこれらの破壊的な出来事を覚えていない場合、それらを思いださせることは何の意味もない。せん妄が再発するのではないかという恐れについても扱う必要がある。

事例提示

　Hさんは76歳の未亡人であるが、いつも愉快でスタッフに協力的であった。彼女は軽度の記憶障害があった。彼女はたくさんの医学的な問題を抱えていたが、糖尿病、高血圧、変形性関節症、甲状腺機能低下症を含め、そのすべては良くコントロールされていた。彼女は股関節の変形性関節症のため歩行器を使用していた。彼女は自分の時間の大半を他の入所者と過ごし、陶芸のプログラムに規則正しく参加していた。

　数日の経過で、スタッフがHさんの変化に気付いた。最初は、それらの変化は非常にかすかであった。彼女はぐっすり寝ているにもかかわらず、落ち着きのなさを訴えていた。彼女は普段の活動に参加するのを拒否し、そのかわり自室にとどまった。気分は良いかと尋ねられた時、彼女には珍しく怒りっぽくふるまった。彼女は自分がどう感じていようと誰にも関係ないと考えていた。

　3日目の夜、睡眠が障害され、興奮し始めた。彼女は部屋の中で男を見たと叫んだ。彼女は彼を追い払おうと、コップの水を投げかけた。角にある椅子の上の洋服は濡れていた。スタッフは彼女を落ちつかせようとしたが、まだ怯えており用心深いように見えたことに気付いた。彼女の視線は、十分明かりのついた部屋中に投げかけられた。スタッフを彼女の死んだ母親と間違えた。朝には改善したように見えたが、その日のうちに熱が上がり、息切れを訴え始めた。彼女はもはやスタッフを認識できず、ある場所でボートに乗っていると信じこんでいた。スタッフはHさんを綿密な観察下におき、医師を呼んだ。医師は、診察した上で肺炎があるのではないかと疑った。

　Hさんは総合病院へ転院となり、そこの救急室で診察を受け、低酸素症であることがわかった。肺炎の診断が下され、酸素投与と抗生剤の静注が開始された。彼女の息切れは減りはじめ、落ち着いているように見えた。しかしながらその夜、彼女の部屋から叫び声が聞こえた。看護師は、Hさんが点滴棒を振り回しているのを見つけた。彼女は蛇が襲ってきていると信じて、点滴を引き抜いたのだった。Hさんを抑制するためには複数の看護師が必要だった。彼女を再度診察した医師は、彼女に低用量のハロペリドール（0.5mg経口投与1日2回）を処方し、持続的な観察下においた。

　翌朝彼女を訪ねた家族は、Hさんが彼らを理解できず"私をじろじろ見ないで"と叫び続けるのにショックを受けた。しかしその日の後になって、より彼女自身らしくなったのが観

察された。彼女はものものしい拘束を外され、歩き回った。次の2日間は何事もなかった。Hさんは継続的な観察から外された。注意散漫さが残り、なぜ自分が病院にいるか理解していなかった。彼女はこの間非常に恐ろしい経験をしたという程度の記憶はあったが、数日前の状態や行動についての説明を信じることはできなかった。彼女は不信感と恥ずかしさの間で行ったり来たりしていた。

　Hさんが十分良くなって介護施設に帰った時、スタッフは、彼女が病気になる前ほどは朗らかでないことに気付いた。彼女は自分の集中力と記憶力を心配していた。

　彼女は繰り返しスタッフと家族に、自分はアルツハイマー病にかかっているのではないかと尋ねた。彼女は自信を失ったようで、より多くの保証と助言をスタッフに求めた。親族は、彼女がより介護が必要な人のためのユニットに移る必要があるのではないかと考えた。スタッフは家族に、彼女がゆっくり回復しているように見え、回復が頭打ちになるまで何か変化を起こすのは時期尚早であることを再度保証した。5ヵ月後には、ほとんど普段の彼女に戻ったように見えた。

解説
　この症例は、せん妄の発症に関連する軽度認知障害の入所者でしばしば見られる状況を描き出している。重篤な身体疾患の最初の徴候は、より一般的な身体的徴候や症状よりもむしろ、精神状態の変化かもしれない。せん妄の急性期から回復した後も、精神状態や機能のわずかな障害が何ヵ月も長引いた。このような人たちではせん妄が長期化する可能性があるということをよく知っていれば、スタッフはHさんと親族を安心させることができる。そして、Hさんの精神状態を注意深く観察していれば、彼女の状態がゆっくりと改善していくのを記録することができる。

事例提示
　Wさんは87歳の認知症の男性であった。彼は数ヵ月前に介護施設に入所したが適応するのが難しかった。彼はスタッフに対して批判的であり、同室者に対してイライラしており、不眠に悩んでいた。

　ある夜午前3時に彼は起き、パジャマの上から服を着て、朝食のため食堂に行った。スタッフは時間が早いことを教えようとしたが、彼は怒り出し、スタッフが彼を愚か者のように扱ったと責めた。彼はベッドに戻ることを拒み、朝までホールの中を歩き回った。彼の席を変えたスタッフは、入所してから初めて尿失禁していることに気付いた。

　カルテを振り返ると、チームは、不眠のため5日前にオキサゼパム30mg就寝前が開始されたことに気付いた。Wさんは、身体所見をとるのにあまり協力的ではなく、精神状態の質問に答えるのを拒み、これは彼の人権の侵害であると苦々しく訴えた。オキサゼパムは中止された。しかしながら2週間後、Wさんはもっと悪化した。彼はだらしなく見え、スタッフをののしり、スタッフが彼に近づこうとするといつでも拳を振りかざした。午後の間中ずっと、彼は何時間も大きないびきをかいて眠り、眠りながら落ち着きなくうめき声をあげた。夜になると、彼はホールを歩き回り自室に行くことを拒み、掃除スタッフに彼の部屋から虫を駆除するよう要求した。

　せん妄になる前、Wさんは身体的に健康であった。せん妄が始まってからの評価は困難で

あったが、発症前の身体所見と臨床検査では何の異常も見られなかった。

　チームは、彼の状態を報告し、総合病院への転院について相談するために、他市に住むWさんの娘を呼んだ。この面談の中で3週間前、娘が父親の不眠を心配して、彼女が自分で不眠のために使用している薬を何錠か彼に渡していたことが明らかになった。

　フルニトラゼパム14錠がWさんの部屋から発見された。1週間後、Wさんは改善しはじめた。彼はまもなく病前の機能レベルに戻った。

解説

　薬剤は高齢者のせん妄で非常にありふれた原因である。それらの症例では精神状態の変化を説明する明らかな身体疾患はなく、薬歴を注意深く再調査することが特に重要である。Wさんの症例からも、アルコールや市販薬、そして施設外で得た処方薬を勝手に飲んでいる可能性を頭に置いておく必要性が示されている。

参考文献

1. American Psychiatric Association. (2000). Diagnostic and statistical manual of mental disorders (4th Ed. – Text Revision). Washington, DC: American Psychiatric Association.
2. Inouye, S.K., van Dyck, C.H., Alessi, C.A., Balkin, S., Siegal, A.P., & Horwitz, R.I. (1990). Clarifying confusion: The confusion assessment method. Annals of Internal Medicine, 113:941–948.
3. Canadian Coalition for Seniors' Mental Health (CCSMH). (2006). National Guidelines for Seniors' Mental Health: The Assessment and Treatment of Delirium. Toronto: CCSMH. Available at www.ccsmh.ca.
4. Trzepacz, P.T., Baker, R.W., Greenhouse, J. (1988). A symptom rating scale for delirium. Psychiatry Research, 23:89–97.
5. American Psychiatric Association. (1999). Practice guideline for the treatment of patients with delirium. American Journal of Psychiatry, 156:5, May, Supplement.
6. Frank, C., Hodgetts, G., Puxty, J. (1996). Safety and efficacy of physical restraints for the elderly. Canadian Family Physician, 42:2402–2409.

推薦文献

1. Canadian Coalition for Seniors' Mental Health (CCSMH). (2006). National Guidelines for Seniors' Mental Health: The Assessment and Treatment of Delirium. Toronto: CCSMH. Available at www.ccsmh.ca.
   十分な文献的考察に基づいた多職種チームによる実践的ガイドライン
2. Lipowski, Z.J. (1980). Delirium: Acute brain failure in man. Springfield, IL: Charles C. Thomas.
   せん妄の同定と治療に関する最初の研究。臨床的描写が細かい。
3. Fawdry, K. & Berry, M.L. (1989). The Nurse's role: Fear of senility in managing reversible confusion. Journal of Gerontological Nursing, 15(4):17–21.
   看護師の観点から見たせん妄のマネジメントとその結果に関する研究
4. Lipowski, Z.J. (1982). Differentiating delirium from dementia in the elderly. Clinical Gerontologist, 1(1):3–10.
   診断の難しいケースについての解説
5. Lipowski, Z.J. (1989). Delirium in the elderly patient. New England Journal of Medicine, 320:578–582.
   高齢者におけるせん妄の包括的解説

6. American Psychiatric Association. (1999). Practice guideline for the treatment of patients with delirium. American Journal of Psychiatry 156:5, May, Supplement.
　せん妄の診断とマネジメントに関する知見と推奨についての解説

付録1：Confusion Assessment Method（CAM）[1]

急性発症
1. 患者の元の精神状態から急激な変化が見られたのか？

注意の障害＊
2. A. 患者は集中することが困難か？例えば、すぐに散漫になったり、会話に一貫性がない。
    ― 一度もない
    ― 時に見られるが軽度である
    ― 時に見られ著明である
    ― 不明
   B.（もし異常があるなら）インタビューの間、出現したり消えたり、また、増強したり改善したり変化するのか？
    ― はい
    ― いいえ
    ― 不明
    ― あてはまらない
   C.（もし異常があるなら）どのような行動か？（記述すること）

解体した思考
3. とりとめが無く的外れな会話、意味不明で筋の通らない考えや話題が突拍子もなく変わるなど思考は解体している？

意識レベルの変容
4. 全体として、患者の意識レベルをどう評価するか？
    ― 清明（正常）
    ― 覚醒（過覚醒、周囲の刺激への過剰な反応、興奮しやすい）
    ― 嗜眠（眠気があるが、すぐに覚醒する）
    ― 昏迷＊（覚醒困難）
    ― 昏睡（覚醒せず）
    ― 不明
*訳注：精神疾患で見られる意識障害のない昏迷とは異なる意味で用いられている

見当識障害
5. 見当識が障害されているか？たとえば病院かどうかわからない、ベッドを間違う、日時がわからない。

記憶障害
6. 何らかの記憶の障害を示すか？例えば、入院中に起こったことや指示されたことを記憶するのが困難。

---

1 Inouyeら（1990）Clarifying confusion：The confusion assessment method. Annals of Internal Medicine, 133: 941-948. より許可を得て複製。
＊これらの質問項目は、可能な場合他の障害の項目でも繰り返す

知覚障害
7. 何らかの知覚障害がないか？例えば、幻覚、錯覚、あるいは誤った解釈（動いていないのに、何かが動いたと考えるなど）。

精神運動興奮
8. パート1 異常な運動興奮がないか？例えば、落ち着きのなさ、寝具を指でいじくる、指を鳴らす、あるいは姿勢が落ち着かない。

精神運動抑制
8. パート2 普段に比べて意欲がないことはないか？例えば、不活発だったり、空間を凝視したり、長時間同一姿勢を取る。

睡眠─覚醒サイクルの変化
9. 睡眠─覚醒サイクルの障害がないか？例えば、日中の眠気、夜間の不眠。

注意：せん妄の診断には急性発症と変動する経過、注意障害、そして解体した思考、あるいは意識レベルの変化が必要である。

せん妄 ― 家族情報シート

　あなたは家族の一員がせん妄にかかったことを知りました。下記の情報は、せん妄についてよくあるいくつかの疑問に答えるものです。

せん妄とは何か？　せん妄は思考や行動の変化が突然に起きることで気づかれます。それは感染症や薬の影響など、一つか、あるいはそれ以上の医学的問題によって引き起こされます。そういった医学的問題は、体のどこに起きてもよいのですが、脳の機能に影響を及ぼすものです。結果として、患者さんは注意を集中させることが非常に難しくなります。睡眠が障害されます。日中であっても夜であっても、いつでも患者はうとうとして起こすのが難しい状態から非常に興奮したり恐れたりと急に状態が変化します。思考はあちこちに飛びとりとめがなくなるので、たいていの場合、幻想と現実を区別できなくなります。時間や日付がわからなくなったり、どこにいるかわからなくなったりすることもよくあります。あなたを他の誰かと間違えたり、全くわからなかったりするかもしれません。普段の社会的品位を失って、服を脱いだり性的に不適切なことをしたりするかもしれません。患者さんが興奮して襲いかかってくるのは、怖がっていて、自分を守ろうとしているからです。周囲のものがすべて危険で馴染みのない物であると感じているかもしれません。

スタッフはどのような援助をしているか？　せん妄の患者さんを援助するために二つの方法があります。(1) スタッフはどんな医学的問題がせん妄を引き起こしているのか調べます。そのために、身体診察、臨床検査、そして薬の内容の調査などが行われます。もしせん妄を引き起こしている原因がわかっていて治療が可能なら、治療を開始します。(2) 患者さんがより安全で快適と感じられるように、いろいろなことをします。やさしく落ち着いた口調で、自分たちが誰で、何をしようとしているのか説明します。ここがどこで、今が何時かを繰り返し説明します。援助が必要なことは手助けします。水分を十分とるように配慮します。落ち着かせて、奇妙で恐ろしい考えを減らすために薬物療法が開始されるかもしれません。薬物療法は、患者さんが怖がっているときに殴りかかったりするのを防ぐ助けにもなります。患者さんが面会で興奮してしまう時は、面会を制限するかもしれません。

私たちができることは？　あなたがいることで患者さんは落ち着き、安心するかもしれません。すべて行動は"控えめに"するよう心がけましょう。患者さんをびっくりさせたり、不快にさせたりするので、急に動いたり、大きな物音をたてたりするのは避けましょう。もし患者さんが興奮した場合は、あなたを困らせるかもしれません。こういった行動が自分に個人的に向けられているのではないと考えるのはあなたにとって難しいかもしれませんが、すべては脳機能が異常を起こしているためにおきていることを理解して下さい。非難したり、議論したりすると、興奮を悪化させることがよくありますので、そういったことはしないのが一番よいです。

今後どのようになるのか？　もしせん妄を引き起こした医学的問題を治療することができれば、症状はゆっくりとなくなっていくでしょう。たいていの場合、およそ数週間で正常に戻り、元の機能レベルを取り戻します。高齢者では回復に時間がかかるか、時には完全には回復しないことがあります。

　患者さんは、せん妄の期間中のことを何も思い出せないかもしれません。その場合、そのことを思い出させることはよくありません。もし覚えていたとしたら、恐ろしく、苦しく、あるいは気恥ずかしい記憶かもしれません。スタッフと協力して、あなたも患者さんが経験してきたことを理解する手助けをすることができます。

第5章　気分障害と不安障害

David K. Conn and Alanna Kaye
柴田敬祐　訳

キーポイント
- うつは、大うつ病、気分変調症、抑うつ気分を伴う適応障害、一般身体状態による気分障害に分類される。
- もし、躁または軽躁の既往があれば、双極性感情障害（躁うつ病）と診断される。
- 高齢者における最も一般的な不安障害は全般性不安障害と恐怖症である。不安障害と気分障害はしばしば併存する。
- 高齢者では診断が難しい場合がある。神経疾患または他の身体疾患では、うつによく似た症状がよく出現する。高齢者は、抑うつ気分を訴えることが少ない傾向にある。
- 多くの身体疾患と薬剤は、うつ、躁、不安をひきおこしうる。
- 大うつ病は、さまざまな生物学的、心理学的、そして社会的因子から生じうる最終的に共通する病態である。
- うつに対する治療には、薬物療法、心理療法、そして社会的介入が含まれなければいけない。治療はしばしばかなり効果的であり、治療者にとってやりがいがある。
- 不安障害に対する治療には、薬物療法、心理療法、そして行動療法が含まれる。

"ここは最後の停留所です、それは道の終着点です……"
ある施設入所者

　この章では、うつと躁を含む気分障害、そして不安障害に焦点をあてる。これらの疾患が高齢の施設入所者にどのような影響を与えるかについて特に考察を加えながら、それぞれの疾患群の基礎的な説明を行う。

う　つ

　高齢者が施設に入るとき、例外なく悲しみを感じている。もちろん悲しみを感じているすべての人がうつ病にかかわるわけではない。"うつ"という単語は、感情、気分、症状、反応、あるいは疾患のいずれかを意味し、さまざまな状況において使用される。"臨床的うつ病"または"大うつ病"という単語は、うつ病を表す。大うつ病は特に治療可能な状態なので、入所者が大うつ病にかかっている可能性に注意を払うことはスタッフにとって重要である。治療しなければ、身体的そして認知的機能レベルの低下、そして重症例では、自殺の危険を招く。**表1**に、精神障害の診断と統計の

手引き、DSM-IV-TRにおいて記載されている大うつ病エピソードの診断をするために用いられる診断基準の概略を示す[1]。

表1 大うつ病のDSM-IV-TR診断

以下の症状のうち、少なくとも5つが同じ2週間のほぼ毎日1日中存在し、病前機能からの変化を認める；これらの症状のうち少なくとも1つは、(1)抑うつ気分または(2)興味または喜びの喪失である。

1. 自覚的もしくは他者により報告される抑うつ気分
2. 興味または喜びの著しい減退
3. 体重もしくは食欲の著しい変化
4. 不眠または睡眠過多
5. 精神運動性の焦燥または制止
6. 疲労または気力の喪失
7. 無価値感または過剰で不適切な罪責感
8. 思考力または集中力の減退または決断困難
9. 死についての反復思考または自殺念慮

症状は、日常活動、社会生活、他の機能の重要な領域における著しい困難または障害により引き起こされる。
症状は、物質（例、薬物乱用や投薬）や一般身体状態の直接的な影響によるものではない。

DSM-IV-TRより改編, アメリカ精神医学会, 2000.

うつ病患者で見られる症状と徴候

持続して抑うつ気分を訴える場合もあるが、うつ病の患者が抑うつ感の存在を小さく見積ったり否定したりさえすることは珍しくはない。神経質または焦燥のような他の感情を訴えるかもしれない。しばしば、日常の活動におけるモチベーションや興味の喪失を伴う行動の顕著な変化がある。患者は社会的交流から遠ざかるか、ほとんど動かない状態に至ったり、逆にとても焦燥的で不安で落ち着かなくなったりする。睡眠、食事、体重、活力における変化のような、うつ病の古典的症状のいくつかはまた、身体疾患でも引き起こされうる。このため高齢者においては特に難しいことが多いが、身体疾患による症状とうつによる症状を鑑別することが、臨床的に重要である。高齢者において、うつ的思考は、特にそれがもしはっきりと変化していたなら、うつが存在することの一番の手がかりになる。うつ的思考がある場合、自分自身、世界、そして未来を、全体的に否定的にとらえて、望みや助けもなく無価値だと感じ、しばしば関連した罪業感と自責感を伴うであろう。うつが重度の時は、死について考え始め、自殺念慮へと進展していく。入所者には、入所後すぐとその後定期的に、うつのスクリーニングを行うことが広く推奨されている[2]。老年期うつ病尺度（Geriatric Depression Scale: GDS）を含む多くのうつスクリーニングツールが利用可能である[3]。他にはCornell Scale for Depression in Dementia（CSDD）やCentre for Epidemiological Studies Depression Scale（CES-D）などがある[4,5]。オリジナルのGDSは30項目のはい、いいえで答える質問から成るが（2章の付録2参照）、15、10、4項目の縮小版もある。CSDDは認知機能障害がある人を評価する際に特に有用である。

大うつ病以外のうつの病型

　うつには病型がいくつかある。"気分変調障害"という言葉は、長期に持続する、より慢性的であるが通常はより軽度のうつの病型を表す時に用いられる。この障害が大うつ病と関連しているかどうか、もしくは個人の性格に一部関連している別個のものなのかどうかについては明らかではない。一過性のうつは、大きなライフイベントに続いて引き起こされ、それは抑うつ気分を伴う適応障害と呼ばれる。これは新しく入所した入所者にも一般的にみられる。DSM-IV-TRの中にはないが、"実存的うつ"という言葉は、困難なライフイベントに関連して発症したうつを説明するときに時々使用される。もし"器質的"要因、例えば脳卒中がうつの原因であると判断されるなら、一般身体状態（脳卒中）による気分障害と診断される。双極性感情障害は、もし、躁または軽躁の既往があれば診断される。うつの症状が存在する時は、最も適切なマネジメント方略を決定するために、うつの病型の診断を確立するよう試みることが重要である。

高齢者におけるうつ

　高齢者におけるうつが、若年者におけるうつと異なるかどうかについては議論がある。さらなる研究が必要ではあるが、高齢者におけるうつは、抑うつ気分の訴えが少なく、認知症状および徴候が多く、心気症（身体疾患にかかっているという思いこみ）が多く、罪責感が少なく、そして自殺することが多いことが特徴である。高齢者はしばしば悲しみやうつの感情を率直に述べないことに気をつける必要がある。

高齢者におけるうつの疫学

　高齢者が若年者よりも大うつ病にかかる危険性が高いかどうかについては、多くの議論がある。大うつ病の厳格な定義を適用したとき、一般人口における有病率は、2～4％の間であることが明らかとなっている。地域研究では、一般人口の10～15％においてうつ症状が存在すると報告されている。高齢者と若年者との比較において、10代と若年成人で症状が報告されることが最も多いことが示されている。しかし、身体疾患の患者の20％または30％、入所者では、さらに高い割合がうつ症状を報告している。入所者におけるうつの有病率は、大うつ病が15から20％で、小うつ病が25から40％であり、さらに高い割合で悲しみと不幸を経験していることが明らかとなっている[6,7]。関連する身体疾患、機能的障害、障害された認知機能の影響により一部説明することはできるが、うつが存在する時、入所中の高齢者の死亡率は増加する。トロントの慢性期ケア病院における患者の研究では、評価尺度に答えることができた患者の35％が、うつの範囲の得点であった[8]。興味深いことに、その後の研究において、うつとうつでない入所者の両者において、悲しみの感情は同程度認められた。うつであると明らかになった身体疾患患者の3分の2において、彼らのうつはそれまで認知されていなかった。この知見からは、慢性身体疾患を有する高齢の入所者において、うつの有病率が高いことをより認識する必要性が強調される。

鑑別診断

他の精神疾患

　上述したように、もしうつが存在したら、鑑別診断には、大うつ病、双極性感情障害、抑うつ気

分を伴う適応障害、気分変調障害、一般身体疾患による気分障害が含まれる。うつ病と、うつに類似する他の状態：広場恐怖、パニック障害、全般性不安障害、PTSD（心的外傷後ストレス障害）のような不安障害、そしてうつ的特徴が認められうるかまたはうつ病が併存するかもしれない妄想性障害や心気症のような他の精神疾患とを鑑別することは重要である。

悲嘆

配偶者もしくは他の親族を失った後の悲嘆反応では、しばしばうつ症状を示し、明らかなうつ病へと進展するかもしれない。急性期において、悲嘆とうつを鑑別することは困難であろう。悲嘆の過程については、この章において後に検討する。

身体疾患

さまざまな身体疾患は、その主症状が虚弱、無気力、または痛みであり、うつに類似しうる。良い例がウイルス感染後症候群で、倦怠感に苦しめられ、日常生活の通常の活動ができない。もし、うつまたは潜在する身体疾患のどちらがある症状に関与しているかどうかについて不確かな場合、"包括的な" アプローチにより、確実にうつを診断し治療することができる。"包括的な" アプローチを用いる場合、もし疑いが存在するようなら、症状はうつからくるものとされる。包括的アプローチを用いる根拠は、不確かであってもうつを治療することのメリットが、実際にうつでない症例で不必要な治療をしてしまうリスクより勝るということである。

神経疾患

施設環境にいる患者の大部分は、うつによく似た症状を呈する脳の病気にかかっている場合がある。パーキンソン病の患者は、うつであるように見えたり聞こえたりする。彼らは典型的には、うつろで感情のない表情を見せ、話し方は単調でかろうじて聞き取れる程度である。脳の多くの領域の損傷でプロソディ（訳注：言語の持つイントネーション、リズム、メロディのこと）の障害が生じ、それにより声の速さ、抑揚、姿勢、そして模倣により自分の感情的状態を伝達することができなくなる。従って、プロソディ障害の患者はうつでないときもうつであるように聞こえるか、もしくは実際にうつであるが自身の感情を適切に表現できないであろう。

脳損傷のほかの患者は、"病的泣き" または感情の変わりやすさを生じ、それらはうつと間違えられることがある。これらの患者は、自分の情動を制御できないと訴える。彼らは、自発的にまたは情動的な思考または感情に反応して泣く。前頭葉損傷もしくは皮質下性認知症の患者には、無気力と精神運動制止を認めることがある。

上記の状態はうつに似ているが、うつがこれらに合併している可能性にも注意すべきである。うつは、脳卒中後とパーキンソン病において特によく見られる。

うつの他の表現

仮面うつ

"仮面" うつという言葉は、頭痛または腹痛のような身体的訴えにより主として特徴付けられるうつ病を表す。仮面うつの患者は通常、うつの自律神経症状、否定的なうつ的認知、不安、そして焦燥を訴える。しかし、彼らがうつ病だといわれた場合、典型的にはそれを否定し、身体症状の訴えに終始する。仮面うつ病は、しばしば抗うつ薬によく反応する。

うつによる認知症様症候群（仮性認知症）

認知症の病像を呈する患者が、実はうつ病であることがある。治療により、うつの改善だけでなく、認知機能も正常化する。この状態を診断する手がかりとして下記のようなものがある。自分の失敗を強調する、自分の記憶について心配する、認知機能障害が短期間で急速に進行する、テスト結果が一貫しない、そして近時記憶と遠隔記憶が同等に障害されている、などである。純粋にうつ病だけでこのような状態が生じることはまれで、うつと認知症が併存しているほうがもっとよく見られる。実際この症候群は、認知症の初期症状であることもある。

妄想性うつ

重症のうつでは、典型的には身体的か被害的な妄想を伴うことがある。これらの妄想は通常、気分に一致し、すなわち、その内容は罪業、病気、死、虚無、または罰といったうつ的なテーマに一致する。関連する特徴には、反芻思考と焦燥が含まれる。妄想性うつの患者は、精神科施設に移される必要がある場合が多い。

うつと身体疾患

身体疾患は、高齢者におけるうつのもう一つの要因である。身体疾患とうつとの間には、次の四つの関係がありうる。
- うつが、ガンのような、潜在していて診断されていない身体疾患に関連する訴えである場合。
- 身体症状が、実質的には抑うつ気分の訴えがない潜在するうつから生じている場合（例、仮面うつ、しばしば頭痛や他の痛みとして現れる）。
- うつと身体疾患が同時に生じ、直接関係している場合。
- うつと身体疾患が併存しているが、本質的には関係していない場合。

うつとしばしば関連する身体疾患と薬剤のいくつかを、**表2**に列挙する。

表2 うつとしばしば関連する身体疾患と薬剤

神経
  - 脳卒中
  - パーキンソン病
  - 水頭症
  - 多発性硬化症
  - 脳腫瘍
  - 頭部外傷
内分泌
  - 甲状腺機能低下症
  - 甲状腺機能亢進症
  - クッシング症候群
  - アジソン病
膠原血管病
ガン - リンパ腫
ウイルス疾患
  - 肝炎
  - インフルエンザ
  - 単核細胞症
薬剤
  - メチルドパ
  - プロプラノロール
  - 副腎皮質ステロイド
  - L-ドーパ
  - シメチジン
  - バルビツレート

うつの原因

さまざまな生物学的、心理学的、そして社会的要因が、うつにおける原因として提唱されてきた。多くの要因から結果としてうつに至るので、"最終共通経路"と呼ばれている。

生物学的

可能性のある生物学的病因には、遺伝子的脆弱性、ノルエピネフリンとセロトニンのようなモノアミン神経伝達物質の機能障害、日内リズムの障害、身体疾患（例、脳卒中）との特異的関係、そして異常な神経内分泌機能が含まれる。これ

心理社会的

さまざまな心理学的要因が、うつと関連すると報告されてきた。上述したように高齢者はしばしば、うつにつながるような多くの喪失体験を経験する。特に愛する人の死は、大うつ病につながるような悲嘆を生じる。人生早期の喪失体験は、後のうつの発症に関連する。Eriksonは、晩年の心理を"統合対絶望"の葛藤として概念化した[9]。彼は、高齢者は自分の人生と折り合いをつけようとする時に、受容と究極的には統合感、または失われた機会への絶望のいずれかがあると指摘した。うつの認知的理論では、機能不全または否定的思考が中心的役割を果たすとしている。行動理論では、うつが、重要な他者からの正の強化を受けることを妨げるような社会技能の障害によるものであることを示唆している。うつの発症に関与する社会的要因には、家族の援助の欠如、友人の欠如、貧困のような窮乏が含まれる。

施設環境における要因

喪失は、抑うつ感情に関与する重要な要因である。多くの高齢者は施設への入所を、家、独立、意思決定、自由、そしてプライバシーの喪失、として経験する。この状況に反応して悲しみを覚えることは正常である。これらの感情は、入所に関連して起こる他の喪失により増悪する。病気または障害の進行のほか、配偶者または他の身内や友人の喪失もしばしばある。聴覚または視覚の障害による感覚の喪失は、周囲からの孤立感を生むだろう。高齢者が、施設の選択や入所の経過にどのくらい参加できたかが、適応していく過程に影響する。もし選択に参加できるだけの認知的そして情動的能力を持ち、前もって施設をよく知る機会があれば、状況を自分がよりコントロールできていると感じるだろう。自分がコントロールできていると感じられることは、絶望感やうつの感情を弱めるか和らげる効果がある。

評価

上述したように、うつには多くの原因が考えられることから、うまくマネジメントするには、完全な病歴聴取と検査を含む、包括的な評価から始めること必要である。身体疾患が存在する可能性を除外することは重要である。絶望感と希死念慮、または自殺企図について尋ねることも重要である（6章参照）。評価には、血液検査と他の診断テスト、心理学的評価、そして社会的、物理的環境の情報収集が含まれる。

治療に対する反応について、過去の病歴を入手することも重要であろう。評価の目標は、適切な診断基準に基づいて、診断と鑑別診断を行うことである。

うつ病患者のマネジメント

大うつ病の人たちはしばしば、投薬と心理療法または他の心理学的介入の組み合わせによりもっとも改善が得られる。下記の症例で見られる通り、さまざまな介入が必要であろう。

高齢者への投与に向いている抗うつ薬には、選択的セロトニン再取り込み阻害薬（SSRI）（例、シタロプラム（本邦未発売）とセルトラリン）が含まれ、ほとんどの臨床医は現在、SSRIを第一選択薬として使用する。他には、ベンラファキシン（本邦未発売）、ミルタザピン、そしてブプロピオン（本邦未発売）が含まれる。ミルタザピンは比較的鎮静的であり睡眠を助ける効果があり、一方でブプロピオンは一般的により賦活的である。三環系抗うつ薬（例、ノルトリプチリン、デシプラミン（本邦未発売））も、使用されることがある。薬剤は通常、標的とする症状、可能性のある

薬物間相互作用、起こりうる副作用を考慮に入れて選択される。若年者に推奨されている用量の半分から開始し、可能な限り迅速に治療用量まで増量するべきである。投与開始後は、定期的に観察されるべきである。セロトニン作動性抗うつ薬（例、SSRIまたはベンラファキシン）は、吐き気や下痢といった副作用がよく見られ注意が必要であり、低ナトリウム血症（疲労、倦怠、せん妄に至る）またはセロトニン症候群（焦燥、頻脈、振戦、反射亢進を伴う）のようなより頻度の低い副作用についても同様に注意すべきである。

ベンラファキシンは高血圧を引き起こしうる。高用量のブプロピオンでは、けいれんの危険性が増加し、ミルタザピンでは体重増加が見られる。

抗うつ薬は通常、効果を得るのに数週間かかるが、一度効果を得るとその治療反応はしばしば劇的である。焦燥が強いか、あるいは精神病性のうつの患者には、抗精神病薬の投与が必要であろう。うつのマネジメントにおける投薬の役割は、11章で考察する。

薬物療法で効果が得られないか、生命的危険にさらされている重症うつ病の患者には、電気けいれん療法（ECT）が必要である。劣位半球（訳注：言語領域がない方の大脳半球のこと。多くは右半球）に施行される片側ECTは、両側ECTよりも発作後錯乱を引き起こしにくい。片側ECTと両側ECTの有効性の比較については、治療に反応した患者の割合は両側のほうが大きかったという知見はあるものの、いまだ議論がわかれている。ECTを必要とする患者は通常、精神科入院施設へ転院する必要がある。

支持的な心理療法と、認知行動療法や回想法のようなより特異的なアプローチは、うつ病患者にとって特に効果があるだろう。集団での治療や活動もまた助けとなるであろうが、重症のうつ病患者が参加することは難しいだろう。個々の心理療法的技法は14章で、集団精神療法については15章で考察する。

抑うつ気分を伴う適応障害のような、うつがあまり重度でない患者は、一般的に抗うつ薬への反応は良くない。これらの人たちの回復過程を促進するのは、支援、時間、そして時には心理療法または他の心理社会的介入である。施設環境において、適応反応がもっとも起こりやすい時期は入所後すぐである。スタッフがこのような反応が起こり得ることを理解していると、この時期に入所者に伝えることは重要である。入所者に、新しく関係作りをし、可能であればレクリエーション活動のようなプログラムに参加するよう勧めるべきである。

悲　嘆

愛する人の死後の悲嘆の過程は、かなり多様である。明らかに終末期であるとわかる時期の後に死が訪れた場合、家族には生前から悲嘆の過程が始まる。悲嘆が先行するこれらの場合は、死が人生の不可避の部分として、あるいはタイミングの良い一種の解放としてさえ受け入れられるだろう。死が突然だった場合や、家族に否認が強く見られる場合、悲嘆の過程は亡くなってから始まる。

Parkes[10]は悲嘆の四つの段階を説明している。
1. 心の麻痺
2. 抵抗と探索
3. 混乱と絶望
4. 回復（受容と新しい生活の再構築）

最初の麻痺の段階は数日から数週間続く。すべての感情を否定し、まるで夢の中にいるように感

じるだろう。この状態では、苦痛に圧倒されたり、泣いたりする。

　抵抗と探索の段階では、不安と切望を感じる。胸のつまり、おなかのくぼみ、そして全身倦怠感のような不快な身体感覚を伴う生理学的過覚醒の状態にある。喪失した人と接触したいという強い願望から、幻想や、時には死んだ人を見たとか、声を聞いたといった幻覚が生じることは珍しくない。

　混乱と絶望の段階は、無気力、無目的、そして絶望感により特徴づけられる。計画と新しい目標を立てることは難しい。不眠、そして食欲と活力の喪失のような抑うつ症状はよく見られる。もし症状が重度で持続しているなら、抗うつ薬投与を必要とするだろう。

　悲嘆の過程に明確な終点はまずないが、ほとんどの人は実際に、もう一度人生を送る喜びを経験することができるような受容の段階に到達する。それでも、記念日、誕生日そして休日にはしばしば悲嘆の増悪をきたすことがある。

　多くの人たちは悲嘆の過程の間、支持と援助を必要とする。この支持は親族や友人からが最も多いが、医療従事者と聖職者もまた援助となりうる。時にただその人と一緒に時間を過ごし、話を聞き、受容し、安心させ、優しく勇気づけることが助けとなる。死別した人にとって、悲嘆の痛みを経験し、死んだ人についてのすべての感情を述べることは重要であると考えられ、この過程は"喪の作業"と言われる。

　例えば、その人が完全に閉じこもるか、過度に罪と怒りを感じるか、重度の不安またはパニック発作を経験するか、または全く悲嘆の徴候を見せない時、悲嘆は複雑で非典型的となりうる。これらの例では、大うつ病の可能性や他の精神疾患を除外することが重要なので、精神科医に紹介することが勧められる。

躁病（双極性感情障害）

　躁病の主要な症状を表3に列挙する。躁病の人は一般的に、興奮しているか、多幸的か、または怒りっぽく刺激に反応しやすい状態で、しばしば夜にほとんど起きている。

　高齢発症の双極性感情障害を持つ高齢者の大半には、特に女性において、脳器質性障害を示す証拠、または神経学的損傷の既往がある。さまざまな身体疾患と薬剤が、二次的に躁病を引き起こすと考えられている。それらを表4に列挙する。おそらく二次性躁病に進展する人たちは、感情障害に対する潜在的な脆弱性を持っているのであろう。時々うつと躁の両方の特徴を認めることがあり、"混合性感情障害"と言われる。

躁病の入所者のマネジメント

　重度の躁病の入所者を、施設環境においてマネジメントすることはとても難しい。しかし重症度の軽い躁病（軽躁）では通常、転院させることなくマネジメントすることができる。

　治療には一般的に、炭酸リチウム、バルプロ酸、またはカルバマゼピンが用いられ、焦燥と不眠の治療のために非定型抗精神病薬が併用される。高齢者では、より低い濃度のリチウムでよいようである。一般的に0.4から0.8 mEq/lのリチウム濃度で十分だが、治療は個別に考慮されるべきである。高齢者はリチウム毒性がもっとも生じやすく、一部の高齢の患者では比較的低い濃度のリチウムで、例えば1.0 mEq/lで毒性を生じるので、リチウム濃度は注意深く監視されるべきである。認知機能が障害された高齢者は特に、神経毒性に対して脆弱である。もし患者がリチウム投与に耐えられないか、またはリチウムが効果的でないことがわかれば、バルプロ酸またはカルバマゼピンがリ

表3 躁病エピソードのDSM-IV-TR診断

気分が異常かつ持続的に高揚されるか、開放的か、またはいらだたしい、いつもとは異なった期間が、少なくとも1週間持続する。気分障害の間、以下の症状のうち3つ（またはそれ以上）が持続しており（気分が単にいらだたしい場合は4つ）、顕著な程度に存在している：

1. 自尊心の肥大または誇大
2. 睡眠欲求の減少、例、3時間眠っただけでよく休めたと感じる。
3. 普段よりも多弁であるか、喋り続けようとする心迫（訳注：何かをしないといけないと迫られるような気持ち）
4. 観念奔逸、またはいくつもの考えが競い合っているという主観的体験
5. 注意散漫、すなわち、重要でないかまたは関係がない外的刺激にあまりにも容易に転導する注意
6. 目標志向性の活動の増加または精神運動性の焦燥
7. まずい結果となる可能性が高い快楽的活動への過度の熱中

症状は混合性エピソードの基準を満たさない。
気分の障害は、職業的機能においてかまたは日常の社会活動または他者との人間関係において著しい障害を起こすほど、または自己または他者を傷つけるのを防ぐために入院が必要であるか、または精神病性の特徴が存在する。

DSM-IV-TRより改編, アメリカ精神医学会, 2000.

チウムの代わりに使用されるだろう。双極性障害の長期の治療には、気分安定薬や非定型抗精神病薬が用いられる。

　双極性障害の入所者のケアにおいて薬理学的アプローチは最も重要であるが、心理社会的介入もまた重要である。

　躁病または軽躁エピソードの間、不適切行動に関する限界設定と過剰な環境刺激を減らすことが必要である。双極性障害の多くの人たちは、薬がない方が気分が良いと訴え、気分安定薬に対して相反する感情を持ち、服薬量を減らしたり服薬しなくなったりする傾向がある。特に安定期の間、精神療法は治療関係を強めるのを助け、それにより服薬の指示を守る助けとなるかもしれない。疾患に関する家族へのカウンセリングと教育もまた重要である。

不安障害

高齢者における不安障害の頻度

Epidemiological Catchment Area（ECA）研究では、65歳以上におけるすべての不安障害を合わせた有病

表4 躁病と関連する身体疾患と薬剤

身体疾患
- 脳卒中／脳腫瘍（特に右半球）
- 多発性硬化症
- 脳炎
- 梅毒
- 頭部外傷
- 甲状腺機能亢進症
- 尿毒症
- 血液透析

薬剤
- 副腎皮質ステロイド
- サイロキシン
- レボドパ
- ブロモクリプチン
- 交感神経作動薬
- アンフェタミン
- シメチジン

率は5.5％で、男性が3.6％で女性が6.8％であると報告されている[11]。不安障害の最も頻度の高い病型は恐怖症であった（4.8％）。無作為抽出による地域での研究結果をまとめると、高齢者において全般性不安障害と恐怖症が最も不安の原因として多いと結論づけられた[13]。ナーシングホームと集団住宅の高齢の入所者の研究では、全般性不安障害またはパニック障害の有病率が3.5％であることがわかった[12]。それ以外に13.2％が不安の症状を報告したが、それらは特定の診断は満たさなかった。

不安障害の臨床症状

不安障害には、全般性不安障害（GAD）、パニック障害、社会恐怖、特定の恐怖症、強迫性障害、外傷後ストレス障害、そして一般身体状態による不安障害が含まれる。GADは過剰な心配が特徴であるが、それはしばしば些細な問題についてである。その不安と心配は非常に強く、状況とつり合いが取れない。GADに対するDSM-IV-TR基準を、表5に列挙する。GADを持つ多くの人たちはまた身体症状を経験し、それには口渇、発汗、下痢、頻尿、頭痛、めまい、動悸、振戦、そして息切れ感が含まれる。アルコール乱用または依存症、ベンゾジアゼピン乱用または依存症、そしてニコチン依存症のような物質依存が、GADに付随することは珍しくない。不安の症状と不安障害はしばしば、他の精神障害、例えばうつ病と併存する。不安障害を引き起こしうる身体状態と薬剤を、表6に列挙する。

パニック障害は、繰り返される、予期しないパニック発作が特徴である。パニック発作に対するDSM-IV-TR基準を、表7に列挙する。これらの発作に伴って、次のパニック発作についての心配、発作の深刻さについての心配、または発作と関連する著しい行動変化が1ヵ月、またはそれ以上持続する。さらなる発作についての心配からくる予期不安に苦しめられる人もいる。パニック発作は特定の状況と関連しているので、これらの状況の回避はよく見られるだろう。患者は恐怖症となり、逃避することが困難と感じる状況や、人混みを回避する。

表5　全般性不安障害に対するDSM-IV-TR基準

多数の出来事または活動についての過剰な不安と心配が、少なくとも6ヵ月間起こる。その人は、その心配を制御することが難しいと感じている。
不安と心配は、以下の6つの症状のうち3つまたはそれ以上を伴っている：
1. 落ち着きのなさ、または緊張感または過敏 2. 疲労しやすいこと 3. 集中困難、または心が空白になること 4. いらだたしさ 5. 筋肉の緊張 6. 睡眠障害
不安と心配の対象が他のⅠ軸障害（うつ病や統合失調症など）の特徴に限られていない 臨床上著しい苦痛または機能の障害 投薬、薬物乱用、または身体状態によるものではなく、気分障害または精神病性障害の期間中にのみ起こるものでもない

DSM-IV-TRより改編, アメリカ精神医学会, 2000.

これは広場恐怖と呼ばれ、しばしばその人の活動を著しく制限する。そのような人たちは家に引きこもるようになり、毎日の活動を行うために付き添いを必要とするだろう。広場恐怖を発症した高齢者の多くには、パニック発作の既往がない。その始まりはしばしば外傷的な出来事により引き起こされる。

恐怖症は、特定の状況または明らかに同定することができる対象に対する過剰または持続する恐怖として定義され、それは実際の危険の度合いとつり合いが取れない。この恐怖を、説明または論理的説得により取り除くことはできない。恐怖症の人たちは、自分の恐怖に対して自分で制御することができず、その恐怖を制御するために恐ろしい状況または対象を回避する傾向がある。社会恐怖を持つ人たちは、他人とのふれ合いや、人前で話すといった状況を恐れる。彼らは、困惑したり、恥をかいたりするようなふるまいをしてしまうかもしれないと恐れる。他の特定の恐怖症には、ある動物または昆虫、高所、嵐、医学的処置、そして、エレベーター、飛行機、橋、そしてトンネルのような、特定の状況にいることが含まれる。高齢者によく見られる恐怖症は、以前の転倒によりけがをしたことがある人においてしばしば見られる、転倒に対する恐怖である。

強迫性障害（Obsessive compulsive disorder: OCD）は、著しい苦痛と障害を引き起こす強迫観念や強迫行為が見られる不安障害である。強迫観念は、侵入的で不適切なものとして経験され著しい不安や苦痛を引き起こすような、繰り返される、持続的な考え、想像、または衝動として定義される。強迫行為は、反復的、意図的で目的をもった行動、または心の中の行為であり、強迫観念に対する反応か、あるいはより恐ろしい出来事または状況を避けるために行われる。苦痛を引き起こすこの観念と行為は、少なくとも最初は抵抗され、無意味なものとして認識される。

不安はOCDの中心的特徴で、反復的な行動とメンタルアクト（頭の中で数を数えたり、言葉をくり返し唱えたりすること）は、強迫観念に伴う

表6　不安と関連する身体疾患と薬剤

心血管障害
- うっ血性心不全
- 不整脈
- 心筋梗塞／狭心症
- 僧帽弁逸脱症
- 失神

呼吸器障害
- 慢性閉塞性肺疾患
- 低酸素症
- 肺塞栓
- 喘息
- 肺浮腫

内分泌障害
- 甲状腺機能亢進症／甲状腺機能低下症
- クッシング病
- 低血糖症
- 高カルシウム血症／低カルシウム血症
- 褐色細胞腫
- カルチノイド症候群
- インスリノーマ

神経疾患
- 中枢神経系感染
- パーキンソン病
- 焦点性てんかん
- 脳振とう後症候群
- 多発性硬化症

薬物
- 抗コリン作用性毒性
- ジギタリス毒性
- 過剰な甲状腺補充
- 刺激物
    - アンフェタミン
    - メチルフェニデート
    - カフェイン
- 交感神経作動薬
    - うっ血除去薬
    - 気管支拡張薬
- 抗うつ薬

その他
- 抗精神病薬に誘発されたアカシジア
- 離脱
    - アルコール
    - 鎮静薬-睡眠薬
- 慢性疼痛症候群

表7 パニック発作の DSM-IV-TR 基準

強い恐怖または不快を感じる他と区別できる期間で、そのとき、以下の症状のうち4つ（またはそれ以上）が突然に発現し、10分以内に頂点に達する。

1. 動悸、心悸亢進、または心拍数の増加
2. 発汗
3. 身震いまたは震え
4. 息切れ感または息苦しさ
5. 窒息感
6. 胸痛または胸部の不快感
7. 嘔気または腹部の不快感
8. めまい感、ふらつく感じ、頭が軽くなる感じ、または気が遠くなる感じ
9. 現実感消失（現実でない感じ）または離人症状（自分自身から離れている）
10. コントロールを失うことに対する、または気が狂うことに対する恐怖
11. 死ぬことに対する恐怖
12. 異常感覚（感覚麻痺またはうずき感）
13. 冷感または熱感

DSM-IV-TRより改編, アメリカ精神医学会, 2000.

苦痛を打ち消そうとする試みであることが多い。最もよく見られる強迫行為には、洗浄、数を数えること、確認、そして保証してもらうことを頼んだり、要求したりすることが含まれる。

外傷後ストレス障害（PTSD）の患者は、死、重篤な外傷、あるいは自己または他人の身体の保全に対する脅威といった、強い恐怖、無力感、または戦慄を引き起こす出来事に暴露されたことがある。典型的な出来事には、戦争、強制収容所体験、暴力、または自動車事故が含まれる。この反応は、出来事の持続的な再体験、関連する刺激の持続的な回避、持続的な過覚醒からなる。再体験には、出来事の侵入的な想起、夢、フラッシュバック、そしてその出来事を思い出させるものへの暴露への強い苦痛が含まれる。思考、感情、または他の出来事を思い出させるものは回避され、部分的健忘、引きこもり、そして感情の制限を伴うだろう。過覚醒の症状には、易刺激性、睡眠障害、集中困難、過度の警戒心、そして過剰な驚愕反応が含まれるだろう。PTSDは、急性、慢性、または遅発性のいずれかに分類することができる。PTSDに伴う症状には、生存者の自責感（サバイバーギルト）、自己破壊または衝動行為、解離症状、身体症状、感情を制御し許容する能力の減少、そして社会的引きこもりが含まれる。

特定のライフイベントに関連して短期間不安が見られることは珍しくない。もしその不安が不安障害の基準を満たしていなければ、適応障害と診断されるだろう。典型的な例は、介護施設への入所後の不安の発現であろう。認知症を持つ入所者は、ストレスの多い状況においてはひどく不安で焦燥的となり、"破局反応" と言われることもある。

不安障害のマネジメント

最初のステップは、不安症状の鑑別診断を行い、あてはまる場合、特定の精神科診断を下すことである。不安を引き起こすかまたは悪化させるかもしれない投薬を中止するかまたは変更することは重要である。カフェインのような、不安を引き起こす物質の使用を中止するかまたは最小限にす

ることも重要である。臨床医は、大うつ病のような併発する精神科疾患や背景に存在する身体疾患を治療するべきである。

不安障害の病型により、さまざまな薬物治療が必要となるであろう。しかし、最初に非薬物的アプローチを試みることが好ましい。これらには、心理療法または行動療法が含まれる。行動療法には、漸進的リラクゼーションまたは系統的脱感作のようなリラクゼーション技法が含まれるだろう。脱感作は特に恐怖症の治療の助けとなり、徐々に恐怖症の対象に近い刺激に暴露する方法をとる。徐々に強まる暴露に耐えていくにつれて、不安は徐々に減少する。暴露療法はパニックを伴わない広場恐怖に対しても選択される。

ベンゾジアゼピンの使用は、短期間である方が好ましいが、助けとなる（11章参照）。抗うつ薬（例、SSRI）はしばしば、GAD、パニック障害、PTSD、そしてOCDの治療において有効である。ベンゾジアゼピンの使用に関してはかなり懸念されてはいるが、慢性的不安を持つ人たちにとっては助けとなるし、耐性の発現がない低用量のベンゾジアゼピンが効果的な人もいる。

最後に、ブスピロン（本邦未発売）は、非ベンゾジアゼピン系の抗不安薬であり、不安障害を持つ高齢者においてよく研究はされていないが、いくらかの効果はあるだろう。

事例提示：仮面うつ、治療への反応

Aさんは82歳で、昔教師をしていたが、入所後まもなく調子が悪くなり始めた。彼女は8年前に夫を亡くし、娘が一人いた。彼女は社会的接触から遠ざかり、重度の頭痛、便秘、そして腹部の痛みを訴えた。あらゆる精密検査を行ったが、異常は認められなかった。彼女は"狂っていない"と言って、抑うつ気分を完全に否定し、どんな感情も述べることがなかった。しかし彼女は苦しんでおり、死ぬために一人にしてほしいと感じていた。食欲は減り、2ヵ月の間に8ポンド（約3.5kg）も痩せた。睡眠は障害され、休まることはなかった。彼女は自分の生活について明確に説明することができ、他人に頼るのが嫌で、完全に独立した女性であった。彼女は、介護施設に行きたいとは思ったことは決してないが、もはや家事をすることができないと打ち明け、娘の負担となることは拒否した。しかしながら、彼女は娘が2週間に一度しか訪れてくれないと不満を語った。

Aさんを評価する上で難しいのは、彼女の症状が抑うつ気分を伴う適応障害かまたは大うつ病のどちらなのかを判断することである。抗うつ薬のシタロプラム、1日20 mgと、毎週1回30分の支持的精神療法が開始された。治療開始約15日後、彼女は頭痛が改善したことに気づいた。彼女は心配をあまり感じなくなり、食欲が増えたことに驚いた。彼女は徐々に他の入所者たちと話し始め、睡眠も改善したことに気づいた。彼女はエクササイズグループや美術と工芸のプログラムに参加し始めた。1ヵ月の間に彼女の娘は、母親がいつもの様子に戻ったことを感じた。

解説

うつ病であることを否定する患者が、実際にはうつ病だということがあるであろうか？高齢の患者はしばしば、心理的または感情的苦痛を認めたがらず、それを弱さのしるしと考える。結果として、現れる主要な症状が身体的な痛みである"仮面うつ"が、高齢の患者において比較的よく見られる。よって、スタッフが潜在するうつ病の可能性に絶えず注意していることは、非常に重要である。

事例提示：うつ、妄想、そして認知症

　Lさんは90歳男性で、2番目の妻の死去後、老齢のため施設に入所した。彼は常に、活動的で社交的な男性で、施設の方から社会的活動を続ける機会を与えてくれるだろうと考えていた。彼には最初の結婚から実子はいなかったが、妻の連れ子たちと非常に親密になった。ある時、Lさんは継子の一人が脳卒中を起こして入院していることを知った。その時点では、彼の状態と予後ははっきりしなかった。Lさんはその知らせに反応して、徐々に興奮しはじめ、スタッフを絶え間なく探し身体的訴えをすることが多くなった。

　食事量も低下し、1週間で2キロも痩せ、入眠が困難となった。ある時彼は、彼を殺そうという陰謀で集まった一部のスタッフたちにより、食事に毒が入れられているという恐怖を訴え始めた。抗うつ薬と抗精神病薬が投与されたが、精神病症状の改善に効果はなかった。そして彼は精神科入院施設に移され、最終的に電気けいれん治療を9回必要とした。彼は精神病症状から著しく回復し、施設に戻った。

　しかしLさんは、以前の自立レベルを全く取り戻さず、恐怖を感じているままで、指示と、スタッフがいつも彼の相手をすることができるという安心を必要としていた。転倒を恐れていたが、彼は食堂に行くかまたはロビーで短い間座っており、それは彼が以前に楽しんでいた気晴らしであった。それから3ヵ月も経たないうちにスタッフは、その時には回復していた彼の継子がいる時を除いて、彼がより興奮するようになりフロアを出ることを拒否するようになったことに気づいた。謀られているという彼の妄想は再燃した。興奮、妄想、そして不眠と体重減少という抑うつ症状に対して投薬がなされたが、効果は乏しかった。彼は"攻撃者"の妄想に直面して、無力感と絶望感を口にするようになった。彼は自殺したいと思うようになったが、自殺を実行する手段を考えることはできなかった。もう一度入院することになった。彼の妄想は今や、病院のスタッフを巻き込んでおり、入院への同意を拒否したため、彼が精神障害であることを証明する必要があった。

　彼は記憶障害と言葉を思い出すことの障害の徴候を見せ始めたが、それが疑い深さの原因の一部となっていた。入院病棟のスタッフは、十分検討した後、Lさんの抑うつエピソードは彼の慢性的な妄想と進行する認知症に対する反応であると思うようになった。Lさんは今や、世界全体を脅迫的で敵意を持っていると考えていた。注意深く薬剤調整が行われ、妄想に関連した興奮のいくらかを減少させるのに有効であった。

　Lさんが施設に戻った後、スタッフは、依存する程度が増え、毒を入れられているという恐怖が持続し、記憶障害が悪化しているのに気づいた。彼が衰弱するにつれて興奮も減少したが、妄想は固定化されたままだった。スタッフは、かつては自分たちが彼の友人であると考えていたが、毒を入れられて"苦しめられている"と繰り返し責められることに対処しなければならなかった。しかし、彼らは彼の病気を理解することはでき、支持的なケアを彼に提供し続けた。

解説

　なぜLさんの症状はこんなに持続したのだろうか？うつに加え、Lさんは妄想と認知症を持っていた。彼の悪化する認知機能の状態は他の問題をいっそう悪化させ、抗精神病薬で副作用が出るため、適切な量まで増薬することができなかった。さらに、持続する妄想症状は周知のように治療することは難しい。治療不可能な精神科的問題を持つ人たちがいることを、スタッフが受け入れることは難しい。それにもかかわらず、Lさんに提供されたケアとサポ

ートは素晴らしく、彼が生活する上での困難さをいくらか和らげることができた。安心、頻繁なふれ合い、そして寛大で敵対的でないアプローチはしばしば、恐怖を軽減し、信頼感を増すために有効である。

事例提示：慢性的なうつと身体化

　Bさんは80歳の離婚した女性で、身の回りのことが十分にできなくなった時に、介護施設に入所した。彼女は軽度に認知が障害されていただけだが、心疾患、多数の手術、関節炎、そして軽度の糖尿病を含む多くの身体的な持病があった。彼女は自分のケアのほとんどを自分自身ですることができたので、最小限のケアのフロアに入った。Bさんは自分自身のことを、社交的で幸せな人物であると説明した。彼女は自分がかつて"ルーマニア女王"の美容師であったことに誇りを持っていた。彼女は21歳のときに恋に落ち、彼女の"たった一つの本当の恋の相手"と結婚した。5年後、彼女の人生は第二次世界大戦の開始により閉ざされた。彼女の夫は連れ去られ、その後死亡し、彼女の娘は"（彼女の）腕の中で撃たれ"、彼女自身は5年近く収容キャンプの中にいた。この期間、彼女は麻酔のない実験、むち打ち、そして友人と家族の死を含む恐ろしい状況を経験したと語った。彼女は何とか生き残り、二番目の夫と出会い、そしてイスラエルに移住した。彼女はその後、二人の子を産んだがどちらも結核で死んだ。耐えられなくなり、彼女と夫はカナダに移住した。何年も後、彼女の夫が浮気をしているのを発見した。彼女は夫の元を去り、介護施設に入所するまで独居していた。

　彼女の入所後ほどなく、スタッフは彼女の過剰な要求に気づき始め、彼女の横柄な態度に反発を感じるようになった。診察により、彼女の過去の経験と彼女が直面した多くの喪失に対する悲嘆に関連した慢性的なうつが明らかになった。彼女は心気的な心配に集中する傾向があり、さまざまな持病、痛み、そして不眠を詳細に述べた。彼女の睡眠困難と気分を改善するために、夜間に抗うつ薬が開始された。臨床看護の専門家がそれから3年間、週に一度彼女に会った。看護師が彼女の行動の理由を調査しケアプランの策定をしやすくするために、6週間毎週スタッフミーティングが開かれた。彼女は要求を続け、権利を主張する態度をとり、そして個人的にけなされ傷つけられることから、彼女にかかわるスタッフは忍耐を強いられ、このミーティングではスタッフに対するサポートが必要であった。

　時が経ちスタッフは、Bさんの要求が彼女の"一人の人として扱われる必要性"を表現しているということを実感した。心気的な訴えは、心理的な痛みを伝える彼女のやり方であった。彼女の治療は、彼女の訴えに基づいて診察すること、必要であるときは彼女の症状を治療すること、そして彼女の精神状態に変化がないことが明らかなときは安心させることの間の繊細なバランスを必要とした。彼女は、介入が少なくなると、ケアしてもらえていないと解釈する傾向があり、医療と看護のスタッフに対して彼らは"何もしていない"と、彼らの態度が同情的になるまで強い非難を浴びせた。彼女が以前に受けた多数の投薬、検査、そして手術は、彼女が必要であると感じた検査や治療をしてもらうための後ろ盾となった。新しく出現したり、増悪したりした症状のためにさらなる検査をすることが必要かどうかについて判断することはしばしば難しかった。スタッフは彼女に慣れ始め、実際の身体状態における変化と関連したわずかな行動の変化もわかるようになった。

　スタッフはBさんを理解するようになったので、彼女の疑い深い非難を個人的な攻撃と受けとめなくなり、彼女とふれ合う方法としてユーモアを用いた。彼女のスケジュールはより

構造化され、日課の見通しを持てるようにした。彼女の気分とそれに一致する要求は変動したが、最終的には愛着を示すようになり、外出をし、プログラムに参加できるようになった。時には、自分の人生を自尊心を持って述べることができた。入所7年後に彼女が死んだとき、スタッフはこの暖かいが気難しい女性のケアができたことについて感じた誇りについて話し合うことができた。

解説

Bさんの気難しさをどのように説明することができるのか？Bさんは多数の心理的な外傷と喪失の経歴があった。これらの出来事の心理学的影響を完全に理解することは困難であった。時にBさんは自分の症状を誇張し、自分の経歴を脚色さえしたように考えられ、スタッフが理解するのは難しく感じられた。人生における喪失のために、彼女は自分の依存要求を満たす方法として身体症状を用いた。最後にはスタッフとより良い関係を築くことができた。スタッフがBさんを理解するようになったので、彼女の行動に耐えられるようになり、彼女が望むケアを提供することができた。

事例提示：うつと癌

Aさんは78歳の既婚の男性で、アルツハイマー病である彼の妻と同じ介護施設に住むことを決め、彼女が入所してから数ヵ月後に移った。彼は思いやりがあり、普段は一人でいる物静かな男性で、食事と妻の元を時々訪れる以外はめったにフロアを出なかった。入所1年後、彼の活力が失われ、孤立傾向で、急激に体重が減少し、涙もろくなったことをスタッフは心配するようになった。急性のうつの可能性を評価するため、精神科チームに紹介された。診察所見では、背の高いやつれたように見える男性で、反応は素早く、率直であった。若い頃に、うつと精神病的な症状があり、ペルフェナジン4 mg／日にて効果的に治療された過去のエピソードを語った。彼はこの投薬を長年受けており、それが中断されることを拒否した。認知症の妻の話になると、彼は涙もろくなった。彼は、食欲、活力、そして睡眠の減少、集中力低下そして左上腹部の痛みを訴えた。精神科チームは痛みについての検査と、セルトラリン25 mg／日の内服を勧めた。看護師は、彼が自分の最近の生活状況を受け入れる助けとなるよう、週1回の支持的精神療法を開始した。

1週間後、Aさんはセルトラリン内服後の"奇跡的な治療効果"を語った。彼は、睡眠、食欲、そして気分が著しく改善したことを語った。しかし奇跡は長続きせず、その翌週に彼は"私はあなたと医師が私を助けようとしていることを知っているが、薬の効果があるとは思えない"と言って、謝るようになった。抗うつ薬が増量された。その間、左上腹部の痛みについての検査が行われたが、異常がなかった。Aさんの活力と体重は減少し続け抗うつ薬の効果も乏しかったため、精神科入院施設に転院となった。薬物療法、環境的療法、そして精神療法が行われたが、彼は痛みにますます集中するようになった。何か身体的に悪いところがあるということと、自分のうつは自分が経験している痛みと関連しているということを主張して頑として譲らなかった。

心理的な痛みと器質的な痛みを区別することは難しかった。改善が得られず、悪性腫瘍の疑いがあるため、再検査がなされた。この時、腹部CTスキャンにより膵臓腫瘍が明らかになった。Aさん、彼の家族、そしてスタッフは、診断の結果に複雑な感情を抱いた。すなわち、予後についての悲しみと、痛みとうつに身体的理由があったという安堵である。Aさん

は自分の痛みはついに"聞きとどけられた"ことと、この苦しみを和らげるための方法があることを知って、むしろ穏やかになった。

解説
"心気的"症状が身体疾患によるものではないかと、いつ疑うべきであろうか？"心気的"という単語は、ある身体的訴えを"説明し除外できた"という誤解を生むかもしれないので、注意をもって用いるべきである。身体的原因がある可能性は常に除外診断されるべきである。しかし実際には、過剰な検査によるコストと危険性や、癌のような早期に発見することが困難な疾患があるという問題がある。身体疾患はしばしば感情面の症状から始まることを覚えておくことは重要である。

事例提示：双極性感情障害、認知症
Cさんは89歳の女性で、52歳の時に気分障害の病歴があった。彼女は過去に、うつに対して電気けいれん療法を行うために精神科入院を何度もしていた。入所の4年以上前から、徐々に認知機能が低下し始めており、アルツハイマー病と診断されていた。彼女が介護施設に入所した時、彼女のミニメンタルステート検査（MMSE）の得点は13/30だった。気分変動がしばしば見られていた。明らかに認知機能が低下していたが、これらの気分変動の特徴は明らかに双極性障害のものであった。躁の時は易怒的で、特に夜間に看護スタッフに暴言を吐いた。彼女は性的なテーマと金銭にまつわるテーマにこだわり、施設のすべての訪問者に自分は全く性的なことに興味がないということを主張した。リチウム濃度は0.4～0.6 mEq/lの範囲でコントロールされていた。ある時リチウム濃度が0.9 mEq/lまで増加し、引きこもりがちになり錯乱するようになった。濃度を低下させると、彼女の混乱は改善した。

解説
躁病の患者のマネジメントにおいて、どんな手法を取るべきであろうか？薬物療法は非常に重要で、十分な睡眠をとれるだけの服薬を確実にするのは特に重要である。躁病の患者は易刺激的なので、過剰な外的刺激を減らすことが重要である。奇妙な行動が見られることもある。例えば、ある患者は躁状態のとき、その地域の新聞入れから新聞を勝手にとってきて、施設の入所者に無料で配達した。一般的に、躁病患者の破壊的な行動を管理するためには、明確な限界設定が必要である。これには介護施設の管理者の関わりも必要とするだろう。一般的に介護施設においては問題にならないことが多いが、躁病患者はしばしば判断力が低下し、自分自身の経済的問題を管理する能力がなくなることを述べておく必要があるだろう。一旦、急性の躁病エピソードをコントロールできたら、リチウム濃度を厳密に監視し、それぞれの患者の最適な濃度を見つけることが重要である。

参考文献

1. The American Psychiatric Association (2000). Diagnostic and Statistical Manual of Mental Disorders (4th Ed. – Text Revision). Washington, DC: The American Psychiatric Association.
2. Canadian Coalition for Seniors' Mental Health (CCSMH). (2006). National Guidelines for Seniors' Mental Health: The Assessment and Treatment of Mental Health Issues in LTC Homes. Toronto: CCSMH. Available at www.ccsmh.ca
3. Yesavage, J.A., Brink, T.L., Rose, T.L., Lum, O., Huang, V., Adey, M., Leirer, V.O. (1983). Development and validation of a geriatric depression screening scale: A preliminary report. Journal of Psychiatric Research, 17(1):37–49.
4. Alexopoulos, G.S., Abrams, R.C., Young, R.C., Shamoian, C.A. (1988). Use of the Cornell scale in nondemented patients. Journal of the American Geriatric Society, 36(3):230–236.
5. Radloff, L.S. (1977). The CES-D scale: A self-report depression scale for research in the general population. Applied Psychological Measurement, 1:385–401.
6. Katz, I.R., Lesher, E., Kleban, M., Jethanandani, V., Parmelee, P. (1989). Clinical features of depression in the nursing home. International Psychogeriatrics, 1:5–15.
7. Ames, D. (1991). Epidemiological studies of depression among the elderly in residential and nursing homes. International Journal of Geriatric Psychiatry, 6:347–354.
8. Sadavoy, J., Smith, I., Conn, D.K., Richards, B. (1990). Depression in geriatric patients with chronic medical illness. International Journal of Geriatric Psychiatry, 5:187–192.
9. Erikson, E.H. (1959). Identity and the life-cycle. Psychological Issues, Monograph 1. New York: International Universities Press.
10. Parkes, C.M. (1972). Bereavement. New York: International Universities Press.
11. Reiger, D.A., Boyd, J.H., Burke, J.D., et al. (1988). One-month prevalence of mental disorders in the United States. Archives of General Psychiatry, 45:977–986.
12. Parmelee, P.A., Katz, I.R., Lawton, M.P. (1993). Anxiety and its association with depression among institutionalized elderly. American Journal of Geriatric Psychiatry, 1:46–58.
13. Flint, A.J. (1994). Epidemiology and comorbidity of anxiety disorders in the elderly. American Journal of Psychiatry, 151:640–649.

推薦文献

1. Rubinstein, R.L., Lawton, M.P. (Eds.). (1997). Depression in long term and residential care: Advances in research and treatment. New York: Springer-Verlag.
   介護施設におけるうつに関する優れた編集図書

2. Schneider, L.S., Reynolds, C. F., Lebowitz, B.D., Friedhoff, A.J. (1994). Diagnosis and treatment of depression in late life: Results of the NIH consensus development conference. Washington, DC: American Psychiatric Press.
   よく引用される高齢者のうつに関する編集図書

3. Canadian Coalition for Seniors' Mental Health (CCSMH). (2006). National Guidelines for Seniors' Mental Health: The Assessment and Treatment of Mental Health Issues in LTC Homes. Toronto: CCSMH. Available at www.ccsmh.ca
4. American Geriatrics Society, American Association for Geriatric Psychiatry (AGS/AAGP). (2003). Consensus statement of improving the quality of mental health care in U.S. nursing homes: Management of depression and behavioral symptoms associated with dementia. Journal of the American Geriatrics Society, 51(9):1287–1298.
5. American Medical Directors Association (AMDA). (2003). Depression: Clinical practice guidelines. Columbia, MD: AMDA.

うつ病―家族情報シート*

うつとは何でしょう？　うつは病気で、単なる悲しみや気がふさいでいる状態ではありません。治療を必要とするくらいうつがひどくなり長く続いた場合、臨床的うつ病、または大うつ病と呼ばれます。うつは、感情、思考、身体的な健康、そして行動に影響します。大うつ病エピソードに苦しむ人は、同じ2週間のほぼ毎日存在する少なくとも5つの症状を訴えます。それらには、以下のものが含まれます：（1）普段は楽しめていたことへの興味の喪失（2）悲しみ、落胆、そして気がふさいでいる感情（3）動作が遅いかまたは落ち着かず、じっと座ることができない（4）無価値感または罪責感（5）増加または減少した体重または食欲（6）死または自殺の考え（7）集中力、思考、または決断に関する問題（8）不眠または睡眠過多（9）すべての時間の活力の喪失または疲労感。他の症状には、不安または心配、悲観または無力感、頭痛または他の痛み、消化器の問題、そして性における興味の減少があります。気分変調症という言葉は、少なくとも2年間存在するような、長期間であまり重症でないタイプのうつのことをいいます。

うつの原因は何でしょう？　うつの原因がひとつだけということはほとんどなく、脳または身体における物理的変化、内面の心理学的変化、そしてその人の環境または社会的状況の組み合わせの結果として発症します。喪失体験に際して強いストレスや悲嘆を経験するなどの、ある種の人生の状況はうつをもたらすでしょう。うつになりやすくなるような脳内の化学的なバランスの崩れがある人もいます。うつの家族歴や遺伝的要因もまた一因となります。他の身体的または精神科的疾患や、ある種の薬剤、薬物またはアルコールの乱用によっても引き起こされることがあります。ずっと自分の人生の状態を不幸せに感じ、人間関係に満足できずにいる人がうつになることもあります。

うつの診断はどのように行われるでしょう？　臨床的に診断されます。つまり、病歴や検査結果に基づいて行われます。うつのための血液検査や脳検査はありません。いつも原因になりうる身体疾患や他の精神科的疾患が隠れていないか注意しておく必要があります。家族の方が、そのような過去の疾患に関して詳しく情報を提供して下さると大変助けになります。

どんな種類の治療がうつに対して用いられますか？　もっとも効果的な治療は、投薬と精神療法を組み合わせて行うことです。もっともよく使用される抗うつ薬は、選択的セロトニン再取り込み阻害薬（SSRI）と呼ばれる薬ですが、他の種類の薬も処方されることがあります。（抗うつ薬の家族情報シートを見てください。）過剰な否定的思考を取り扱うことに焦点を当てた認知行動療法、支持的精神療法、そして関係性の改善に焦点を当てた対人関係療法など、異なるタイプの精神療法があります。

* Practical Psychiatry in the Long-Term Care Home: A Handbook for Staff （D.K. Conn et al., Eds.）. ISBN978-0-88937-341-9. ©2007 Hogrefe & Huber Publishers.

家族はどのように手助けすることができますか？　（1）家族は、患者さんの最近または過去の病歴に関して価値ある情報を提供することができます。(2)あなたの愛する人とともに時間を過ごすこと、勇気、サポート、そして時にユーモアを与えてあげることはとても重要です。しかし、うつは病気であり回復は"あなたの靴下を引っ張り上げること"よりも複雑であることは認識してください。(3)もし患者さんがあなたに、生き続ける意志をなくしたか、または死にたいと思うと言うことがあれば、スタッフに伝えることが重要です。(4)もし患者さんが服薬に乗り気でないなら、規則的に薬を内服するよう勧めることはもっとも重要です。

　より多くの情報のために、米国国立精神衛生研究所（http://www.nimh.nih.gov/）やイワン・ゴールドバーグ医師のDepression Central（http://www.psycom.net/depression.central.html）のような役に立つホームページがあります。

第6章　自殺の危険

David K. Conn and Alanna Kaye
中前　貴　訳

> **キーポイント**
> - チームメンバーは自殺が起こる可能性について絶えず警戒しておくべきである。
> - 自殺する可能性が高いと考えられる場合には、その危険性を最も小さくするために積極的な介入を行い、関連する精神疾患をみつけだし、治療すべきである。
> - すべての自己破壊行動をなくすことは不可能であり、すべての自殺が防げるわけではないことを認識するべきである。
> - "理にかなった"自殺や、特に終末期や慢性疾患で非常に生活の質（QOL）が悪い場合など、ある状況においては、判断能力のある患者の治療や栄養を拒否する決断を尊重すべきであるということに注意が払われるようになってきている。こういった事例においては、抑うつを除外することが治療的に優先される。

"自殺の考えは大いに慰めになる。
そうすることで、多くのひどい夜をうまくやり過ごせるのだから"
F. ニーチェ

　この章は、自殺の危険がある入所者の評価とマネジメントに焦点を当てている。自殺という用語は一般的に、自分の命を故意に、意図的に絶つ行動のことを指す。しかし、自己破壊行動は非常に複雑な現象で、いくつかに区別する必要がある。

- 自殺既遂とは、故意に自分で加えた原因によって起きた死を意味する。
- 自殺企図とは、死には至らないが、故意に自分で負った傷害を指す。多くの自殺企図においては、死ぬ意図はないが、絶望や怒りといった感情を他者に伝えたいという願望があり、自殺企図という用語よりも自傷という用語が用いられることが多い。

　自殺行動は急性の暴力的な行動としてあらわれることもあるが、より慢性で受け身の形をとることもしばしば見受けられる。無謀な行動、処方された治療食や服薬を決められた通り守ることや血液透析などの延命治療の継続を拒否することは、自己破壊的行動の、より受け身の形の例である。我々は、まず積極的な自殺行動について論じた上で、介護施設ではまれではない、より慢性的で受け身の自殺行動を扱う。

高齢者における自殺行動

　高齢者の自殺既遂率は、すべての年齢層の中で最も高い。例えば、アメリカ合衆国では高齢者の割合が全人口の約13％であるのに対し、高齢者の自殺は全体の20％を占める。さらに、高齢者においては、死因が若年層よりも簡単に病気によるものとされるので、自殺は過小報告されているかもしれない。高齢者の自殺率が高い理由は、主に白人高齢男性において極めて高率であることによる。自殺既遂率が高いにもかかわらず、自殺企図の発生は若年者に比べて少ない。これは、高齢者の自殺行為がより死に至る可能性が高いという事実を示している。

介護施設における自殺

　介護施設における自殺率はよく調べられていない。LitmanとFarberowによる、ロサンゼルス州におけるすべての自殺既遂者の2年間の調査では、地域よりも施設における自殺率が明らかに高いということは示されなかった[1]。合計2,000以上の自殺のうち、20が"介護回復期棟"で発生していた。これらの患者の平均年齢は76歳であった。主たる医学的診断は、糖尿病、心臓疾患、癌、多発性硬化症、アテローム性動脈硬化症であった。スタッフはこれらの自殺患者のほとんどにおいて、重度の抑うつが存在することに気づいており、患者の大多数は自殺の意思について何かしら伝えていた。手段としては、取り置きしておいたり、だまって持ち込んだりした薬の服用か自傷が多いようである。調査期間中、高齢で、難治性疾患にかかっており、孤独や見捨てられたという考えに苦しみ、自分が家族の財産を使い果たしているということに気づいている患者が自殺することを認めるべき理由について、哲学的で倫理的な問題を提起する人もいた。これらの患者の多くが慢性的に自殺したい衝動にかられていることに注目すべきである。それにもかかわらず、このような環境にいるほとんどすべての患者が、慢性疾患をかかえ、孤立しているにもかかわらず、実は自殺はまれである。著者らは、自殺した患者は、介護施設の環境に適応する能力に欠ける特徴があることを示唆している。少ないながら利用可能なデータからは、高齢の介護施設入所者の自殺既遂率は、地域での同じ年代の人よりも低いことが示唆されている。これは、長期入所介護施設では、管理されていることと、自殺の手段を得る機会が少ないことに関係しているかもしれない。

自殺行動の理論

社会文化理論

　1897年に出版されたデュルケームの研究は、今日でも通用する。社会へのかかわり方や程度が自殺の危険性に関連していることを示唆している[2]。彼は社会に属している感覚を欠き、社会にうまく統合されていない人の自殺を、"利己的自殺（自己本位的自殺）"という用語を用いて説明している。多くの人は施設に入れられたときに社会から見捨てられ、追い出されたと感じるので、この考え方は介護施設にもよくあてはまる。入所者の社会的引きこもりや孤立を防止するために介護施設において地域と同じ雰囲気を作り出す必要性がある。

　社会文化理論では、科学技術の進歩、都市化、"西洋化"の結果、急速に社会が変化することの重要性も強調されている。デュルケームは、集団の社会秩序が壊れた結果生じる自殺を"アノミー

的自殺"とした。高齢者に対する否定的な紋切り型の視点（"高齢者差別"）が一般的で、若さ、美しさ、生産性、進歩、速さ、独立性が高く評価される、都市化、工業化された国で、自殺率は最も高い傾向がある。

心理学理論

自殺はしばしば、絶望期の特徴である"急性の自殺危機"に引き続いて起こる。自殺行動は、他者とのコミュニケーションの形式（助けを求める叫び、攻撃行為、またはその両方）とみなされることがある。

フロイトは、自殺を親しいが両価的な関係を持つ人に向かって外部に表現されたものというより、自己に対して向けられた攻撃とみなしていた[3]。自殺は、喪失と見捨てられ感情、喪失に関連した拒絶によって引き起こされる。これは明らかに入所者にも関係する。BibringとSeligmanは絶望の役割を強調している[4,5]。絶望感は高齢者、特に抑うつ状態の高齢者においてよくみられるもので、彼らが自分たちの生活状況をコントロールできないと考えた結果として生じる。

Miller[6]は、すべての人の中に、生活の質（QOL）があまりにも悪く、もはや生きる希望を持つことができないという限界点を決定するような、極めて個人的な方程式が存在すると述べている。彼はこの限界点を"耐えられない一線"と名付けているが、通常我々は耐えがたい状況に実際に直面するまで気づかない。その限界点に直面した時、希望を持ち続ける能力のある人は助けを求めるだろうが、一方で、完全に絶望してしまった人は自殺を企てるだろう。

生物学的理論

抑うつは非常によくみられるが、自殺者すべてにみられるものではない。うつ状態の人は、典型的には、自分が役に立たず価値がないと考え、低い自己評価と自己嫌悪の強い感情を持つ。自殺は好ましい解決法で、尊厳ある打開策としてみなされるかもしれない。いくつかの研究において、自殺患者において、年齢が上がるにつれ出現する神経伝達物質の機能異常が見つかっている。

身体疾患と自殺の関係

自殺した患者は高い割合で、身体疾患も併せ持っている。自殺と強い関連をもつことが知られている障害には、重度の息切れを伴う肺疾患、リウマチ性関節炎、血液透析で治療されている慢性腎機能不全、消化性潰瘍が含まれる。癌や難治性疾患を持つ患者においては、特に、診断や予後がまだわからない間や、病気の性質が明らかになる時期に、危険な時期が何度かある。

評　　価

自殺する可能性を評価する

自殺する可能性を評価するために最も価値のある情報源の一つは、入所者に関わって毎日働いているスタッフである。著者らの経験では、彼らの直感的な、何かが違うという"気付き"は評価やマネジメントを進めるのによい指針となることがわかっている。入所者がいつもと"違う"、または"気がかり"だといったスタッフの観察に基づいて対処することで、大うつ病や自殺する可能性がしばしば見つかり、マネジメントされる。このようなスタッフの気づきなしに、うまくマネジメントすることは不可能である。最後に自殺念慮は精神病や大うつ病に基づくものかもしれないので、治療可能な精神疾患を見逃さないために完全な評価が必要である。高齢者における自殺の危険性の

評価とその防止についての指針が2006年にカナダで公開されている[7]。
　スタッフがすべての関連する情報（評価チェックリストを参照）を詳細に記録することは重要である。直接的な観察と引用は、誤った解釈をしてしまうことが少ないので、自殺の可能性を判断するのに特に有用である。

入所者が自殺しようとしているかを見つける
　誰かが自殺しようと思っている時に、それは常に明らかなわけではない。衝動行為や認知障害が影響している事例では、危険信号はないかもしれない。
　行動、状況、言葉に手掛かりがあるかもしれない。行動上の手掛かりには、用事を整理したり自分の物を贈ったりする、孤立が強まる、アルコールや薬物を乱用するといったことが含まれる。健康、自主性、認知能力、家族や友達といったものを最近失った場合は、自殺を促進する状況要因になる。これらの人生の危機への反応は、支援体制がどのくらいあるかや、もともとのその人の対処様式や能力によって異なる。支援体制が乏しい場合には特に、悲嘆や哀悼の気持ちは自殺念慮に発展する一因となるかもしれない。
　今日の高齢者の世代は、生き残ること、性別による厳格な役割分担、そして調和を強調する世代に属する。心理的な気づきやコミュニケーションの価値にはあまり重きを置かれていない。このように、この世代の人々においては、心理的苦痛を認識し、それを言葉で伝える能力は限られている。自殺の意思は、間接的ではっきりせず、自発的で直接的に表出されることはあまりない。そのため、高齢者に関わるスタッフが、対応する時にこのことに気をつけておくことは重要である。「私には何もない」「もう何もできない」といった言い回しや、「おやすみ」というべきところを「さよなら」とスタッフに言うことは、その背景に潜んでいる、絶望、孤独や閉じ込められたような感情を知らせるメッセージかもしれない。会話の中でこれらの感情を表に出すことができるようにすれば、ケアされているという感覚や信頼感を高めることができる。そして、自殺念慮の評価がより進む。

入所者が「ただ死にたい」と言う時
　彼らは自殺しようとしているのだろうか？積極的な自殺念慮と受け身の自殺念慮を区別することが重要である。積極的な自殺思考は特定の計画を話したり、表明したり、人生を終わらせようとする意思として表れる。現在の状況をコントロールしようとする動機があることは明らかである。例えば、生きている価値がないと考えている自分で移動する能力のある人が、「こんな風に生きるのはこれ以上ごめんだ。今から道の真ん中に立って車にひかれる。」といった場合、明らかに、計画、意図、動機、実行に移す能力が存在する。
　受け身の考えに隠れている意図はより見つけるのが難しい。会話の中で、入所者は「死にたい」と言うかもしれない。この言葉についてさらに聞きとれば、積極的な自殺の考えを言葉に出すかもしれない。しばしば、本当に死にたいという願望があっても、倫理や宗教的信念から、積極的な手段がとられない場合がある。"あきらめた"ように見える人はこれに含まれることがある（慢性または受け身の自殺の節を参照）。死にたいという願望を表出する人については、自傷する意図はないが、自分たちの絶望、抑うつ、落胆、無力の感情を表現する機会を必要とする。

自殺について入所者に尋ねる
　自殺しようとしているかを入所者に尋ねることは、かえってそのような考えを植えつけたり、その考えを助長してしまったりするのだろうか？これはよくある心配だが、自殺の考えについて直接的に尋ねることは自殺の考えや行動の危険性を高めることはない。一般に、絶対に自殺すると決め

た人は、どんな介入の試みがなされても自殺を実行するだろう。精神的な苦痛がいかに強いかについて話すことで自殺を図る可能性を減らすことができる場合もあるかもしれない。これらの微妙な質問をすることで、思いやりや受容を伝え、話をしてもよいというメッセージを伝えることができる。どれもが自殺の考えに関連する孤独や苦痛の感覚を減らすのに重要である。

　自殺の考えや意図について質問をすることは難しく、評価中、介護者は不安になるかもしれない。「人生が生きる価値がないと感じたことがありますか？」「人生を終わらせることについて考えたことがありますか？」といった言い回しは、話しの雰囲気を和らげて、その話題について話してもよいことを伝えることができる。それによって、自殺の具体的な計画を考えているかどうか、もしそうならそれはどのような方法か、計画をやり遂げようとしているか、いつ起きそうか、現状を乗り越えるために自殺以外の他の選択肢があると感じているか、といった点についてさらに質問を進めていくきっかけとなる。

　これらの質問を通じて、自殺の危険性の程度が決定される。例えば、「誰にもわからない」といった漠然としていて防衛的な反応や、「なぜ私に尋ねるの？」といった質問を返してくる場合は直接的な答えよりも危険性が高いことを示唆する。「これは答えるのが難しい質問だとは思いますが」などの言葉は、対話を進めるきっかけとなる。

　我々自身が持っている自殺についての考え、態度、判断は、常に面接の過程に影響する。このため、対話への影響を最小限にするために、面接者が自分自身の感覚に気をつけることは重要である。誰かが自殺の考えを表明したとき、聞き手には怒り、恐怖、弱さ、自責、無力、否認といったものを含む無数の反応が起こる。これらの反応は面接者の質問の仕方に反映される。例えば、その問題に不快な思いを抱いている場合は「ただの決まりきった質問です。あなたは自殺について考えてないですよね？」といった質問の仕方に現れる。この質問で、面接者は「はい」という答えを求めており、正直な答えには耐えられないことが明らかで、知らず知らずのうちに自殺思考について開かれた会話をすることを妨げている。素直で、正直で寛大な態度でこの問題を持ち出すことで、苦痛に満ちた問題であってもオープンに話し合うことができる雰囲気が作り出される。

潜在的な危険性の評価

　自傷が現れた場合には積極的に原因を探り、介入することが必要であるが、死に至る確率は地域と比べて施設ではいくらか少ない。先ほど述べたように、これはスタッフがいることと、自傷する手段を得にくいことによるが、それにもかかわらず時々行われることがある。

　危険性を予測することは困難である。しかし、統計学的に自殺の可能性が高くなることと関連している因子がある。これらの因子は、これまでにすでに述べた行動上のサインと共に**表1**に列挙した。

　評価チェックリストの最初の部分は、入所者が計画を立てている程度を反映している。例えば、寝たきりの入所者が建物の屋根に登って飛び降りることで人生を終わらせようと計画しているなら、餓死しようとしていると述べる時よりも、実行される可能性は低い。このように、計画を詳細に評価することに注意を向けなければならない。

　チェックリストの2番目と3番目の部分では、自殺の可能性に寄与する行動と生活状況を評価する。死ぬ意図、計画がどの程度特定されているか、方法の実現可能性、身体疾患、抑うつの改善（自殺をやり遂げる力を与える）、性格傾向、または脳障害の結果による衝動性により、潜在的な危険性は増加する傾向にある。

マネジメント

自殺念慮をもつ入所者の介護をするのにいくつかの原則がある。介護計画を決定する際に、安全、尊厳、関わりの中で信頼関係を構築することについて主に考慮すべきである。以下に列挙されているのは一般的な運用指針である。

まずスタッフにとって大事なことは、薬剤、鋭利な物、ガラス、ロープ、ベルトなどの危険な可能性のあるものを取り去ることである。部屋の捜索を行う場合、通常2名のスタッフによって行う。信頼関係を築き、その調査が罰として捉えられる危険性を減らすために、本人の安全について心配していることについて説明する必要がある。もし可能なら、その調査について本人からの許可と協力が得られるべきである。法律上の理由から、調査の内容とその理由、スタッフの立会い、入所者の所有物がどの辺にあったかについて、ひとつひとつ注意深く記録しておくことが必須である。

対象者が近くで見ていることも重要である。危険性が低い場合は、たいてい確認する（15分か30分おき）だけで済むが、危険性が高い場合はずっと観察する必要がある。現実的には、不可能な場合もあるかもしれない。十分なスタッフを配置することは予算が制約されている現状ではほとんどできない。他の選択肢としては、ボランティア、家族、個人契約の付き添い者の協力を得ることがある。看護チームをローテーションさせて頻回に確認することも可能かもしれない。これには、スタッフが交代で勤務時間中一定の時間その入所者と一緒にいることが必要である。もし家族が付添人の費用を負担できるなら、それはスタッフの観察を短期間補助できるかもしれない。しかし、この選択肢には落とし穴がある。入所者は付添人に愛着をもち一対一の触れ合いを楽しむようになりうるので、いったん危機が過ぎた時に、付添をやめることが難しくなる。常時の介護を行うという決断は、その危険性と利益のバランスを注意深く考えてから下す必要がある。

状況が急を要する場合、精神科医や精神科看護師といった専門家に相談することが有用である。最近の調査では精神疾患、一般的には大うつ病は、自殺念慮や意図と最も関連していることが示唆されているので、信頼できる評価と治療が必要になってくる。精神科の評価と治療のための急性期治療施設に入所者を移す必要がある場合もあるかもしれない。

表1　自殺行動の評価

1. 自殺の意図
- 自殺思考を言葉に出す
- 自殺する意思を話す
- 具体的で現実的な計画の概略を述べることができる
- 方法は実現可能である
- 自殺の計画を実行することができる身体能力

2. 行動
- 質問に対して防衛的に答える
- 面接者に話題をそらさせる
- 引きこもりの増加
- 抑うつ気分
- 抑うつの改善
- 突然の宗教への関心または無関心
- 所有物の分配
- 身辺整理をする
- 薬物・アルコールの乱用

3. 危険因子
- 男性
- 白人
- 低い自己評価
- 自殺の家族歴
- 支援体制：少ないか、または存在していない
- 身体状態の悪化
- 認知機能の悪化
- 衝動性
- 自殺企図または暴力の既往
- 最近の喪失体験、または生活の変化
- 薬物・アルコールの乱用

しかし、著者らの経験では、多くの場合は自分たちの施設で何とか対応できる。同じ環境を維持しつつ、精神科サービスを利用することができれば、診断と治療の補助となり、スタッフと入所者にとって有益であることが証明されている。弱っている認知症患者を移動させると破局的な反応を引き起こし、恐怖を増し、自殺の危険性を高めることがあるので、ケアの継続性を維持することは特に重要である。

入所者と一緒に1日のスケジュールを組み立てることは、孤立感を減らすとともに、関わり、自尊心、信頼を築く助けになりうる。一貫したスケジュールは安定感をもたらし、混乱しやすい人を安心させる。できていることや、心配事、恐怖について話すために、毎日数分確保することで、この構造が作りやすくなり、関係が構築できる。スタッフは、入所者が希望を抱き、人生の意義や目的をみつけたり、取り戻したりしていくことを助けようとするべきである。

危険性の程度と明確なマネジメント計画を決定し、記録しておくべきである。マネジメント計画の有効性は継続的に評価され、ニーズの変化に合わせて修正する必要がある。

事例提示

以下の事例提示では、自殺の危険性を高めるさまざまな要因がとりあげられている。臨床的経験や我々の事例の蓄積からは、これらの要因は複数が重なって存在する傾向にあることに注意すべきである。

事例提示：うつ病

Wさんは72歳の既婚男性で、脳卒中を起こした1年後、介護施設に入所してきた。左側片麻痺と左股関節の拘縮が残存していた。衝動性の問題および、記憶、喚語、判断の障害といった認知機能障害があったが、自分の考えを言語的に伝え、スタッフの反応を理解することはうまくできていた。スタッフは、特に食事介助の時に、彼が非常に攻撃的になることについて困っていた。

診察での所見によれば、大柄の男性で、ベッドで身体を丸めており、落ち着きなく動き左股関節の痛みを訴えていた。脳卒中以前の生活についての質問に答えることができた。トラックの運転手で、「一度も事故を起こしたことがない」と自慢げに話した。余暇は友達と酒場に行くか、トレーラーで妻と北部地方へ行っていた。自分のことを、若い時はいくぶん"野蛮"だったと述べた。そして、どれほど脳卒中が自分に影響を与えたか、手にしていた多くのものを失ったかを辛そうに話した。Wさんは、自分の身体の障害や他者に依存していることを否応なく意識させられることから、介護の時に我慢できなくなることがあると述べ、自分の攻撃的な行動に気づいていた。食欲が少し落ちていることと、寝つきが悪いことも述べた。何事にも興味や楽しみが少なくなっていた。Wさんは脳卒中と多くの喪失に反応した結果、大うつ病にかかっていることがわかった。

マネジメント計画として、股関節痛の精査と、抑うつと興奮に対する抗うつ薬（セルトラリン）の投与が計画された。看護の方法としては、左側から近づくこと、介護をする際に2人のスタッフで行うことが計画された。

このことで、彼が右腕を使って殴ろうとした時に怪我をする可能性が減った。午前の介護の時間を、興奮が少ない朝遅くにずらすことは、興奮をいくらか減らすのに有用であった。Wさんは男性の方がうまく交流できるようだったので、可能な時はいつでも、男性スタッフの補助を得るようにした。怒りと興奮は減り始めた。しかし、3ヵ月後、興奮は再びエ

スカレートした。今回Wさんは人生を終わらせたいと思っていることについて話し始めた。彼は電話のコードを首に巻きつけたり、うがい薬を1本飲もうとしたり、"落ちて自分の頭か股関節を打って死ぬ" ためにベッドから這い出ようとした。

解説
　どんな種類の治療が適切であっただろうか？精神科医が評価し、抗うつ薬が増量され、興奮を抑えるために抗精神病薬であるリスペリドンが加えられた。Wさんは自殺の意図、計画について話しており、衝動性もあることから、自殺の危険性は高いが、移動力に障害があったために、自殺を実行する可能性は少なかった。職員は彼の部屋からすべてのものを取り除き、紙の皿と、プラスチック製の食器を使い、食事の間は一緒にいるようにした。スタッフが交代で彼の行動を30分ごとに確認することで、頻繁に観察する体制がとられた。彼の病識と判断は障害されているので、きっちりと限界設定が行われた。これらの外的な制限によって環境が構造化され、Wさんに自分の行動が他者に与える影響についての現実的なフィードバックが与えられた。
　抑うつと行動の障害は改善したが、自傷の可能性は残った。スタッフは援助の努力を続けたが、認知機能障害があることと、移動できることと自立していることが、彼の自尊心にとって非常に重要だったことなどから、この大きな喪失を自分の中で処理して受け入れることが難しかった。結果として、抗うつ薬と抗精神病薬の使用を継続することが、治療の中で重要な役割を果たし続けた。

事例提示：認知症
　Aさんは妻に先立たれた80歳の男性で、身体の健康が衰え、自宅で生活できなくなった結果、介護施設に入所した。彼はいつも信心深く、聖書の複雑さを自分の生徒に教えることを大きな楽しみにしていた。彼の娘は、父親が入所する前のある時、介護施設に入らないといけないなら自殺すると言っていたことをスタッフに報告していた。Aさんが周囲の人と、静かで、おだやかに接することを好ましく思うようになっていた。
　入所して3ヵ月後、スタッフは早朝の巡回を行っていて、Aさんのシーツが濡れていることに気付いた。Aさんが失禁したと考えて、スタッフがシーツを交換し始めた。しかしながら、恐ろしいことに、シーツは尿ではなく、右頸動脈のすぐ横の刺し傷からの血で濡れていたのだ。シーツの中から、小さな鉄製の手術用はさみがみつかった。その夜には適切な処置がなされ、精神科に紹介された。面接すると、明らかに認知機能が著しく障害されていた。自分がどこにいるか、今日が何年何月何日かわからなかったが、刺したことは覚えていた。しかし、なぜそうしたのか話すことはできなかった。痛ましいほどゆっくりになってはいるが、聖書の物語を通して齢をとることについての考えを話すことができ、最終的には7日前に初めて尿失禁したことを話すことができた。Aさんの主診断は認知症であったが、大うつ病の可能性もあった。気分を持ち上げ、活性化するために抗うつ薬が開始された。
　Aさんは、その後自殺企図は行わなかった。抗うつ薬による治療とスタッフの援助にも関わらず、認知症が進むにつれて引きこもっていった。自殺企図の5ヵ月後に亡くなった。

解説
　Aさんの自殺企図をどのように理解できるだろうか？認知症の結果衝動制御が失われてい

ることと同時に、障害の程度が増してきていることを自覚したことが、自殺企図につながったようである。彼が深い羞恥心を持っていたことがさらなる自殺企図を防止するのにいくらか影響したかもしれない。介護チームは、この出来事から生じる自分たちの感情を解決するために数週間ミーティングを持ち続けた。これらのミーティングの中で、「どこに危険信号があったのか？」「これは防ぎえたものなのか？」といった疑問が提起され、職業上の罪責感が語られた。支持的な雰囲気の中で、自殺企図の前に何も前兆がないことがあることを知り、スタッフは安心した。

事例提示：パーソナリティ障害

　Xさんは妻に先立たれた85歳の男性で、パーキンソン病から二次性に衰弱した結果、介護施設に入所した。彼は、親密な対人関係を築いたことがないが、結婚して一人の子供をもうけていた。妻と子供の両方がホロコーストの収容所で殺された。ドイツとロシアの軍事キャンプで埋葬し、その時に自分自身も首を吊ろうとした。彼は、政治新聞の有名な編集者で、常に自立し、意志が強い男で、情緒的な結びつきを弱さの印として軽蔑していた。長いアルコール依存症の病歴をもち、時々暴力を振るった。妻の死と彼をひどい目にあわせた責任がある役人を追求した。3回の自殺も企てた。そのうちの1回は、自分を銃で撃ったが、かろうじて弾が心臓をはずれた。

　知的であることに誇りを持っていたにもかかわらず、自尊心は低かった。しばしば彼を介護しようとするスタッフに対して怒り、品位に欠けるふるまいをした。

　彼の経歴とアルコールを継続的に飲んでいること、および彼が自殺についてしばしば言及することから精神科的な評価が行われた。この時、臨床的な抑うつは否定されたが、凍死するために雪の中に出歩くと言ってしばしば脅していたので、自殺の危険性は明らかであった。彼は人生を重荷に感じており、パーキンソニズムの進行と認知機能の低下に気づいていた。Xさんは家族の支援や宗教的な所属もなかった。元来かなり疑い深く、防衛的な性格だったが、これらの感情はパーキンソン病に関連する妄想症によって大きく強められていた。スタッフは彼の被害妄想の対象になり、怒った時には杖で叩いてくることがしばしばあった。

　彼を介護する人たちの感情と、彼の孤立感と衝動性に対処するためのマネジメント計画が立てられた。精神科看護師が毎週数回、個別に会った。パーキンソン病があるので注意深く観察しながら、衝動性を制御するために少量のオランザピンが使われた。彼は飲酒をやめようとせず、詰所で適度な量のアルコールを渡すようになるまでは、アルコールを手に入れるために手の込んだ方法を見つけだしていた。

　彼と関わりをもち、チェスや政治的な議論に引き込むようにボランティアが導入された。自殺の脅しは時折見られるだけになったが、爆発性と被害妄想は悪化し続けた。彼は一人の特定のスタッフを厳しく追求するようになり、それはナチの役人に対する追求のようであった。Xさんの非難めいた、脅すようなやり方はスタッフの側に恐怖、苦痛、怒りを生じさせた。状況は徐々にエスカレートしスタッフとXさんはお互い激しい感情を持つようになった。

解説

　スタッフが苦労していたのはどのような問題だったのだろう？スタッフミーティングが、互いに助け合い、Xさんの行動の理由を探るために開かれた。スタッフは、多くの心配につ

いて語った．この行動が意図的であると感じていることや，自分達が彼を怒らせる原因にどの程度なっているのかという戸惑い，慢性的な自殺の危険性があることに対する不安，無力感や不適切感，Xさん，他の入所者，スタッフの安全を確保することの難しさといったことが報告された．これらの問題を解決するのには長い時間を要し，そのことが本事例の複雑さと生じた感情の強さを物語っている．

　数ヵ月が過ぎ，Xさんは自殺を企図することはなかったが，パーキンソン病が終末期にさしかかり徐々に弱っていった．Xさんが医学的な理由で別のフロアに移った後，スタッフはXさんの介護の経験から距離をとり，最終的には自分たちの果たした役割に満足することができた．彼らは極度にストレスの多い状況下で，人間的に可能な限りの介護ができていた．スタッフの忍耐と，Xさんの生活にいくらかの継続性をもたらしたことが，自殺の脅しを実行に移させないことに役立ったようだ．

事例提示：依存

　Bさんは83歳の未亡人で，夫が数年前に亡くなってから介護施設で暮らしていた．うつ病に対して抗うつ薬の治療を受けた病歴を持っていた．彼女はいつも非常に依存的で，少しの時間も一人でいることに耐えられなかった．頻繁にスタッフを探し出しては，彼女のことを好きで，気をつけてくれているかの保証を求めた．他の入所者に侮辱や拒絶されたと感じると，よく涙もろくなった．地域に彼女を頻繁に訪ねてくる多くの友達がいたが，彼女はしばしば軽蔑されたと感じ，彼らの集まりに十分入れてくれないと不満を言った．彼女はだれに対してもあらさがしをするので，同室者とトラブルになることはしばしばであった．ある時，同室者と口論になった後，彼女はスタッフに自殺すると告げ，そして非常に防衛的になり自殺の計画について尋ねられても答えるのを拒んだ．彼女は「こんな風にこれ以上生きていけない」から，単に部屋を変えてほしいと述べた．

解説

　評価は何を明らかにしたか？精神科的評価では，大うつ病の明らかな証拠は見つからなかった．興奮と，彼女の行動がスタッフにどのような影響を与えるかわかっていないことの方がより目立った．彼女は自分が知っている唯一の手段を使って，自分の要求を満たそうとしていた．すなわち，何もできない様子でいたり，涙を流したり，自傷の脅しをしたりといったことである．

　彼女は自分の現在の苦境の中で実際に非常に悩んで，動揺していたが，スタッフが援助すると保証することで落ち着いていた．自殺の予防措置が講じられた．しかし，彼女は観察のためのフロアにとどまることを拒否した．

　どのようにスタッフは対応することができたか？面接を定期的に予定して行うことで関わりが増やされた．彼女は自分の苦痛に対してスタッフが対応してくれるとわかり始めたので，徐々に動揺したり，涙もろくなったり，しつこくしたりすることがなくなっていった．一方，スタッフは，彼女は自分が特別だと感じる必要性があり，それは彼女への援助や体制を増やすことに加えて，個室を与えたりすることで満たされるということを理解し始めた．いったんこの処置がなされると，Bさんは安定しそれ以上自殺するという脅しをしなくなった．この事例で重要なのは，目の前の要求を超えてその先を見通すスタッフの能力である．スタッフが，彼女のしつこさに耐え，彼女の自分が必要とされ特別であると感じていたいというニ

ーズに応えることができたことによって、Bさんとの関係を怒りや拒絶なしに深めることができた。

事例提示：終末期疾患

Dさんは74歳の未亡人で、癌転移の診断にて緩和ケア棟に入った。最初の1週間で、彼女があきらかに誰とも"つながり"をもつことができないことにスタッフは気づいた。ある日、寝つきがわるかったので、彼女が息子に家から睡眠薬を持ってきてほしいと頼んでいるのをスタッフが偶然耳にした。死にたいとほのめかしていたことも気づかれた。次の日、他のスタッフが鞄の中に薬の瓶があるのを見つけた。これらのことから、自殺の危険性についての精神科的評価が行われた。最初の面接では、Dさんはこれらの事件について率直に話して自殺の意図を否定し、スタッフの心配は"不必要"であると簡単に片づけた。彼女はできるだけ面接を早く終わらせるために、丁寧に応じているようで、いかなる援助の提案も丁重に断った。しかし、自殺をしないという約束はした。彼女は、いかにして癌が彼女の人生を"乗っ取って"行ったか、結果としてどのようなことが生じたのかを話すことができた。とても自立した女性であったので、彼女は自分をコントロールされることについては、誰からも、どのようなことも簡単に受け入れることはできなかった。入院を提示されるのは彼女にとって困った事であった。いつどのように死ぬかを自分で決めたいということは、自立していたいという彼女のニーズと結びついているようだった。

解説

このチームはどうやってこのジレンマを解決しようとしたか？自殺しないという彼女からの保証にもかかわらず、その病棟チームの不安は非常に高いままであった。彼らは、ベッドサイドから薬を引き上げるという処置に関して、自立と保護の対立という倫理的な問題を解決することに難しさを感じていた（16章を参照）。また、もしそれを行えば、彼女は信頼関係が損なわれたと捉え、治療的な関係を築く機会が妨げられるであろうとも感じていた。精神科チームはこれらの問題に取り組み、Dさんと4日間毎日会った。4日目に、薬を引き上げるという決断がなされた。この決断の目的は、彼女の苦痛に耳を傾け、それが深刻であると捉えられたということを伝えるためであった。根気強く、丁寧に説得することによって、ついにDさんから所持品の調査を行ってもよいという許可が得られ、危険なものはすべて引上げられた。この行動は、Dさんと多くのスタッフとを"結びつける"ことを促進したようであった。彼女はその後、6週後に亡くなる前まで、子供たちと重要な問題に取り組み、解決することができた。

スタッフへの配慮

介護施設の中で自殺の考えを持つ入所者に対応することは、介護者にとって大変なことである。著者のうちの一人の8歳になる息子が「自殺は誰にとってもいいことじゃない」と言ったように、我々は情動的にかき乱される。不安、恐怖、怒り、自責はよく経験される。法的、道徳的、宗教的、倫理的な問題がしばしば浮かび上がる。介護者チームの中に、怒り、過剰な気遣い、防衛、入所者

からの回避といった感情がベッドサイドで生じる。現実的には、自殺を防ぐためにできることには限界があり、予防措置を講じても起こることがある。全く警戒信号がないこともある。これらの要因は介護者に無力さや挫折の感情をひき起こす。

　支持的なミーティングを頻回に開くことは、スタッフが介護計画を立てるためだけでなく、その状況についての考えや感情を表に出すためにも重要である。スタッフの意見が受け入れられ、重んじられるという雰囲気を作り出すことは、このようなミーティングの支持的な性質にとって不可欠な要因である。こういったミーティングを開くことにより、開かれた率直な議論が促進され、予算の制約や限られた資源に関連した、周囲を取りまく問題についての生産的な解決策を生みだすことができる。ミーティングの焦点をどこに置くかはバランスが重要で、達成できたことを認識するとともに、激しい感情に対応する必要がある。スタッフがこのような複雑な問題を処理することができれば、より快適で自信をもって働くことができ、それが入所者にも伝わる。このように、自殺しようとする入所者を効果的にマネジメントするには、スタッフと入所者両方の援助が必要である。Rosowsky[8]は、介護施設入所者が自殺した場合、スタッフと管理者双方にサポートが必要であると述べている。

慢性または受け身の自殺

　自殺の概念は、人生を短くするために受け身の方法をとる人も含むように広がってきている。間接的な自己破壊行動は、"間接的に時間をかけて死につながるような状態を引き起こすために、ある行動をとること、またはとらないこと"と定義される[9]。これには、拒食、拒薬、アルコール多飲、治療を遅らせるまたは拒否、不必要な危険を冒すような行動が含まれる。このような患者は、抑うつや他の精神疾患の可能性を考慮して精神科の立場から注意深く評価されるべきである。これらの事例ではしばしば難しい倫理的、法的ジレンマが生じる。

終末期疾患の自殺行動

　"理にかなった"自殺という用語は、精神疾患のない人で、終末期や慢性疾患をもつ人が、自ら命を絶つという判断を下す場合の行動を表すために使われている。治療不能で耐えがたい重度の慢性疼痛を持つ人や、終末期疾患をもつ人が命を絶つ決断をすることは理にかなっているととらえることもできるという認識が広がっている。この問題をとりまく議論は昔からあるが、それを受容することは伝統的なユダヤ教とキリスト教の考え方とは正反対である。

　終末期疾患を持ち自殺した6名の患者の近年の検討では、彼らの自殺行動は抑うつに関連しており、それは治療が可能であったと報告されている[10]。癌患者の研究では、痛みと自殺の考えが関連していたが、同時に共通して大うつ病が存在していた[11]。著者らはこの集団における自殺行動は、深刻な身体疾患の結果避けられないものとして見られるのではなく、身体的に健康な人に対してされるのと同じように、評価され、治療されるべきであると示唆している。それにもかかわらず、専門家の中には自殺は終末期疾患に対する、理にかなった選択肢の一つであると信じている人がいる。復員軍人病院での32人の自殺した癌患者の研究では、喉頭癌の高齢男性、ホジキン病や白血病の若い男性、ストレス、重度の不安を訴え、痛みへの耐性が低い癌患者は特にどの世代でも自殺の危険性が高いことがわかっている[12]。

入所中の高齢者に見られる間接的な自己破壊行動

　入所中の高齢者に見られる、受動的な自殺や間接的な自己破壊行動はMisharaとKastenbaumによって調べられている[13]。自己を傷つける行動は、1週間の観察期間の間に、男性の43%、女性の21%に少なくとも一度は起こることが報告されている。しかし、彼らの自傷行為の定義はかなり広く、車椅子から落ちる、軽率に煙草を吸う、熱湯で火傷をする、有害なものを食べる、喧嘩や押し合いによる怪我、つまづいたことによる怪我、固い物を叩くこと、拒薬、拒食などが含まれる。環境技法を導入した統制された研究では、望ましい行動に参加するよう報酬を与えるトークンエコノミープログラムと、活動性、社会的刺激、自分自身のケアについて決定する機会を増やすことを含む、ケアの質を高めるプログラムの両方を用いて、このような行動を減らすことができている。

　1994年に開催されたワークショップでは、施設介護におけるこのような行動についてのデータが検討され、将来の研究課題を決定する計画が立てられた。さらなる研究が必要な問題には、自己破壊行動とどの程度その人の生活をコントロールする必要があるかの関係、危険性のある入所者の発見、自傷行動にはどのようなものがあるかの理解の向上といったものが含まれる[9]。ひとつの難しい問題は、どのように専門家が、筋の通った妥当な治療終結の希望と、苦痛のサインを区別することができるかということである。

事例提示："理にかなった"受け身の自殺

　Eさんは72歳の未亡人で、腹膜腎透析を中断する恐れがあるため、精神科に紹介された。彼女は6ヵ月前に施設に移った時に急性腎障害になり、老年期専門病院の持続ケア病棟にいた。週3回、透析のために8キロ離れた総合病院にタクシーで通っており、それは彼女を疲れさせるものであった。彼女が持病を患って間もなくして、夫に癌の転移が見つかり、3ヵ月後に亡くなった。Eさんが真剣に透析を中断することを考えていると言ったため、夫の死の数週間後に精神科診察が行われた。すでに悪くなっている見通しがさらに悪くなれば、確実に透析を中断することを選択するとはっきり述べていた。

　Eさんには親しい甥や姪はいたが、子供はいなかった。最初の評価の際、彼女は夫の死を深く悲しんでいた。疲れており、何も楽しめないようであった。透析を不快で疲れる処置だと感じていた。"臨床的抑うつ"が実際にあるかどうかははっきりとはしないが、自分の状況について明らかに抑うつ的であった。大うつ病が除外しきれなかったため、抗うつ薬が始められた。しかし、適切な用量を投与したにもかかわらず、彼女の精神状態には全く効果が乏しいようであった。夫の死について嘆いているところだったので、透析に関する決定を先延ばしにするように説得された。これに同意はしたが、透析を中断することについての決意は増していった。ケアチームはその状況について議論し、彼女の決断に複雑な感情を抱いた。認知機能障害の徴候を認めていたため、この決定を下す能力があるかどうかについて検討されたが、最終的に彼女には意思決定能力があるという結論に達した。数週後、彼女は、医師とチームに、今後透析のために総合病院には行かないということをはっきりと伝えた。驚いたことに、その日に彼女の容態は悪化し、半昏睡状態に陥った。医学的診察ではうっ血性心不全の徴候が認められたが、意識を失った原因ははっきりしなかった。その日の午後、彼女は安らかに亡くなった。

解説

　Eさんは自殺したのだろうか？人は自分の死のタイミングをある程度コントロールできる

ことが示唆されていて、いくつかの文献では、重度の情動的な反応により心臓の不整脈から死（魔術的な死）に陥ることがありえると示されている。本事例では、Eさんの、死のうとするはっきりとした意思と容態の悪化は、彼女が決断を下したまさにその時に起こっていて、単なる偶然の一致ではなさそうである。

彼女はもっと積極的にうつの治療を受けるべきだったのか？
　彼女に大うつ病があったかは確かではない。本事例における抗うつ薬の使用は臨床的なうつを除外し、できることはすべてやったとスタッフを安心させるためであった。うつが疑われた時、どの程度積極的に治療が行われるべきかという疑問は常にある。本事例では、電気けいれん療法のような積極的な手段をとるのは臨床的に意味がなかった。

Eさんに意思決定能力があったか？
　Eさんは細かい点でいくらかあいまいで混乱していることが時々あった。しかし、透析と人生の全般的な見通しについての話に関しては、彼女はしっかりしており、自分の感情についてはっきりと説明することができた。
　彼女は自分が活発で十分な人生を全うしていて、現在の人生の質は事実上ゼロだと考えていた。夫の死後、彼女は自分の人生の主な役割は終わったと信じた。彼女は親族について強い思いを抱いていたが、親が自分たちの子供に対して感じるような義務感のようなものは、彼らに対しては感じていなかった。判断能力があったかどうかの決定はしばしば困難であるが（16章参照）、この事例においては、彼女が意思決定能力をもっていたことは疑いようがない。

この問題に対するチームの態度はEさんにとって重要であったか？
　Eさんは自分の決断が議論の的になったという事実に急に気づいたようだった。Eさんは折に触れて、親しくなったチームのメンバーに、自分の立場を理解し、援助してくれるよう頼んだ。チームのメンバーが彼女の決断を受け入れ、決断するのに勇気が必要であったことをわかってもらうことは彼女にとって重要なようだった。

どのようにしてチームは感情を処理するのか？
　人生と死の問題に関しては、チームのメンバーの間でも考え方が異なるため、さまざまな程度の不一致があり、それにより白熱した議論となり、時には敵意さえ生ずるかもしれない。チームのメンバーが自分たちの間で、小さなグループとチーム全体の両方で議論することは重要である。すべてのチームのメンバーは自分の考えを述べる機会を持つべきである。それは、コンサルタントや、もし設置されていれば倫理委員会にその状況を再検討してもらい、グループの討論会で議論することは助けになるかもしれない。チームメンバー間の不安をかきたてうるので、法律上の問題を明確にしておくことは重要である。

参考文献

1. Litman, R.E., Farberow, N.L. (1970). Suicide prevention in hospitals. In E.S. Shneidman, N.L. Farberow, R.E. Litman (Eds.), The psychology of suicide. New York: Science House.
2. Durkheim, E. (1951). Suicide. New York: Free Press (originally published in 1897).
3. Freud, S. (1955). Mourning and melancholia. In J. Strachey (Ed.), The standard edition of the complete works of Sigmund Freud. London: Hogarth Press (originally published in 1917).
4. Bibring, E. (1953). The mechanism of depression. In P. Greenacres (Ed.), Affective Disorders. New York: International Universities Press.
5. Seligman, M.E.P. (1975). Helplessness. San Francisco: W.H. Freeman.
6. Miller, M. (1979). Suicide after sixty: The final alternative. New York: Springer-Verlag.
7. Canadian Coalition for Seniors Mental Health. (2006). National guidelines for seniors mental health: The assessment of suicide risk and prevention of suicide. Toronto: CCSMH. Available at www.ccsmh.ca.
8. Rosowsky, E. (1993). Suicidal behavior in the nursing home and a postsuicide intervention. American Journal of Psychotherapy, 47:127–142.
9. Conwell, Y., Pearson, J., DeRenzo, E. (1996). Indirect self-destructive behavior among elderly patients in nursing homes: A research agenda. American Journal of Geriatric Psychiatry, 4(2): 152–163.
10. Brown, J.H., Henteleff, P., Barakat, S., et al. (1986). Is it normal for terminally ill patients to desire death? American Journal of Psychiatry, 143:208–211.
11. Leibenluft, E., Goldberg, R.L. (1988). The suicidal, terminally ill patient with depression. Psychosomatics, 29:379–386.
12. Farberow, N.L., Shneidman, E.S., Leonard, C.V. (1970). Suicide among patients with malignant neoplasms. In E.S. Shneidman, N.L. Farberow, R.E. Litman (Eds.), The psychology of suicide. New York: Science House.
13. Mishara, B.L., Kastenbaum, R. (1973). Self-injurious behavior and environmental change in the institutionalized elderly. International Journal of Aging and Human Development, 4:133–145.

推薦文献

1. Osgood, N.J., Brant, B.A., Lipman, A. (1991). Suicide among the elderly in long-term care facilities. New York: Greenwood Press.
   介護施設における自殺に関連した問題についての解説。米国の施設における自殺の頻度に関する大規模な研究の結果が含まれている。

2. McIntosh, J.L., Santos, J.F., Hubbard, R.W., Overholser, J.C. (1994). Elder suicide: Research, theory and treatment. Washington, DC: American Psychological Association.
   自殺に関して、頻度、理論、評価、治療、そして防止についての包括的な解説。

3. Heisel, M.J., Flett, G.L. (2006). The development and initial validation of the Geriatric Suicide Ideation Scale. American Journal of Geriatric Psychiatry, 14:742–751.
   高齢者における自殺の危険性を評価する新しい尺度について解説している。

第7章　疑り深い施設入所者

Barbara Schogt
成本　迅　訳

> **キーポイント**
> - 疑り深さは、過剰な信頼と精神病的な不信との間の状態である。
> - 疑り深さは、高齢者でよくみられ、特に介護施設では多い。認知機能障害や感覚の障害が危険因子となる。
> - 疑り深さは症状であり、診断や疾患ではない。さまざまの精神科的、および身体的疾患で生じうる。
> - 環境的、心理社会的、そして生物学的手法が、疑り深さに対処するために用いられる。
> - 背後にある疾患を見つけ、治療するという包括的な手法が、症状のコントロールとともに常に行われるべきである。

　我々はみな、周囲の人をどれくらい信頼できるかについて考えている。これらの考えは、通常いくらかは事実に基づいている。我々の行動は、以前経験したことや、他の人が似たような場面でどうしたかという知識に影響されている。このように、我々はいつどこでなら車に鍵をかけなくても安全か、新しい友達にどの程度個人的な情報を教えてもよいか、そして困った時にだれを頼ったらよいかといったことを判断している。
　社会では、ある程度の疑り深さは必要である。信頼しすぎる人は、トラブルにあうことになるだろう。逆に、過剰な不信は、その人と周囲の人たちの両方にとってさまざまな問題を生じることになるだろう。
　過剰に疑り深い人は、世界は敵意に満ちており、自己中心的で思いやりがなく、害を及ぼす可能性のある人々で占められた場所と感じている。疑り深い人々が、不運に出会ったり、間違いをおかしたりした場合、彼らは他人を責める傾向がある。彼らは、現実の、あるいは想像上の軽蔑や批判、そして不正に過剰に反応する。そのもっとも極端な形として、精神病水準に達した疑り深さがある。その人は、現実から離れ、妄想と呼ばれる想像上の考えを信じ込み、それに基づいて行動する（2章、精神機能検査を参照）。妄想にはさまざまなものがあるが、よく見られる主題は、迫害される、傷つけられる、あるいは盗まれるといったものである。
　疑り深い人々にとって、自分が重要で特別な人物だから迫害の対象になっていると感じることは珍しいことではない。このように、誇大性は疑り深さと深い関係にあり、しばしば一緒に出現する症状である。
　パラノイアという用語は、しばしば疑り深さや被害妄想と同じ意味で用いられる。この用語は、ギリシャ語の"こころから外れている"という言葉に由来しており、もともとすべての妄想状態を指す用語として使われていた。このため、この用語が意味するものについては混乱がある。あいま

いさを避けるために、本章ではパラノイアという用語を疑り深さの同義語として使うことはしない。

　疑り深い人をより良く理解するためには、心理学的視点から疑り深さの発生過程を追うことが有用である。広く知られている精神分析モデルによれば、一部の人は、傷つきやすく他者を必要とすることに耐えられないことから疑り深くなると説明されている。拒否されることを恐れて、自分が無力で誰かに頼らなければならないと感じるのを避けるために攻撃的な態度をとり、「あなたを愛している」や「あなたを必要とする」は、「お前が必要だから、お前が嫌いだ」となる。疑り深い人はこの怒りの感情が自分の中から生じているというよりは、周囲の人から生じていると捉える。こうして、「おれはお前が嫌いだ」は「お前はおれが嫌いだ」となる。誇大性と特別という感覚によって、背後に隠れている感覚や必要、そして弱さに気づくことから逃れることができる。すなわち、「おれが特別だから、お前はおれのことが嫌いなのだ」となる。この心理学的過程は、無意識下で生じ、気づいたりコントロールしたりすることはできない。結果として生じる疑り深さと誇大性は、保護的な役割を果たす。この点は、対応に重要な示唆を与えてくれるので、後でもう一度議論することにする。

介護施設で問題になる疑り深さ

　この本の一つの章を疑り深さの問題にあてたのにはいくつかの理由がある。

疑り深さは高齢者の間でよく見られる

　1998年に行われた地域在住の約1,420人の高齢者を対象とした調査では、6.3％が被害妄想を持っていた[1]。感覚と認知面の障害は、疑り深さが出現する危険性を上げることに関連していた。周囲で何が起きているか理解するのが困難になり、誤解を生じるような障害により、被害妄想は生じうる。

　認知機能障害と聴覚障害の割合は、介護施設に入所している高齢者で非常に高い。それゆえ、介護施設では、少なくとも地域在住の高齢者と同じ程度には疑り深さが生じると推測できる。

住環境が疑り深さをもたらしうる

　介護施設の高度に構造化された環境で生活するには、新しい環境に適応し、人間関係を結び、他者と協調するだけの能力を必要とする。

　非常に疑り深く、精神病的でさえある人は、一般社会の中で非常に孤立している。こういった人たちは、無理やり他の人々と接触させられない限り症状は明らかにならないかもしれない。施設入所のストレスにさらされた場合にのみ、かれらの他者を信頼したり適応したりする能力の障害が周囲の人にとって問題となるだろう。疑り深い人にとって、転居することは、しばしば見知らぬ人に拘束されたり投獄されたりするという恐れと結びつく。

　過去に疑り深くなったことのない人でも、感覚や認知の障害により適応能力に制限を受ける。これらの人々も、慣れ親しんだ環境から施設へ移るというストレスに対応できない可能性がある。疑り深さはこれら施設においてよく見られる反応である。

疑り深さはしばしば精神科疾患の存在を示唆する

疑り深さは、発熱と同様、症状であり疾患ではない。それが存在する場合は、背景にある疾患を確定するために十分な評価を行う必要がある。疑り深さが一つの症状として表れる高齢者の精神疾患はさまざまである（**表1**参照）。このうちいくつかの疾患は、他の章で詳しく説明されている（3, 4, 5, 8章参照）。それぞれの疾患で、疑り深さがどのように生じるかについてここでは簡潔に説明する。なぜなら、疑り深さの症状に対する理解や治療は、背景にある疾患によって異なるからである。

表1 疑り深さを生じうる疾患

- 認知症
- せん妄
- 身体疾患による妄想症候群
- 統合失調症と遅発性統合失調症
- 妄想性障害
- 気分障害
- 妄想性人格障害
- 精神科疾患を伴わない疑り深さ

認知症

初期あるいは中期の認知症患者が、自分の経験している混乱を他に説明のしようがなくて、他者を責めるということはまれではない。自分が置き忘れたものを他の人が盗ったといって、あるいはだましたり恥をかかせたりしたといって周囲の人を責めることが時々ある。これは、家族や友人、同じ部屋の人、そしてスタッフにとって非常に苦痛で、かつてのその人を徐々に失うことになんとか適応することを求められる。認知症における疑り深さや被害妄想はたいてい単純である。それは、どんどん理解しづらくなる環境を理解し、自尊心を保つための試みである。

せん妄

せん妄は、注意や意識レベル、思考や知覚に影響するので、せん妄を発症した人は、夢の中にいるように周囲の世界を知覚している。その夢はしばしば悪夢である。せん妄における、怖がっての疑り深さや妄想は変化しやすく、体系化しておらず、錯覚や幻覚といった知覚障害に付随して生じる傾向にある（2章　精神機能検査参照）。

身体疾患による妄想症候群

妄想（多くの場合被害妄想）が、主な症状である。認知症やせん妄でみられる全般的な認知機能障害はみられない。薬剤や脳損傷といった特定の生物学的要因によるものである。高齢者では、パーキンソン病や脳卒中後の経過中に時々みられる。妄想の性質はさまざまで、単純なものから高度に体系化された、複雑な妄想体系まである。

統合失調症

統合失調症は、精神病性疾患であるが、典型的には思春期後期か成人期早期に発症する。精神機能の多くの領域で障害が見られるのが特徴で、臨床像は非常に多彩である。思考、知覚、行動、動機、そして情動面のすべてが影響される。この疾患は、さまざまな程度に仕事や人間関係、そしてセルフケアにおいて機能障害を来す。

統合失調症の妄想は、しばしば被害的な要素を含んでいる。それらは、精巧に構築されていて、非常に奇妙である。だれかにスパイされているとか、危害を加えられるといった単純な妄想もよくみられる。ある種の妄想は、統合失調症で、他のどんな精神病性の疾患よりもよくみられる。これらには、自分の考えが外に伝わっているとか、コントロールされているとか、外から思考を挿入、あるいは抜き取られているといったものがある。統合失調症の妄想には、幻覚、多くの場合は幻聴

を伴うことがある。

　統合失調症を長く患っている高齢患者の病歴からは、長年にわたってその症状に苦しんできたことがたいてい明らかにわかる。たとえ症状が残っていたとしても、患者やその家族はある程度それらに慣れてきているものである。治療を受けてきている患者は、長期の抗精神病薬投与による運動障害を来している場合がある。いうまでもなく、晩年になっての新しい身体的、あるいは認知機能の障害に適応することや、介護施設の環境に適応することは、こうした人たちにとって特に難しい。このような生活上での変化が統合失調症の症状の増悪に結び付く場合もある。

遅発性統合失調症

　統合失調症の一部は、中年や老年期にも発症することがある。統合失調症の頻度は高いので、一部と言ってもかなりの人数になる。専門家は、これまで遅発性統合失調症があいまいな用語として用いられてきたが、今やさらに研究を要する重要な疾患になっていると結論付けている[2]。この疾患にかかる人は、早期発症の統合失調症と共通した遺伝的要素を持ち合わせているのかもしれない。早期発症の統合失調症と違って、遅発性の場合は女性に多い。

　遅発性統合失調症は、成人期早期に発症するものと臨床的に似ている。妄想は、しばしば被害妄想で、精巧に体系化されていたり、奇妙であったりする。幻覚を伴う場合がある。若い患者と同様、セルフケアや社会的機能を含む生活の広い範囲で機能低下を来しうる。この機能低下は、臨床的にも脳画像的にも進行性の認知症疾患とは無関係に生じる。地域においては、警察や行政機関に被害やいやがらせを受けた"証拠"を報告することはあるかもしれないが、社会的には引きこもりや孤立が見られるかもしれない。もし感覚障害があれば、被害妄想を強め、さらに孤立化を招きうる。

　統合失調症様の疾患がどの年代でも起きうるということを認識しておくことは、介護施設で働くものにとって重要である。施設に入って初めて症状があらわれるかもしれない。より多く起こりうるのは、遅発性統合失調症の患者が、統合失調症とは別に身体疾患や認知機能の低下により自立して生活できなくなって入所してくるというケースである。どちらの場合であっても、診断は難しい。評価と検査、そしてもし可能であれば脳画像を撮っておくことが、合併する疾患を鑑別するために推奨される[2]。感覚障害を鑑別しておくべきである。

　遅発性統合失調症の患者に介護施設で対応することは、この章で述べてきた理由から難しいかもしれない。生じてくる問題は、他の理由から被害妄想を来している患者と似ている。早期発症の統合失調症と同様、遅発性の統合失調症に対しても抗精神病薬による治療が選択肢の一つとなる。投与量は、高齢者では配慮が必要である（11章　老年期精神薬理学の原則参照）。

妄想性障害

　このあまり一般的でない疾患は、持続的でよく体系化された妄想が特徴である。たいていの場合は被害妄想であるが、さまざまな妄想主題が起こりうる。時には、嫉妬妄想が生じて、原因なく配偶者が浮気をしていると信じ込むことがある。この妄想は、前立腺の手術などによる性的機能の喪失に一致して生じる場合がある。また、重要人物に愛されていると確信する妄想を持つ場合もある。身体的なタイプの妄想性障害では、自分が悪臭を放っているとか、寄生虫がついているといった妄想がある。

　幻覚は、妄想性障害では明らかではない。統合失調症と異なり、妄想に関連しない生活の領域は障害を受けない。症状は、一般身体疾患による妄想症候群に似ているが、生物学的な要因は見出されない。

気分障害

 被害妄想は、うつや躁でも生じることがある。たいていの場合、疑り深さはその時の気分と一致している。重度の抑うつ状態の場合、自分が罰せられるとか、迫害される、あるいはこれまでの罪深い行いのために貧困になるといったことを信じ込んでしまう。イライラと誇大的な主題の妄想は、躁状態でみられ、周囲の人たちが自分をねたんでおり、害を与えようとしているという信念に関連している。疑り深さは、たいていの場合背景にある気分障害を治療することで改善するが、急性期には対処が困難である。

妄想性人格障害

 この障害をもつ人は、生涯にわたって他者を信頼したり親密な関係を築いたりすることが困難である。かれらは、周囲から離れ、疑り深く孤独を好み、すぐに攻撃的となりねたみを抱きやすい。老年期には、より孤立して風変りになっていく。ストレス下で精神病にかかりやすく、施設の環境に適応するのが非常に困難である。

精神疾患を伴わない疑り深さ

 疑り深さが正当な反応として起きているのではないかということを、病気の症状であると結論づける前に検討しておくべきである。施設では時々窃盗が起こることがあるし、小さな世界での生活なので、陰謀をめぐらしたり、派閥ができたり、結果として孤立や特定の人が迫害されたりといったことも生じうる。

 ある文化で過剰に疑り深いとされる行動が、他の文化では正常で適切であるかもしれない。お金を貯めておくのに一番安全なのが布団の下である場合もあるし、役人が本当のことを言うと信頼することができない社会もある。これまで述べてきたように（2章　精神機能検査参照）、思考内容や行動を評価するにあたっては常に広い視点を持っておく必要があり、特にその人が、他の多くをしめる入所者と文化的背景が異なる場合注意が必要である。

疑り深さは深刻な処遇上の問題を生じうる

 孤立した行動は必ずしも問題にはならないが、疑り深さは施設の環境下でさまざまな深刻な問題を生じうる。身体疾患の検査や治療を拒否したり、セルフケアや日常生活への援助を受け入れなかったりして、結果として本人にとって危険なことになる可能性がある。

 暴力の可能性は常に頭においておく必要がある。攻撃されていると感じて防御のための行動や反撃に出ることは自然なことである。疑り深い人は、自分に害を与えようとしていると疑っている相手に対して攻撃に出るかもしれない。かれらの視点に立てば、自己防衛のための行動であって、正当なものである。暴力の対象は、無差別である場合もあるし、妄想に関連した特定の人である場合もある。言葉での暴力には、暴力を振うぞという脅しや、身体的特徴、性別、地位、あるいは人種的なことに関する中傷などがある。疑り深い人は、身体的暴力をふるう可能性がある。特に興奮していたり、精神病状態（妄想や幻覚に左右されている状態）にある時にはその危険性が高い。

疑り深さへの対処：一般的原則

 疑り深い人に対する対応の一般的原則がいくつかある。ここでとりあげる手法は、疑り深さを症状として扱う。疑り深い入所者に対する包括的な対応には、背景にある医学的、精神科的問題を同

定し、治療する試みが含まれていなければならない。対応の計画は、病歴、精神状態、身体的検査、そして血液生化学的検査に基づいて立てられるべきである。対応の方略には、環境的、心理社会的、そして生物学的なものがある。

環境へのアプローチ

刺激のレベルを最適にする

　感覚情報を統合することが困難になるせん妄や認知症といった疾患に対応する場合は、疑り深い入所者が誤解する可能性を最小限にとどめるために環境を修正することが特に重要である。

　興奮している人は、感覚刺激が最小限に保たれている静かな場所に可能な限り移されるべきである。その入所者と同じ部屋にいる人数は制限されるべきかもしれない。眩しすぎない程度の適切な明るさにより幻視の危険を下げることができる。電話やブザー、インターカム、そしてバタンと閉まるドアなど突然の動きや大きな騒音は興奮した疑り深い入所者にとって非常に警戒心を抱かせる結果になりうる。

危険な物を取り除く

　時には、暴力の危険を減らすために環境的な修正を加えることが必要である。これには、グラスやナイフ、花瓶、そして小さな電気スタンドといった武器になりうる物を取り除くことが含まれる。ステッキは、転倒の原因となったり、スタッフや他の入所者を叩くのに使われたりする可能性がある。ステッキを一時的に歩行器に替えることで、安全にすることができる。入所者が武器を隠しているといったり、スタッフが危険であると信ずる理由があったりする場合は、部屋を捜索することが必要である。部屋を捜索することについての問題点は第6章、自殺の危険でさらに議論している。このような作業を行う場合、スタッフは施設が定めた手順に従うべきである。入所者に心構えをさせ、捜索の目的が安全のためで懲罰ではないことを説明するために時間をかけるべきである。

危険がある入所者と他の入所者との接触を減らす

　入所者の妄想が特定の人物を含み、その人に危険が及ぶ場合、その人物との接触を可能な限り制限することが賢明である。同室者やスタッフの配置を変更することも時に必要になる。残念ながら、新しい同室者やスタッフにも妄想が及ぶ可能性がある。

身体拘束

　極端な場合、攻撃的になっている疑り深い入所者を隔離するために身体拘束が必要になるかもしれない。これは、自己や他者に差し迫った暴力の危険があるような危機的状況に限って倫理的に正当化される。倫理的配慮を重んじることに加えて、スタッフは自分の地域の法律の規定を知っておくべきである。理想的には、施設で定められた手順があるべきである（20章、法的及び倫理的側面参照）。"身体拘束は用いない"という方針を掲げる施設の場合、暴力的な状況に対処するために何らかの代替手段を用意すべきである。

　身体拘束は、その手順を定める担当のスタッフの指導のもと、適切なスタッフにより行われるべきである。制限を受けている人は、持続的でないにしろ頻回に観察され、その目的や結果について詳細にカルテに記録されることが推奨される。身体拘束は、より効果的な対応が見つかるまでの一時的な危機回避手段である。

　精神病状態の場合、身体拘束されることにむしろ良い反応が見られることがある。なぜなら、内

的なコントロールを失っている場合、外的なコントロールを受けることはむしろ安心につながるからである。しかし、その他多くの場合、疑い深い人にとって拘束は他人が自分に害を与えようとしているという信念をより強める結果となる。また、興奮した人が制限を受けているのを見るのは、他の入所者にとって非常に怖いことであり、それゆえさらなるサポートを必要とするかもしれない。

バリケード

疑い深い入所者が、バリケードを自分の部屋に築いて、スタッフや家族の説得に応じない場合がある。このような人は、薬と食事だけは受け入れるかもしれないが、適切な介護を受けることができない。衛生面で、最終的には施設全体の問題になり得る。その危険性が高い場合、強制的な介入が必要である。自分が取り囲まれて攻撃されていると捉えている入所者にとって、バリケードを取り除くことは脅威を与えるし、また物理的にも困難なので、注意深く計画し、十分なスタッフの数を揃えて行うべきである。

心理社会的アプローチ

疑い深い入所者と接するときに従うべき一般的な原則がある。

一貫性に重点を置いた自然な態度を保つこと

疑い深さや敵意は、しばしば恐怖と関連しているので、できるだけ自然な態度で接するのがよい。スタッフがサポートを提供しなかったり、過剰に気を使ったり、不自然に明るく振る舞ったりすることで自分自身の恐れや自信のなさを表してしまったら、より一層その入所者は不審に感じ孤立するだろう。頻繁に短めの接触をし、静かで一貫した態度をとることで、信頼が構築されつつあるという雰囲気を醸し出すことができるだろう。いつものスケジュールを変更しなければならないときは、あまり長すぎず、弁解がましくない態度で説明するのがよいだろう。特定の問題について契約を結ぶのも有効な方法であるが、その前にスタッフがその契約を最後まで守ることができるかどうか確かめておく必要がある。

行動パターンを理解する

ある入所者が怖がっているサインをわかるようになるにつれ、スタッフはその人がどの程度の接触に耐えられ、いつ引き下がった方がよいかを正確に判断できるようになる。興奮や疑い深さが出現する前の出来事やさまざまな介入の結果を記録しておけば、その入所者のことをよく知らないスタッフでも用いることができるような行動マネジメントの方略を開発することができる（13章、行動マネジメントの方略参照）。

安全な距離を保つ

もしだれかがほとんどだれも乗っていないバスに乗ってきて、あなたの隣に座ったとしたら、不快に感じるのは自然なことである。疑い深い人の多くは、快適でいるために我々よりも広い空間を必要とする。この自分の空間に侵入された時には、興奮や暴力に至ることがある。暴力の可能性がある場合はいつでも、その入所者とドアの間に立つのは危険である。なぜなら、捕えられたと感じさせてしまうからである。理想的には、スタッフもその入所者も共に自由に出入りできることが望ましい。

身体的接触は、うまく用いれば有効な介入となる。時には触れられることを攻撃と捉えて反応す

る場合もあるので、より注意深く行う必要がある。

　検査したり身体的ケアを提供したりする場合は、それに先立って簡単に説明することで安心感を与えることができる。時には、すべてのケアを拒絶する人もいるだろう。これにより生命的に危機が生じうるし、スタッフにとって難しい選択を迫られることになる。倫理的、そして法的な観点、その入所者の意思決定能力、親族や後見人の意見、そして急性期医療機関への転院の必要性といった要素について、考慮する必要がある。

言語的アプローチ

　疑い深い入所者がいるところで、その人以外と会話していると、不信感を助長することになる。スタッフ間で、ひそひそ話したり、ジェスチャーで表したりすることは避けるべきである。その入所者と直接話す場合は、明確であいまいさのない態度で臨むべきである。"私"と"あなた"という言葉を、"私たち"の代わりに一貫して用いることで、話し手とその入所者との間に明確な境界線を引くことができる。

疑いについて話し合う

　入所者が疑い深い考えや妄想的信念について話す時、共感的に聴く態度を取り続けることは難しい。このような信念について議論することは無意味なだけでなく、良い関係を築くための基盤を揺るがせ、孤立感や不適切な感じをしばしば強めてしまう。一方で、かれらの妄想的な見方を肯定してその人の肩を持つことは良くない。そうすることで、もともと弱いかれらの現実との結びつきを弱め、かれらの信念をより強めてしまう。時には、中立的なコメントをいくつか返すだけで、他の話題に注意を向けることができる。疑いについて返答を求められた場合、話をそらすことはいつも可能であったり、適当であったりするわけではない。そのような時には、正直かつ回避的でない返答がもっとも良い。たとえば、「あなたは、そのことに関して自分がどう見ているかを説明してくれました。難しい状況にあなたがいることは理解できました。私の見方はあなたの見方とは違いますが、それでも一緒にこれらの問題に取り組むことはできると思います。」といってみてもよいだろう。

フィードバックを返す

　疑い深い入所者が敵対的、あるいは暴力的な態度に出た場合、その行動が他人に与える影響について知らせることは適切である。その行動が治まった後に静かな会話の中でフィードバックを返すのがもっともベストである。時間をおくことは二つの意味がある。介護者側が、その入所者がどの程度自分の行動に責任を持つことができるかを臨床的に判断することができるということと、フィードバックが懲罰的になる可能性を減らすことができるということである。

長所に焦点を当てる

　その入所者は、妄想的信念に関係ない領域ではうまく機能し続けることができるかもしれない。可能な限り、うまくできる領域については奨励されるべきである。これにより、自分の信念に没入することを避け、自己評価を高め、他人とより良い形で交流する機会を提供することができる。

周囲の人をサポートする

　攻撃されると人は怒りや恐怖を感じ、傷つきやすくなるので、疑い深い入所者と接触した人にはサポートが必要である。スタッフは、非公式に、もしくはそのために準備された会合で自分の体験

を共有するよう奨励されるべきである。これは、たとえ入所者からの非難が微妙な問題を含むとしても、スタッフが施設全体で支えられていると確信しているときのみ可能になる。

家族や他の入所者も自分たちの恐れを表現する機会を持つ必要がある。疑い深い人をどう理解し対応するかを教えるような教育が有用かもしれない（家族情報シート参照）。

生物学的アプローチ

背景にある疾患を見つけ治療する

疑い深さと関連して見られる医学的、精神科的疾患は、可能なら治療されるべきである。せん妄や気分障害などのある種の状態は完全に可逆的で、治療により疑い深さも改善する。残念ながら、その他の状態では、改善や進行の防止すらできない場合がある。しかしながら、不安や不快感を和らげることは可能であり、それにより疑い深さも緩和することができる。

感覚障害を見つけ改善させる

視覚や聴覚の障害を見つけ治療することで、疑い深い入所者が感覚的手がかりを誤解する危険性を減らすことができる。

疑り深さに対して薬剤を用いる

薬物療法は、疑い深さに対する治療の一つの選択肢である。薬物療法の有益性は、常に副作用の危険性とてんびんにかけて評価する必要がある。特に、薬物療法が、根本的治療ではなく症状のコントロールを目的に用いられる時にはそうである。さらに、すべてのタイプの疑い深さが薬物療法に反応するわけではない。一旦薬物療法が開始されたら、その効果をモニターし、投与の必要性について一定の間隔で再評価される必要がある（11章　老年期精神薬理学の原則参照）。

精神病症状がある場合、抗精神病薬は非常に有効である。興奮を抑えるだけでなく、特異的な抗精神病作用も発揮する。これは、精神病症状がせん妄などの身体的状態によるものであれ、精神疾患によるものであれ同じである。一般的に、被害妄想が消退するかなり前に興奮が治まる。ある場合は、妄想は改善しないものの、その人にとって以前ほどやっかいでなくなる。妄想が存在したとしても、自動的に治療が必要であるということにはならない。長く持続する妄想で苦痛を伴わないものは介入しないのがもっとも良い。

精神病症状が存在しない場合、抗精神病薬は疑い深さの治療に用いられることはほとんどない。不安が強ければ、中間作用型のベンゾジアゼピン系抗不安薬を短期間投与することにより改善が見られることがある。しかしながら、他のケースでは、これら薬剤の抗不安作用や鎮静作用により、危険に対して防御できるという感覚を低下させ、興奮の度合いを強める可能性がある。このように、ベンゾジアゼピン系抗不安薬を開始する前に、その人にとって意識がはっきりしていることがどのくらい重要かを医師は判断する必要がある。

疑い深い人は、薬剤がかれらのイライラや苦痛を和らげるものであると説明されれば、服薬に同意することが多い。薬剤は、その人が錠剤を見て数えることができるような形で投与されるべきである。また、投与量や投与回数、投与形態が変更される時には知らされるべきである。時に入所者は特定の信用しているスタッフや家族から受け取った薬剤のみ服用に同意することがある。入所者が服薬を拒否した場合、他のケアを拒否した場合と同様の対応が求められる。

事例提示：危険性を許容する

Gさんは、85歳の独身女性で、家賃を滞納してアパートを追い出されて介護施設に入所した。アパートの部屋は乱雑で、拾い集めてきたものや古新聞であふれていた。遠方のいとこによれば、Gさんは生涯独身で、20年前に退職してからますます奇妙で孤独を好むようになった。

入所時、Gさんは、身なりは乱れ、やせ細っていた。彼女はあらゆる検査を拒否し、スタッフをおせっかいだと非難した。彼女は、休暇でホテルに来ているだけで、すぐに家に帰ると主張した。介助を申し出ても、丁重に、しかしきっぱりと拒否した。歩行は不安定であったが、補助具を使うことを拒否し、社会的活動へは参加しなかった。促されると、Gさんは非常に怒り、暴言、暴力がみられた。

解説

Gさんは、長年にわたる疑い深い行動パターンを示していた。加えて、急性の栄養面、身体面の問題、そして精神疾患を有していると思われたが、十分な検査なしでは、これらは仮説にすぎない。彼女は、自分の持ち物と一緒に一人にしておかれると明らかにもっとも落ち着いており、新しい環境に適応するのが困難であった。プライドと疑い深さにより、彼女の判断はゆがめられており、意思決定の能力があるかどうかは疑わしかった。彼女が他人に危害を加える可能性は、特に彼女と接触した場合、十分にあった。

Gさんの適応を促す方法はあるのか？

Gさんの独立をできるだけ守りながら安全を最大限確保することが、できることのすべてである。彼女の尊厳を守るため、Gさんの"休暇である"という主張は否定すべきでない。グループ活動に参加するよう勧めるのは、これまでの人を遠ざける彼女のパターンに反し、非常に脅威を与えることになるだろう。

Gさんは、次第に周囲の人が自分のプライバシーや尊厳を侵害したりしないというある程度の信頼を持つかもしれないし、一部介助を受け入れ始めるかもしれない。もし可能なら、いとこをこの過程に参加させることができるだろう。Gさんが、周囲の人と十分に関係を持ち、簡単にケアを受け入れてくれるようになるのは考えにくい。

Gさんと契約を結ぶのは意味があるか？

意味がある。Gさんが、入浴や他のパーソナルケアの決定について参加できるようにすることで、彼女のコントロール感を高め、彼女を敵対者としてではなく、同盟者として組み入れることができるだろう。たとえば、入浴の時間をいくつかの選択肢から好きな時間を選べるようにすることが可能だろうし、そのスケジュールに関する合意事項を書いたものを彼女の部屋と看護詰所に置いておくことができる。

いつ介入するかをスタッフはどのように判断したら良いか？

これは、倫理的にも臨床的にも非常に難しい判断である。Gさんは、危険な状態にあることは明らかであるが、アパートに一人でいればその危険はずっと高かっただろう。介護者は、他にもっと安全な選択肢がないため、Gさんが廊下でこけるかもしれないという不安に耐えることを学ぶ必要があるだろう。状況やいとことの相談内容を注意深く文書に残すことが推奨される。

もしGさんが身体的に緊急の状態になったり、骨折したりした際には、介入が必要であろう。明確でわかりやすい症状の病気の場合、よりケアを受け入れやすいかもしれないが、そうでなければ一時的な行動制限が必要になるだろう。親族には明らかになった状況を常に連絡しておくべきである。

この症例で薬物療法を考慮する余地があるか？
　もし彼女が服薬に同意したとしても、この持続的な疑い深さにおそらく効果はないだろうし、厄介な副作用が出現するかもしれない。

事例提示：なくなった下着の症例
　Nさんは、中等度認知症の77歳の男性で、妻を亡くしている。その施設で数年間暮らしていた。物忘れはあるが、たいていは明るく、社会的活動を楽しんでいるように見えた。視力は低下してきている。Nさんは、しばしば自分の持ち物を置き忘れた。その時はいつでも、非常に困った様子でイライラする。最近、彼は他の人が彼の物を盗ったと責めるようになった。最初は、特定の人を責めることはなかったが、今朝は同室者が自分の下着を盗ったといって殴りかかろうとしていた。この状況に対応して、スタッフは彼のベッドの下からその衣類を捜し出した。

解説
　視覚と記憶の障害により、Nさんは混乱し、自分の思考や持ち物を保持することができなくなっている。物を盗ったと他人を責めることで、彼はこの認めがたい現実に気づかなくてすむ。

この朝の一連の出来事にどのように対処することができるだろう？
　もしNさんの記憶が、朝の出来事を思い出すことができるくらい保たれていれば、彼の脅しがどれほど重大な影響を同室者に与えたかについて穏やかに指摘することができるだろう。
　また、物が無くなった時はスタッフにいうよう指示することもできる。このメッセージは、毎日繰り返す必要があるだろう。洋服ダンスのカギはいつでも首からさげておけるようにひもにつけておくことができる。スタッフは、Nさんの部屋の明るさが適切かをチェックすべきであり、信頼できる家族が入ってきて、彼の持ち物を整理するのを助けてくれるよう頼むこともできるかもしれない。
　同時に、Nさんの同室者には、同じようなことが起きないよう対応がとられていることを保証し、もしまた彼が脅かすようなことがあればすぐに部屋を出てスタッフに報告するよう伝えるべきである。

2日後に同室者が眼鏡を盗ったと怒鳴りこんで来たらどうしたらよいだろう？
　Nさんに間違った場所に眼鏡を置いたのではないかという可能性をつきつけるのではなく、静かにそれを取り戻す手伝いをすることを申し出る。もし見つからなくても、彼は、眼鏡を見つけるためにあらゆることをしてもらえることが保証される。彼の興奮を治めるにはこれで十分かもしれない。それから、話題を変えるか、別の活動に参加させることで気を逸らせることができるかもしれない。もし、Nさんが引き続き同室者を攻撃するようであれば、脅

しや暴力は受け入れられないことを伝える必要があるだろう。もし気を静めることができないようなら、Nさんを一時的に他の部屋へ移さないといけないかもしれない。

もしNさんと同室者の関係が悪化していったらどうしたらよいだろう？
　暴力の危険が続いたり、実際に起きてしまったりしたら、部屋を離すことが必要かもしれない。新しい同室者に対しても物を盗ったと責めるかもしれないが、こうした転室によって決して回避できないわけではない。さらに、Nさんの認知症が進行するにつれ、自分が失ったものにあまり気づかなくなり、苦しむことも減るだろう。

事例提示：ちょっとした交流が大きく影響している
　Wさんは、89歳女性で、夫を亡くしており、10年間施設に入所している。パーキンソン病があり、何種類かの薬を飲んでいる。過去6年間、見知らぬ侵入者たちが毎晩部屋に現れ、ベッドに彼女をくくりつけ毒物を注射すると確信していた。彼女は怒張した静脈を指してその「証拠」だといっている。
　妄想の発症は、彼女の妹の死と抗パーキンソン薬の投与開始時期と一致していた。妄想とそれにともなう苦痛は、人生の危機に出会った時にもっとも顕著になっていた。最近、特に症状が目立ってきている。スタッフは、最終的にこれら症状の悪化が、これまでNさんの怖い夜の出来事についての話を時々短時間聞いてあげていた介護者が退職することと関係づけてとらえることができた。

解説
　Wさんの妄想は、構築され、強固であり、非常に限定されていた。抗パーキンソン薬は、副作用として精神病症状を来すことがあり、原因であったかもしれない。心理社会的要因が、明らかに妄想の程度と苦痛の強さに影響している。

Wさんの苦痛を和らげるために何ができるか？
　退職する介護者は、Wさんに非公式の精神療法を提供していた。もし、この人がさよならを言うためにもう何回か彼女と会うことができればよいだろう。スタッフがこのWさんにとっての喪失体験の重要性を認識することで、今後喪の作業が進み、最終的には妹のことについて話すことができるようになるかもしれない。
　Wさんは、この交流から多くの恩恵を受けていたので、何らかの精神療法に参加させることが有用かもしれない。Wさんと接触する人はみな、話を聞く能力を持ち、継続して関わることが必要である。

抗精神病薬は有効か？
　Wさんの妄想は、抗精神病薬に反応するかもしれないが、一方でパーキンソン病の症状を悪化させるかもしれない。抗精神病薬を考慮する前に、抗パーキンソン薬の再評価を行い、可能なら減量するべきである。もし、精神療法により苦痛が十分軽減するようなら、薬物療法は必要ないかもしれない。
　オランザピンのような非定型抗精神病薬は、パーキンソン病を悪化させる可能性が低い。そうであっても、抗精神病薬の使用は、精神病症状がもたらす影響がパーキンソン病よりも

重大でないかぎり、できるだけ控えるべきである。

Wさんは、うつ病にかかっているのだろうか？
　注意深く評価すると、うつ病と診断できるかもしれない。精神療法に加えて抗うつ薬を考慮してもよいだろう。投薬により精神病症状が悪化しないか注意深く監視する必要がある。

事例提示：危険な孤立
　Aさん夫婦は妻の認知症が進行して、家事ができなくなったため施設に入所した。彼らは同じ部屋に入った。妻は糖尿病を患っており、夫は軽度認知機能障害を除けば非常に健康であった。
　入所して数ヵ月後、夫はずっと妻のそばにいて、男性スタッフが妻をレイプすると責めるようになった。彼は部屋にバリケードを築いて妻と一緒に過ごすようになり、スタッフの接触を拒むようになった。食事はドアのところに置いておくよう言い、スタッフを部屋の中に入れず、妻に経口血糖降下薬を投与することもさせなかった。

解説
　夫は妻の認知症が進行して施設に移ったことや、自分の認知機能が低下してきていることからくるストレスに対応できていない。彼の行動は、自分と特に妻を危険に陥れている。介入しようとする人に対して攻撃する可能性も考えられる。

このこう着状態を打開するために何ができるか？
　女性スタッフが夫と会話することを試みたり、彼の恐怖の原因がだれかを部屋に入れることから来ていることを見出し、彼を安心させることもできるだろう。少し休んだ方がよく妻の世話をすることができるだろうし、その間妻の安全を確保するために見守るのを手伝うことができるスタッフがいるということを伝えることで彼の対応が変わるかもしれない。
　もう一つの方法としては、妻が薬を必要としていることについて話し合い、薬を投与するときに一緒にいてくれるよう頼むことで、協力関係を築くことができるかもしれない。
　これらの方法がうまくいかない場合、妻への危険性が高いと判断された際には、スタッフは無理にでも部屋へ入り、必要な場合は夫の行動を制限する用意をしなければならない。この場合、夫はその状況に非常に怯え、他の人が状況をコントロールしていると感じた瞬間に、大人しくなるかもしれない。そうでなければ、抗精神病薬による鎮静もひとつの選択肢であるが、服薬を拒否した場合は、法的、倫理的問題から急性期治療病院への転院が必要となるかもしれない。

これ以上の危機を防止するために何かできるか？
　この危機介入の後、夫に対して、妻を守ろうとして逆に危険に陥れていたことをやさしく伝えることが助けになるかもしれない。もし妻の世話を協力して行うことに了承が得られたら、気をそらせ、他の人と有意義な時間を過ごす機会が得られるような活動に参加させることができるだろう。また、自分の混乱や悲しみを表現することを促すこともできる。
　この方法でうまくいかない場合、妻の安全を確保するために部屋を別にする必要がある。その場合、夫が妻の部屋に行くことについては、交渉の上注意深く計画し、監視される必要

があるだろう。二人の状態が進行するにつれ、新しい問題が生じてくるだろう。

薬物療法の適応はあるか？
　少量の抗精神病薬が効果的である可能性がある。この危機的状況が改善すれば、薬物療法の必要性について再検討が必要である。薬を飲むことで冷静でいられ、妻を介護したり、現在の難しい状況に対処したりすることができるようになると説明すれば、服薬を受け入れる可能性があるだろう。

参考文献

1. Forsell, Y., Henderson, A.S. (1998). Epidemiology of paranoid symptoms in an elderly population. British Journal of Psychiatry, 172:429–432.
2. Howard, R., Rabins, P.V., Seeman, M.V., Jeste, D.V. and the International Late-Onset Schizophrenia Group. (2000). Late-onset schizophrenia and very-late onset schizophrenia like psychosis. American Journal of Psychiatry, 157:172–178.

推薦文献

1. Burnside, I.M. (1981). Paranoid behavior in the elderly. In I.M. Burnside (Ed.), Nursing and the aged (pp. 157–165). New York: McGraw Hill.

    疑り深い入所者にどのように対応するかについての人間的見方。

2. Grossberg, G.T., Manepalli, J. (1995). The older patient with psychotic symptoms. Psychiatric Services, 46:55–59.

    高齢者の精神病についての解説。

3. Verwoerdt, A. (1987). Psychodynamics of paranoid phenomena in the aged. In J. Sadavoy, M. Leszcz (Eds.), Treating the elderly with psychotherapy (pp. 67–93). Madison: International Universities Press, Inc.

    妄想についての精神力動的見地からの解釈で、この病気の患者をよりよく理解することができる。

疑り深さ ― 家族情報シート*

疑り深さはどんなものか？原因は何か？

　他人に対するある程度の疑り深さは生活に不可欠です。だれでも他人を信用しすぎて、だまされたり、物を奪われたり、秘密を暴露されたりしたくないものです。疑り深さは、日常生活に支障が出た時に初めて問題になります。疑り深さは症状であって病気ではありません。さまざまな原因で生じることがあります。生涯疑り深いままでいる人もいます。それはその人の性格の一部である場合もあれば、慢性的な精神疾患の症状である場合もあります。年齢とともに疑り深くなる人もいれば、薬の副作用でそうなる人も、身体疾患の経過の中で一時的になる人もいます。認知機能に障害のある人、特に視覚や聴覚の障害も伴う人は、置き忘れた物を他の人が盗ったとか、他の人が何かをたくらんでいるといって責めるようになることがあります。

何を知る必要があるか？

　疑り深さはさまざまな状態のもとで生じることがあるので、あなたの家族の症状がどのような状態に基づくものと考えているのかをスタッフに尋ねることが重要です。疑り深い人は他人から距離をとる必要があるので、スタッフは無用な興奮を招かないようにしながら必要なケアを提供するために独自のケアプランを立てる必要があります。疑り深さの原因によっては、薬物療法が効果的である可能性があります。また場合によっては、薬物療法の効果がないこともあります。あなたが、ケアプランについてその理由も含めてよく知っておくことは、あなたの家族とケアチームを助けることにつながります。

なぜ疑り深い人は時に怒ったり暴力的になったりするのか？

　私たちは、自分が攻撃されたり脅されていると感じたりしたら、自分を守ろうとします。疑り深い人は、ケアを攻撃ととらえて、そのように反応しているかもしれません。もし、私たちのことを危険と感じていたら、私たちが出す薬を拒否したり近づいたら攻撃したりすることは彼らにとって当然のことです。強い疑いを持っている人には、彼らの疑いが事実無根であると説明しても意味がありません。彼らは、あなたが自分を陥れようとしていると感じて興奮するかもしれません。また、心配事を抱えて、より一層孤独に感じるでしょう。

疑念について話し合うことを求められたらどう言ってあげたらよいのか？

　ただ聞くように努め、それから別の話題や活動に気を逸らせるようにしましょう。もし、彼らの疑念が事実無根と思えば、それに賛成しないようにしましょう。事実に基づかない偽りの連帯は、事態を悪くするだけです。もし何か返答を求められたら、「あなたがどのように状況を見ているのか説明してくれたので、私はあなたが困っていることがわかりました。私の見方は、あなたとは違うのですが、これらの問題に一緒に取り組むことはできると思います。」といったように答えるのがよいでしょう。

他にできることは？

　スタッフは、疑り深さの原因にどのような状態があるのかを探しています。そのために、これまでの経過や薬物療法を注意深く見直し、もし必要があり可能なら身体診察や血液検査を行います。あなたは、入所の前どのような人だったかや、薬物療法になんらかの変更があったかについての情報を提供することで、スタッフを助けることができます。薬局で購入した薬やアルコールも関連している可能性があります。

---

* Practical Psychiatry in the Long-Term Care Home: A Handbook for Staff （D.K. Conn et al., Eds.）. ISBN978-0-88937-341-9. ©2007 Hogrefe & Huber Publishers.

第8章 パーソナリティ障害

Anne Robinson and Barbara Schogt
柴田敬祐　訳

> **キーポイント**
> - パーソナリティ障害とは、著しい機能障害や主観的苦痛を引き起こす、他者を認知し、関係を持ち、考えることにおける広汎にわたる、生涯続く行動パターンである。
> - パーソナリティ障害は他の精神疾患と併存し、その診断やマネジメントを複雑にする。
> - パーソナリティ障害の発現は、幼少期の環境と関連がある。気質的要因もまた関連があるだろう。
> - パーソナリティ障害を持つ人は、生き方に柔軟性がなく、ストレスに対して非常に弱い。老化による喪失、役割変化、依存を受け入れることは、この人たちにとって特に難しい。
> - 施設生活で求められることにより、根深い行動パターンが表面化する。これらの入所者は自分の問題とこの求められることとの関係に気づいていないので、うまくいかないことすべてについて介護者を非難するだろう。
> - スタッフに対するこれらの行動パターンの強力な影響を理解しておかないと、臨床的判断、チームの機能、そしてその入所者のケアが妨げられるだろう。
> - 現実的な治療目標を設定するということには、入所者の限界を受け入れ、その限界の中で施設内の他者ともっともうまく共存できるよう働きかけることが含まれる。さまざまなレベルでコミュニケーションを改善すること、行動マネジメント方略を適用すること、そして場合によっては向精神薬や正式な精神療法を用いることは、総合的なマネジメントにとって重要である。

われわれが他者の顔を認識するときにその特徴を意識的に解析することがないのとちょうど同じように、他者のパーソナリティが変わっていると感じたときにその特性を列挙することはない。他者を評価するにあたってパーソナリティという概念はあたりまえのものになっているので、パーソナリティとは何かとあらためて考えることはめったにない。顔との対比を続けると、表情の変化により顔の外観は変化するが、顔自体の構造は一定で、誰かということは常に認識しうる。同様に、パーソナリティまたは性格は安定した構造で、その上に異なる気分が上乗せされる。精神障害の診断と統計の手引き（DSM-IV-TR）に記述されているように、"パーソナリティ傾向は、重要な社会的そして個人的な状況の広範囲において示される環境または自身に対する認知、関係性、思考の持続するパターンである"[1]。

性格は、多くのパーソナリティ傾向から構成され、われわれがどのように他人と交流するか、そしてどのように変化する環境に適応するかを決定する。性格により、他者との交流が促進される場合もあれば、複雑になる場合もあり、人生の旅が豊かになることもあれば、貧しくなることもある

だろう。パーソナリティ傾向が著しい機能障害または主観的な苦痛をひきおこすほど柔軟性を欠き、適応性がない場合、パーソナリティ障害と呼ぶ。パーソナリティ障害の発現はしばしば青年期に認められ、成人期を通して老年期まで続く。この章では、パーソナリティ障害を持つ高齢者が介護施設に入所したときに起こる問題に焦点を当てる。

パーソナリティ障害の同定

　パーソナリティは、われわれの適応する能力とその方法の双方を決定する。物事がうまくいっていようが、身体的または精神的な病気にかかっていようが、これは変わらない。性格的背景は表面にあらわれているすべてのことに影響を及ぼしているだろう。この背景を無視すれば、例えば、なぜある人の単純な大腿骨骨折からの回復過程がほかの人よりもずっと混乱したものになるのかということを理解することが難しくなる。パーソナリティ障害の存在を認識していない場合、治療チームは、そのような混乱を予防したり和らげたりするためにマネジメントプランを修正することができない。

　うつ状態の人はしばしば、つらく感じていることをわれわれに述べる。統合失調症の症状は通常はとても明らかである。しかし一般的に人々は、せいぜい自分たちの歩き方程度にしか自分自身のパーソナリティについて知らない。パーソナリティ障害は見過ごしやすい。DSM-IV-TRにおいて、パーソナリティ障害は、見落としを防ぐため、他の精神障害とは別に分類されている。精神科医は最初に、うつ、統合失調症、またはせん妄のような、前景となっている障害を同定し、それらの障害をI軸に分類する。そして精神科医はII軸に分類されるパーソナリティ障害が存在するかどうかについて別に記述する。他の診断と分けることにより、パーソナリティ障害が他のどんな精神障害とも併存しうることが強調されている。また、I軸診断の一因となったり、I軸診断と互いに影響しあったりするという性格の重要性を臨床医に意識させる意味もある。

　他の精神障害の急性エピソードの間にパーソナリティ障害を診断することは非常に難しいだろうと言われている。前景での混乱が大きすぎる場合、背景から注意をそらされわかりにくくなるだろう。パーソナリティ障害に典型的な多くの特徴は、例えば躁病または統合失調症の急性エピソードでも見られるだろう。

　パーソナリティ障害の診断は、その典型的特徴が"長期間そして異なる状況にわたって"安定しているときにのみ下されるべきである[1]。長期間にわたり入所者に関わってきた介護施設のスタッフは、パーソナリティを評価するうえで独自の役割を果たすことができる。

　パーソナリティ障害を持つ人々は、対人関係において困難を伴う。彼らは周囲の人々との関わりにおいて緊張した関係を生みだす。周囲の人は、要求がましい、不愉快、誘惑的、脅威的、または侵入的といった風に彼らをとらえるだろう。このように否定的な言葉で他者をとらえることはわれわれを動揺させる。非常に濃密で個人的な交流の中で毎日彼らと関わる介護者の場合は特にそうである。これらの入所者は、有能なケアの専門家というわれわれが自負するイメージを脅かす。大事な自己イメージを守るために、われわれは最終的に攻撃的な入所者を避け、非難し、そして罰するであろう。われわれはまた自分が受け入れられ難いと考える感情を持つために、自責感を感じたり、さまざまなやり方で自身を罰したりするであろう。

　パーソナリティ障害が正しく同定されれば、入所者と他者との間の緊張を理解できる。スタッフは、その診断をもとにして、その入所者を理解し自分自身のかつて否認していた感情や反応を探求するよう促される。どんなに苦しくても、この探求により結果的に緊張が緩和される。それはまた、

その入所者特有のニーズを認識し、それらとスタッフが現実的に提供できることとのバランスがとれたマネジメント計画の立案につながる。

パーソナリティ障害の分類

　もし二人として同じ性格を持つ人間がいないとしたら、われわれはどのようにパーソナリティ障害を分類することができるだろうか？ある種のパーソナリティ傾向がしばしば併存することが知られている。厳格にコントロールしようとする人は、とても演技的で感情的な人よりも、より完全主義で詳細にこだわる。DSM-IV-TRにおいて、一般的に共通して現れる傾向は、それぞれ分類され異なるパーソナリティ障害として定義されている。それぞれのパーソナリティ障害、もしくはパーソナリティ傾向の分類は、行動、機能障害、そして苦痛のある特定のタイプと関連している。診断を助けるため、パーソナリティ障害は三つに分類されている。特に同一の分類内においては、異なるパーソナリティ障害の間にかなりの重複があり、複数のパーソナリティ障害を持っていると診断される場合もある。特定のパーソナリティ障害の診断基準を満たさないが、臨床的に意味のあるパーソナリティ傾向を持つ場合もある。それぞれのパーソナリティ障害の簡単な説明を、表1に掲載した。これらの障害の完全な診断基準は、DSM-IV-TRに列挙されている[1]。

表1　パーソナリティ障害

クラスターA：しばしば他者にとって奇異で風変わりに見える

妄想性パーソナリティ障害
　他人の行動を、故意の軽蔑または脅威として解釈する広範な傾向がある。他人を信用しようとしない。他人に秘密を打ち明けたがらない。彼らは容易に軽蔑されたと感じて、恨みを抱く。

スキゾイドパーソナリティ障害
　社会的関係に関して全般的に無関心で、感情面での経験や表現の範囲が限定されている。親しい友人を持たず、冷淡でよそよそしく、強い感情を持っているように見えず、ほとんど常に孤独な行動を選ぶ。

統合失調型パーソナリティ障害
　親密な関係で急に気楽でなくなる。千里眼、テレパシー、そして第六感のような独特な考え、信念、そして経験を持つ。風変わりな行動、話し方、または外見を見せる。

クラスターB：行動はしばしば演技的、情緒的で一定しない

反社会性パーソナリティ障害
　この障害の基準は、他のパーソナリティ障害のそれよりもより厳格である。一部の人たちは、不登校、逃走、けんか、動物虐待、虚言、窃盗、などのような児童期における行為障害の所見を示す。成人として彼らは、社会的規範に従うことができず、義務を全うすることができず、無責任で、他人の権利を侵害し、そして良心の呵責が欠如している。彼らは、一貫した就労、または責任ある親としての機能を持続することができない。

境界性パーソナリティ障害

感情、対人関係、そして自己像の不安定さの広範なパターンを示す。彼らの対人関係は激しく、極度の理想化とこき下ろしの間を行き来する。衝動的で、不適切で激しい怒りを見せる傾向がある。自殺の脅し、行動、そして自傷行為も見られる。

演技性パーソナリティ障害

過度の情緒性と人の注意を引こうとする広範なパターンを示す。絶えず保証、是認、または賞賛を要求する。不適切なほどに性的に誘惑的で、誇張した情緒表現を示すと同時に自己中心的で浅薄である。

自己愛性パーソナリティ障害

誇大性（空想または行動における）、共感の欠如、そして他人による評価に対する過敏性の広範なパターンを示す。批判に対し、激怒、恥辱、または屈辱を持って反応する（たとえ表出しなくても）。自分自身の目的を達成するために他人を利用し、自分自身が独特で、特別でそして特権があると信じ、そして嫉妬の感情に支配される。

クラスターC：しばしば不安と恐怖心を見せる

回避性パーソナリティ障害

社会的不安、否定的評価に対する恐怖、そして臆病さの広範なパターンを示す。批判により容易に傷つき、親しい友人はいない。好かれていると確信できなければ、人と関係を持ちたいと思わず、人前で不安になるか、または恥をかくことを恐れる。

依存性パーソナリティ障害

依存的で従属的な行動の広範なパターンを持つ。自分自身で、日常の決定をするかまたは活動を始めることができない。他人に、自分の重要な決定をするよう頼み、拒否されるかまたは見捨てられることを恐れるため、他人が間違っていると信じている時でさえ彼らに同意する。孤独を避けるのに必死になる。

強迫性パーソナリティ障害

完璧主義と頑固さの広範なパターンを示す。彼らの完璧主義は課題の達成を妨げ、細目、規則、そして予定表に過度にとらわれる。仕事に過剰にのめり込み、決断ができず、過度に誠実で、そして感情表現が限定されている。他人が自分のやるやり方どおりやることを望み、仕事を任せることができない。

DSM-IV-TRより改編, アメリカ精神医学会, 2000.

パーソナリティ障害の発現

　パーソナリティ障害の原因は、いまだに解明されていない。しかし最近の理論と蓄積されつつある臨床データからは、児童期早期の死別、虐待、そしてネグレクトは重要な病因であることが示唆されている。なぜ幼児期と児童期早期は将来の発達のためにそんなに重要なのだろうか？幼い時期、人間は神経学的に未熟で、生存のために周囲の人たちに完全に依存している。自分自身と他人への理解が、ちょうど形成され始めたばかりである。彼らは、彼らの身に降りかかる出来事からだけでなく、彼らが自分の感じ方を自分で調整できないことから容易に圧倒される。

　養育者との数え切れない交流を通して、パターンが決定される。自分の要求が通常は理解され、その要求に合った反応を期待するようになることで、世界は子供たちにとって徐々に予測可能な場

所になる。やがて自分の周囲の世界との交流においてより広い範囲に適応する能力と、自分の欲望や主張をコントロールする能力について自信を得る。

ネグレクトされたり、虐待されて、愛情欲求が拒絶されたり、過度の性的刺激を受けた子供に何が起こるだろうか？自分そのものではなく、自分ができることだけを基準に評価された場合、もしくは自己評価を容赦なく傷つけられた場合、子供はどのような影響を受けるだろうか？それら子供の発達は妨げられ、歪められる。繰り返される失敗の結果として、自分の要求や衝動を管理したり認識したりする能力は、周囲の人々への信頼と同様に障害される。

言葉に表されたり、理解されたりすることのない満たされない要求は、有害なものとなる。大人になって、圧倒されるのを避けるために、死に物狂いで他の人にしがみつき、代わりに彼らを苦しめる行動をとる人もいる。すべての交流が性的となり、"ドンファン"（女たらし）や"ファムファタル"（妖しい魅力を持った女性）になる場合もある。薬物依存などさまざまな依存により飢えを満たそうとする場合もあれば、他人に対して自己を犠牲にして尽くすことや、偽りの自己満足が得られる孤立へと引きこもることにより、自分のニーズを全く否認する場合もある。これらの大部分において無意識のうちにとられる適応戦略は、パーソナリティ障害の症状のいくつかを構成する。後になって、この柔軟性のない防衛構造により、他人との関係を築く能力が十分備わらず、ストレス下で破綻しやすくなる。人生早期に獲得された世界観は、一度でも構築されると、修正することは難しい。子供よりも大人になって外国語を学ぶことがより難しいのとちょうど同じように、後になって新しい感情的言語を獲得することもまた容易ではない。

児童期のある特定の環境的要因の結果、どのような種類のパーソナリティ障害が起こるかを予測することはできない。不幸な境遇におかれた子供に、後になってパーソナリティ障害が発現するかどうかについてさえ、確信を持って予測することはできない。しかしながら、その可能性はより大きいということは言うことができる。生育環境が健全な発達にとって必要な基準を満たすことができない理由はさまざまである。これら理由としては、養育者の身体的、あるいは感情的な病気から、社会経済的激動や戦争などがあげられる。

環境的要因とは別に、パーソナリティ障害を発現しやすくする遺伝的、あるいは気質的な要因があるかもしれない。脳の生化学的な異常がいくつかの症状に関係している可能性があり、薬物療法の有効性について注目が集まっている[2]。幼児の気質や特別なニーズが環境とうまく"適合"していない時に問題が起こるという概念もまた探求されてきた。しかし、パーソナリティ障害を発現しやすくするような生まれつきの要因が存在するとは現状では言えない。

加齢による影響

加齢は多くの変化と関連し、パーソナリティ障害を持つ人たちは変化が苦手である。歳をとると、一般的にさまざまな喪失を体験する。愛する人の死、重要な役割の喪失、身体的衰退、そして、入所者の例では、入所にまつわるすべてのことにより、自己の感覚を脅かされる。無力感や絶望に陥ることなく、これらの主要な喪失に対処することは、パーソナリティ障害の人たちの多くが持っていないような強さを必要とする。こういった人たちがこれまで喪失に対してとってきた防御手段は、病気、移動の障害、そして経済的変化により難しくなるだろう。社交界の名士は、もはや贅沢にもてなすことで孤独を受け流すことはできない。薬物乱用、性的乱交、または旅行を含む現実からの逃避は、より実行が困難になる。老化していく身体が関心の焦点となるので、感情的苦痛は心気的な言葉で表現されるようになるだろう。老化そして病気が関係する脳の生化学的変化は、パー

ソナリティ障害の表現に付加的な影響を与える。

　高齢者はすべて、他者との関係における自分の役割を再定義しなくてはならない。それは自己の大事にしていた面、例えば、上司、教師、重要な従業員、または大所帯の管理者といったことを手放すことである。

　多くの人たちは、生存するために多くを他者に頼らなくてはならなくなる。パーソナリティ障害を持つ人々は、対人関係に問題があり、地域で生活し続けるための支持的ネットワークを持たないことが多い。たとえそのようなネットワークがあったとしても、これらの人たちは助けを求める必要性があることを認めるのが難しいだろう。そのようにすることは、人生早期において助けを得ることができなかったことを想起させるだろう。妄想性もしくは統合失調症型の障害の傾向を持つ人たちは、孤独を好むようになり、すべての援助を拒否し、そして最終的に強制的な入所を必要とするに至るようなすさまじい状況で生活するようになるかもしれない。他の極端な場合には、無力なパニックに陥りやすい人たちは、地域の援助資源をあっという間に使い果たしてしまう。これらの理由のため、パーソナリティ障害を持つ人たちは、障害に直面したときに地域で生活し続けることができなくなることが多い。結果として、介護施設の中でのそういった人たちの比率が高くなるだろう。

入所による影響

　介護施設への入所は、強い孤独感と見捨てられ感をしばしば引き起こす、かなりストレスが多い経験である。パーソナリティ障害を持つ人々においては、彼らの弱さのためこの経験に対処するのはいっそう難しくなる。老化による外見、音、そして匂いの変化により、自分自身の老いと死ぬ運命に気づかされると同時に、彼らは強制的に依存せざるをえない状況と家庭生活に似た濃密な対人関係の接触の中に置かれる。

　直接の介護者からは、母親による養育を思い出させるような、プライバシーへの侵入を必要とする日常の親密な身体的ケアが提供される。そのようなケアは、切望していた養育を受けられなかったことへの無意識の怒り、悲嘆、そして絶望を引き起こすことがあるだろう。また、恥辱、屈辱、そして不信の感情を引き起こすか、または退行と無力に陥れることもあるだろう。弱い入所者は、入所が及ぼす感情面への影響により、症状や、スタッフ、他の入所者とのあつれきを引き起こす特徴的な行動パターンに頼る程度が強くなる。これらの問題を引き起こしているのが自分自身であることに気づかず、これらの入所者はもっとも依存している対象、すなわちケアの提供者を非難するだろう。

介護施設におけるパーソナリティ障害の診断

　新しい入所者が施設に入る時、スタッフは、どのような点からパーソナリティ障害が存在する可能性に気づくだろう？まず経歴の中に手掛かりがあるかもしれない。児童期の虐待経験や継続した育児が受けられなかったことにより、パーソナリティの発達にしばしば問題が生じる。対人関係に問題があったり、他者との接触が欠如しているといった経歴がしばしば存在する。職歴もまた有用な情報を提供する。親族または周囲の人から、その人が"変わっている"または"難しい"という感じを与えるという情報を得ることが可能な場合もある。しかし、そのような意見は多くの要素に

基づいて形成されていることを心に留めなければいけない。古典的な規範により風変わりであると判断された人たちすべてが、パーソナリティ障害を持つというわけではない。

スタッフがその入所者をよく知るにつれて、ある持続した行動パターンが明らかになる。最初は、ある特定の同室者とうまくいかないことから始まって、どんな同室者とも上手くいかないことが明らかになる。疑り深さ、日課に適応できないこと、過剰な要求、激怒、そして社会的交流が困難なことは、すべてパーソナリティ障害の症状でありうる。

パーソナリティ障害はまた、その入所者が他者に強い影響を与えるその方法によっても明らかになるだろう。経験をつんだ臨床家は、関わっている対象に向けられた自分自身の感情や行動をモニターできるようになる。強く、驚くような、または普通でない反応が、重要な診断の手掛かりとなる。スタッフが無力であるかまたは屈辱的と感じるとき、入所者に対してどれだけしてあげても十分でないように感じられる場合、またはその入所者が自分でできる事まで一貫してやってしまっていることに気づいた時、パーソナリティ障害の可能性が浮上するだろう。

境界性パーソナリティ障害を持つ入所者では、その入所者の明らかに満たすことのできない要求にどのように対応すればよいかということについて、治療チームが二つに分かれて対立していることに気づいた時に、診断が明らかになることもある。その入所者にとっては、あるスタッフは味方として、他のスタッフは敵として経験される。この現象は分裂と呼ばれるが、スタッフが認識しないでいると、その入所者が振り当てた役割を演じ始める。互いに争っていることにスタッフが気づいた時、結果として混乱が起こるのは驚くことではない。スタッフ同士が争っている時、その入所者のケアは危うくなる。

パーソナリティ障害を持つ入所者は、専門的な文献の中で"気難しい""操作的""不愉快""破壊的"として説明されてきた。これらのパーソナリティ障害を持ち、かつ身体的に弱っている人が、彼らに関わる人たちの中に引き起こす感情は、彼らの行動が意図的でないという事実を見失い、信じさえしない原因となるだろう。彼らは施設の基準によれば不適応とされるかもしれないが、その行動はその入所者が適応しようとする試みを表している。分裂のような防衛機制は無意識で、意志により制御することはその人の能力を超えている。

パーソナリティ障害が一旦明らかになれば、その現れを認識することが容易になる。それらの診断用語が欲求不満や怒りを発散するための軽蔑語のように使われるかもしれないという危険性はあるが、診断をつけることは、より深い理解としっかりしたマネジメント方法の開発につながるだろう。

鑑別診断

パーソナリティ障害と症状が重複する他の精神障害を同定するよう気をつけなくてはならない。うつはパーソナリティ障害と異なり抗うつ薬でしばしば改善するが、入所者の対人関係や適応能力にも影響する。疑り深いか、または奇妙な行動がある入所者は、抗精神病薬によく反応する精神疾患を持っているかもしれない。頑固な行動、憤怒による攻撃、そして認知症と関連する他の症状は、経歴や認知機能を注意深く評価することなしでは、パーソナリティ障害と鑑別することが難しい。どのような精神障害であってもパーソナリティ障害と併存する可能性があり、診断やマネジメントが難しくなることがある。

マネジメント

全般的考察

　包括的な治療的アプローチを計画するにあたっては、その入所者の限界を理解することから始めなくてはならない。生涯にわたる行動のパターンは非常に根深く、修正するのは非常に難しい。これまでずっと孤独であった入所者が、集団活動の積極的なスケジュールに適応することを期待することは現実的ではない。常に完璧主義者であり厳格なルールを決めてそれに支配されてきた人たちは、自分の個人的日課が施設のスケジュールと合わない場合、"リラックス"したり、"認められた"と感じたりすることができないだろう。他者の感情に全く気がつかなかった人が、すぐに仲間の入所者に対して寛容になったり、配慮することができるようになったりすることはないだろう。家族の手に負えなかった経歴を持つ入所者は、スタッフにとっても手に負えない可能性が高い。

　現実的でない期待は、その入所者の側に疎外と見捨てられの感情を引き起こし、スタッフの側には怒り、挫折、無力の感情を引き起こす一因となるだろう。より実行可能な目標を設定する事により、スタッフはその入所者が施設内の他者と共存する最善の方法を見つけ、緊張をできるだけ少なくしようと努力することができる。マネジメントについて重要な点は、次節にて説明する。

明瞭さ、一貫性、そして伝達

　マネジメントの方法を決めていくには、13章の行動マネジメントの方略で述べるように、問題となっている領域を明らかにし、それらに対処する方法を見つけ出していく必要がある。パーソナリティ障害を持つ人に対処するとき、明瞭さが非常に重要である。治療の目標が明確に述べられ、記録に残された場合のみ、スタッフは方向感覚を失うことなくさまざまなアプローチを評価することができる。

　スタッフは、入所者の問題を認識したり、どこまで求めるかを決定したりすることにおいて柔軟でなくてはならないが、一旦ある特定の治療方針が選択されたなら、一貫性が重要である。例えば、ある入所者の自分で決めたいというニーズにこたえて日常のケアの一部について選択することを許可した場合は、選択権に関する争いが投薬や喫煙などの他の問題にまで発展しないように、選択できる領域について明確に指定し、一貫して伝えられなければならない。

　マネジメント計画が一貫して適用されるために、スタッフ間で広範囲な伝達が必要である。これには、計画を記録すること、状況をよく知らないコンサルタントに方針を伝達すること、勤務シフト間で報告することが含まれる。特に分裂の機制が働く可能性が高い例においては、家族や管理職スタッフも含む関係者すべてにまで、伝達されなければならない。特別なミーティングが計画されるべきであろう。その計画について知らされたその入所者自身も、もしその計画が望ましい共通の目標を達成する手段として感じた場合は、積極的に協力するようになるだろう。そのような同盟関係が可能でない場合でさえ、その入所者に対し明確な形で一貫してスタッフの意図を伝達することは非常に重要である。

スタッフへのサポート

　われわれはたいてい、自分がしている仕事が他者により評価されるという感覚を必要とする。同情的で、思いやりがあり、そして助けになることはすべて介護者であることの一部である。自分の役割に意義や達成感を感じるには、周囲の人たちから良い仕事をしていると確認してもらうことがある程度必要である。パーソナリティ障害を持つ入所者からは、われわれが期待し、受けるに値し、

そして必要とする感謝を受け取ることができないことが多い。そのかわりに彼らは、こちらの努力について卑しめ、非難し、要求し、そして気付かないように見える。直接的な身体ケアを担当するスタッフは、日常的にこれらの反応をうまく処理しなくてはいけない。直接的に関わることのないスタッフは、直接担当しているスタッフへの不満について長く退屈な話を聞かされることになるだろう。チームが専門性により分裂して、スタッフ間の不和につながるかもしれない。典型的には、看護スタッフは、医師、ソーシャルワーカー、そして管理スタッフと争うことになる。スタッフミーティングは、多くの分野にまたがって意思疎通を図る機会をつくることで、ケアそのものやケア提供者に対してその入所者が及ぼす影響についての理解を深める効果があるだろう。

向精神薬の役割の理解

　これらの入所者をケアするというストレスに直面した時、複雑な問題の"魔法の"解決策を探すことは魅力的であろう。医師は、自分自身もしくはスタッフの無力感、切迫感、または怒りを含んだ挫折感への反応として"何かをしなくてはならない"というプレッシャーを感じるだろう。向精神薬を用いることは、魅力的ではあるが、ほとんど問題を解決せず、状況を複雑にするだけだろう。副作用の発生や依存の問題を別にしても、薬剤はその入所者にとって一つの強力な象徴となるだろう。薬剤をケアの象徴として受け取る人もいれば、自分が"精神疾患の患者"としてコントロールされ、黙らされ、あるいは見捨てられている証拠として解釈する人もいる。

　しかしながら、薬物療法が助けとなりうる状況もある。他の精神障害がパーソナリティ障害に重複して存在する場合は、服薬が他者との関係の一部となりうることや対立の一因となりうることをスタッフが頭においた上で、通常の方法で治療されなければならない。それより頻度は少ないが、パーソナリティ障害自体の症状に薬物療法が必要となる場合もある。極度の不安、焦燥感、またまれには精神病症状でさえ、ストレスがかかると突然引き起こされることがある。抗不安薬または抗精神病薬を短期間使用することで、これらの症状を軽減し、その入所者の自己コントロール感を回復させる助けとなるだろう。衝動性や気分変調のようなそれぞれのパーソナリティ障害に見られる特定の症状を治療するために長期間薬物療法を行うことの有効性については、いまだ検討されているところである[2]。

精神療法の使用

　もし可能であれば、正式な精神療法の使用が検討されるだろう。いつ精神療法が助けとなるのか、そしてもしそうなら、どのような種類の精神療法が必要とされているのかを決定するには、経験と技能が必要である。不適切に使用された場合、洞察的精神療法は非常に侵入的と経験されるか、または満たすことができない要求や願望を表面化させることにより、すでに困難な状況をさらに悪化させるだろう。研究によれば、洞察をうまく促しながら、支持的、認知的、行動的、そして対人関係的技能を用いた、症状の軽減と適応の改善に焦点を当てた手法がよいとされている[2]。

　精神療法により生涯にわたるパーソナリティパターンに大きな変化を期待することは現実的ではない。しかし少しの成功でさえ、その入所者、家族、そして介護者にとって非常に重要であるだろう。

事例提示

　Aさんは慢性閉塞性肺疾患を持つ80歳の痩せ衰えた女性の入所者で、対人関係上の困難と周囲の人々の絶望により特徴づけられた混沌とした人生を送っていた。彼女は二人の娘に対して、もっと訪問して世話をするようにと厳しく非難した。次女は車いすを使用しているものの、可能な限り面会に来ていたが、Aさんはその努力を評価することができなかった。長女に対しては、施設管理者がAさんのすべての要望に応じるように働きかけるよう求めた。

　娘たちはスタッフに、母が夫とともに世界中を旅するために祖母の元に彼女たちを置いていったことを伝えた。結婚生活は混沌としていた。浮気の結果として離婚に至った時、Aさんは自殺の危険があり大量服薬をした。しかしAさんはその結婚を"特別で、他のものとは違う結婚。彼は私を崇拝していた"と述べ理想化していた。どんな批判に対しても爆発的な反応をしたので定職に就くことができず、Aさんは離婚後に生活費を稼ぐことがほとんどできなかった。賢明で明晰であったが、周囲の人たちに自分への注目を絶えず要求し、うまくいかない時は彼らを責めることから、徐々に疎遠になった。怒りと孤独から、家族が提供できる以上のものを要求し、彼女は介護施設へ入所した。

　彼女の対人関係パターンはスタッフに対しても繰り返された。彼女は彼らを侮辱し、外見的、人種的、そして民族的背景に対して卑しめ軽蔑するように批評した。彼女の怒りから逃れることができたスタッフはいなかった。彼女は以前に特定のスケジュールに同意したことを忘れ、風呂に入ることをしばしば拒否した。彼女は他の入所者をひいきしているとスタッフを非難した。彼女は絶え間なく要求を続け、数多くの援助の要求をしてスタッフを彼女の部屋にいさせようとした。スタッフに自分が置き忘れた身の回りの物を持ってくるよう要求はするが、部屋を片付けさせようとはしなかった。彼女は賞賛と非難を交互にすることで、スタッフを互いに争わせた。スタッフは自分たちと彼女の関係性について全く確信が持てず、担当になることを望まなくなった。

解説

　Aさんの他人との関係の持ち方、感情の不安定さ、そして自傷の既往は、境界性パーソナリティ障害に典型的である。診断を下すことにより、彼女の行動が新しく出現したものでも、目的を持って彼らに向けられたものでもないこと、そして彼らに非があってその反応が引き起こされたのではないということを理解する助けとなる。この点で、Aさんの行動を許容し対処することについてスタッフに対する援助が必要である。以下のことが検討されるだろう。

1. ローテーションではなく、決まったスタッフを担当にすることにより、Aさんが少数のスタッフとの関係性を築く機会を与えることができるだろう。Aさんと関わることは非常に難しいので、新しい手法をとる場合にはチーム内でよく検討する必要がある。
2. ケアプランは、スタッフがそれに同意し一貫したやり方で行えるように、構造化されるべきである。Aさんの部屋にケアプランのコピーを貼り、ナースステーションにもコピーを置いておけば、それを日常的に使用することや、Aさんのケアの時に必要となる構造をスタッフに提供することができるだろう。処罰という形ではなく、構造化という形でAさんに提示されれば、ケアプランは彼女を安心させ、見捨てられていないという具体的な証拠として役立てることができるだろう。
3. ケアプランの一部として、言葉の暴力は13章で述べられている技能を用いた行動マネジメントのよい対象となるだろう。その行動の評価に基づき、Aさんがスタッフに対して大声

をあげ、叫び、侮辱し、そして人種差別的発言をした時はいつでも、スタッフは彼女が自分をコントロールできるようになるまで部屋を出るということと、コントロールできるようになれば再びケアを続けるために戻ってくることを告げる。
4. 分裂の傾向を軽減させるために、Aさんがあるスタッフのことを他のスタッフに話そうとした場合、その介護者自身に対して直接話すよう優しく告げるようにする。それでも続けた場合は、スタッフは彼女が止めるまで部屋を出る。
5. 管理責任者にケアプランについて報告して、不服の申し立てがあればケアを提供しているユニットへと返し、プランを支持するよう依頼すべきである。Aさんの家族と管理責任者とのミーティングには、ケアを提供しているユニットからの代表者を常に同席させるべきである。
6. 娘さんたちをチームに含めることによって、Aさんとの面会に適切な限界を設定するのを助けることができるだろう。

事例提示

　Bさんは美しい85歳の女性で、娘の話によれば、家族でもっとも重要な人物であり続けたいと望んでいたそうである。娘は父親と共に、どんなにBさんを愛しているかということを彼女にわからせようと非常に苦労したことを覚えていた。後にBさんは孫たちを、娘の時間と注意を自分から奪うライバルと見なし、純粋に興味を持つことができなかった。Bさんにとって多くの入所者の一人として扱われる介護施設に住むことは難しかった。侮辱されたと感じると、彼女は容易に立腹し、叫んだり、頼まれたことを拒否したりした。彼女は、自分のニーズをすぐに満足させることを要求し、常にお世辞を求めた。そして、自分は"脳みそがない他の人たち"とは違い、"上位の階級にいる"と主張した。彼女は自分の美しさを強調し、寝室の壁に自分の肖像画を飾って毎回引き合いに出した。彼女は鏡を見ることを拒否した。Bさんには認知機能障害があった。彼女は自分の服が汚れていて風呂に入る必要があることにしばしば気付かなかった。彼女は時々ケアに抵抗し、スタッフを侮辱し叩き出した。ある時には、スタッフにお世辞を言い、協力した。Bさんの行動は予測が困難で関わるのが難しかったので、スタッフは彼女がわざとスタッフの気力を踏みにじる意地の悪い自己中心的な老女だと信じるようになった。

解説

　Bさんの批判への過敏さ、特別でいたい要求、自分には特別な権利が与えられているという感覚、そして他人への軽視は、自己愛性パーソナリティ障害の特徴である。彼女の行動が目的を持ったものではなく、特別な人として扱われる権利が与えられていると感じるパーソナリティ特徴に、認知症の影響が加わった結果であるということを、スタッフが理解するのは難しい。マネジメントは、彼女の優位性と美しさを強調したいという隠れた要求の背景に無価値感への恐怖があることの理解に基づく必要がある。
1. Bさんの自己の感覚が多くの攻撃にさらされて弱くなっていることを考慮すると、スタッフは彼女の防衛機制を支持することで彼女を助けることができる。これには、彼女に昔の業績を話してくれるよう促したり、彼女の服、絵、そして彼女が興味を持ち喜びを感じるその他の領域について話したりすることが含まれる。Bさんを自分の老化と衰退に直面させることは、すでに自分に対する肯定的なイメージを持ち続けるのが難しくなっているこ

とに追い打ちをかけることになるだろう。より健全な人たちにとっては、痛ましい現実を受け入れることとして解釈されることが、Bさんにとっては絶望、怒りそして対人関係の障害の悪化の原因となりそうである。
2. Bさんの自分自身についての感情や、必要とするケアを受け入れる能力が、自尊心とともに変動することを理解することにより、スタッフは彼女の行動をある程度予測できるようになるだろう。この症例で予測が難しいのは認知機能障害の影響もある。一貫性を維持するために、マネジメントプランは、例えばBさんがケアの一部を拒絶した時にスタッフがどのように対応するかを詳細に説明することにより、衝突に先手を打つべきである。前の症例と同様、ある種の行動は行動修正技法のよい対象となるだろう。
3. Aさんの例と同様、Bさんは介護者を固定して継続性と一貫性を持たせることでよい影響を受けるだろう。彼女は徐々に、スタッフの何人かと安全と感じることができる関係を築き始めるだろう。そのような関係性を通して、スタッフはBさんのことを少しずつ理解し始めるだろう。例えば、Bさんがなぜ入浴を一貫して拒むのかを再評価すれば、彼女が触れられることを好まないことや、完全にプライバシーが保たれた状態でないと決して入浴しないことがわかったりするだろう。この知識に基づいて、入浴の際に泡風呂や香りつき石鹸を使うこともできるだろう。また、安全面で可能な限り、スタッフは後ろを向いているようにすることもできるだろう。こうした対応の変更により、Bさんの攻撃性が減少するかもしれないが、すっかりなくなることを期待するのは現実的ではない。

事例提示

　Cさんは82歳の女性で、10年程前に4年間夫が入所していて、夫が亡くなるまで毎日訪れていた介護施設に最近入所した。当時は、子供や周囲の人から自分自身の時間を持つよう促されていたが、彼女はそうすることができなかった。彼女は悪い妻だと非難されるだろうと感じ、次の日に来ないと夫が悲しむと言っていた。Cさんは大腿骨を骨折した後に介護施設に入所した。その能力はあったが、自分で家を売ったり財産を管理したりすることを望まず、自分の娘に財産に関して代理権を与えた。入所当初から、Cさんはスタッフから日常生活において自立するよう促されることにがっかりしていた。彼女はこれをスタッフが"ケアをしていない"または"怠けている"と受けとった。

　彼女にはうつ病の長い病歴があった。スタッフに、自分がとてもつらい人生を送ってきて"幸せな日は決してなかった"と話した。独りになるといつでも、"非常に神経質"になった。彼女はしばしば娘のことを"私の母"と間違えて呼んだ。

　彼女には近時記憶にいくらか問題があり、"心をなくした"人たちのようになることを心配していた。彼女は他人を求めている自分のニーズに気づいており、"他の人と一緒にいると助かる"と言った。彼女は手芸クラスとレクリエーションプログラムに参加し、一人のときには編み物をすることを好んだ。

　どんなに家族が面会に来ても、彼女の家族と一緒にいたいという希望や家族に無視されているという感情をなだめることはできなかった。他者とのこのような関係は、スタッフとの関係でも再現された。彼女は直接の介護者が十分なことをしてくれないとがっかりしていた。彼女は直接この事を伝えることはなかった。なぜならそれにより拒否されると感じていたからだ。そのかわり彼女は悲しみ興奮するようになり、身体症状を訴えるという方法で苦痛を表現した。

解説

　Cさんは依存性パーソナリティ障害を持つ。彼女の行動は、依存性、従順性、そして自分自身の重要な決定を行うことができないことで特徴づけられる。彼女の他人との関わりは、依存的で無力な性質を持つ。彼女は孤独でいることに耐えることができない。Cさんの助けとなるのは以下のようなことだろう。

1. Cさんのニーズを評価することにより、彼女が援助を必要としている領域を明らかにし、一方で彼女が自立してやり遂げることができる機能を明らかにすることができる。そして、Cさんが助けを必要とする部分を確実にケアできるよう計画を立てる。彼女が助けを求める前に援助が行われることで、彼女の要求が真剣に受け取られ、迅速に対処されているという感覚を持たせることができるだろう。

2. Cさんのニーズの評価の結果を共有することは、この手法の重要な点である。なぜなら、これによりCさんが自分でできると予想される領域を明確にすることができるからである。Cさんがこれら自分でできることについて助けを求めたときはいつでも、スタッフはその評価を彼女に優しく思い出させ、自分で克服する方法を見つけられるよう援助するのがよいだろう。

3. Cさんの身体化する傾向（例、身体症状を訴えることで彼女の苦痛を表現すること）は、マネジメントするのが難しい。Cさんが"しんどい、頭が回る、息ができない"と言った場合、一人になりたくないという恐怖を無意識に声に出しているのだろうということをスタッフがわかっていたとしても、これらの症状について調べることなしに退けることはできない。症状について調べることは、彼女が望んでいる関心とケアを与えることになり、結果としてCさんの身体化の傾向を強めてしまう。特に高齢者において、このようなパターンは回避することが難しいだろう。しかし一旦スタッフがCさんの症状をよりよく知るようになれば、用心深く賢いやり方で検査を行うことができるようになるだろう。さらに、彼女の娘が休暇をとっていて面会に来られないこととCさんの身体症状の訴えが増加することを結び付けて考えることで、スタッフは問題を予測することができる。例えばCさんと少し長く一緒に過ごしたり、娘に対する感情を認めたりすることで、調子が悪い時の対応法を修正することができるかもしれない。

4. Cさんの性格構造と行動はうつと鑑別することが難しく、臨床的にうつ病を発現しやすいだろう。うつ症状がとても長い間続いている状況であっても、抗うつ薬による治療は試みることを検討してもよいだろう。

参考文献

1. American Psychiatric Association. (2000). Diagnostic and statistical manual of mental disorders (4th Ed. – Text Revision). Washington, DC: American Psychiatric Association.
2. De Leo, D., Scocco, P., Meneghel, G. (1999). Pharmacological and psychotherapeutic treatment of personality disorders in the elderly. International Psychogeriatrics, 11(2):191–206.

推薦文献

1. American Psychiatric Association. (2000). Diagnostic and statistical manual of mental disorders (4th Ed. – Text revision). Washington, DC: American Psychiatric Association.
   パーソナリティ障害を診断するための包括的診断基準。

2. Adshead, G. (1998). Psychiatric staff as attachment figures. Understanding management problems in psychiatric services in the light of attachment theory. British Journal of Psychiatry, 172:64–69.
   患者（入所者）が示すスタッフへの愛着の性質について検討している。スタッフの反応とマネジメントのヒントが書かれている。

3. Groves, J.E. (1978). Taking care of the hateful patient. New England Journal of Medicine, 298:883–887.
   パーソナリティ障害を持つ人が施設環境で呈する問題について、特に患者とスタッフの関係の観点から検討している古典的論文。

4. Sadavoy, J. (1987). Character disorders in the elderly: An overview. In J. Sadavoy, M. Leszcz (Eds.), Treating the elderly with psychotherapy (pp. 175–227). Madison: International Universities Press, Inc.
   高齢者のパーソナリティ障害について、特に境界性パーソナリティ障害と自己愛性パーソナリティ障害を中心に深く検討している。

第9章　アルコールの使用と乱用

Ken Schwartz
柴田敬祐　訳

> **キーポイント**
> - 介護施設入所者によるアルコールの使用は、有益なまたは有害な影響を及ぼす。
> - 恩恵を最大に、害を最小にするために、各施設は、入所者の安全と健康を確保しつつ、社会的、感情的、そして心理的要求を満たす義務があることを考慮に入れたアルコール使用に関する方針を定める必要がある。

　歴史的に、社会は高齢者と彼らの精神的健康のニーズにほとんど注目してこなかった[1]。高齢者における精神的健康の問題としてのアルコール依存の問題もまた、適切には認識されていない[2]。アルコールの乱用は、入所者において病気や死亡を引き起こす原因のうち、予防することができるもののひとつであり頻度が高いが、しばしば見過ごされている[3]。介護施設は、多数の身体的、認知的、社会的、そしてそれらのいくつかはアルコールが関連している精神的な問題をかかえ徐々に弱っていく高齢の入所者たちに対して、精神的ケアを提供することができる重要な立場に位置しているため、こうした状況は望ましくない。

　入所者におけるアルコールの使用と乱用はおそらく過小評価されている。アメリカの統計では、アルコール乱用の罹病率は2.8～15％である。アルコール乱用が最も高い割合で認められるのは、男性の退役軍人のナーシングホームであるが、他の介護施設においてもより低い割合ではあるが認められる[4]。これらの施設において計算された罹病率は、地域社会よりも著しく低く、それはおそらく研究方法に問題があり、診断されにくいことにも関連している[5]。精神障害の診断と統計の手引き（DSM-IV-TR）には、アルコール使用障害の5つのカテゴリーの基準がある[6]（**表1** 参照）。このカテゴリーには、診断を下すために必要なものとして、学業的、職業的、婚姻的、法律的、または社会的な機能の障害が含まれている。職業上または社会上の機能障害を強調する診断基準は、ほとんど社会的接触がない引退した入所者においては実際ほとんど意味をなさない[7]。

どのような人に危険性があるか？

　介護施設においては、問題飲酒者をその障害の発症時期により二つに区別することができる[8]。生涯続くアルコール依存者は、典型的には男性で、著しい生物心理社会的な問題を伴いながら慢性的に衰弱していく。晩年発症の飲酒者は、飲酒問題の発症に先行して、介護の負担、配偶者の喪失、健康上の問題、またはうつなどのストレス因子を経験していることが多い。また、アルコール依存症の家族歴や精神的特徴をあまり持たない。

表1 アルコール使用障害のDSM-IV-TRカテゴリー

カテゴリー	定義
依存	すくなくとも以下のうちの3つ：耐性；離脱症状；制御の障害；獲得そして／または使用への没頭；中止のための持続的な欲求または努力の不成功；社会的、職業的、または娯楽的な活動の障害が持続する；または有害な結果にもかかわらず使用を続ける
乱用	すくなくとも以下のうちの1つ：飲酒のために職業的または社会的義務を果たすことができない；使用が身体的危険のある状況で起こるかまたは反復的な法律上の問題が引き起こされる；または持続的な社会的または対人関係の問題にもかかわらず使用を継続する
有害な使用	使用が有害な結果の原因となっている証拠
危険な使用	有害な結果のリスクを患者に負わせる使用の量そして／もしくはパターン
大量飲酒	規定量を超えた消費量

DSM-IV-TRより改編, アメリカ精神医学会, 2000.（訳注：有害な使用はICD-10のカテゴリー）

　高齢者のアルコール依存症者は自分が依存症者であると認識することはめったになく、そのかわりに身体的または精神科的な症状を訴える[9]。これらの人たちは、依存についてだけでなく、問題があることさえも否定する。彼らの飲酒は、スタッフや管理者にわかることもあれば、わからないこともあり、施設の中でも外でも起きうるだろう。

介護施設におけるアルコール問題の認識と発見

　高齢者の問題飲酒者を見つけるのは、さまざまな理由から難しい（表2参照）[10, 11]。高齢のアルコール依存症者の多くは、男性で身なりがくずれているという末期のアルコール依存症者のイメージに一致しない[12]。そのかわりに彼らは、より良い社会経済的背景と職歴、そして過去の活動的な社会生活の経歴を持つ。

表2 アルコール問題を持つ入所者を発見することの難しさ

- 高齢者においてはアルコール関連問題の表現がさまざまである
- 家族がアルコール摂取を手助けする場合がある
- 治療してもむだだというあきらめ
- 評価質問紙がないこと
- 過去のアルコール関連問題に関しての情報不足
- スタッフ教育が限られていること
- 医学校や精神科カリキュラムにおけるアルコール問題に関する教育が不十分
- 精神科へのコンサルトがあまり行われない、または利用できないこと

事例提示

　Cさんは、3年前に彼女の夫が突然亡くなるまでの55年間、幸せな結婚生活を送っていた。彼女は"彼がいなくてとても寂しい。彼は私の人生だった。"と話していた。彼女の孤独は、たった一人の子供が自分の家庭を持ち忙しいことからさらにひどくなった。また、喘息のため家を離れることが制限されていた。当初Cさんは眠るためにアルコールを使用し始めた。息子はこの新しく出現したアルコール問題と増悪していく身体的問題を心配し、彼女を介護施設に移すよう手配した。

解説

　Cさんは晩年発症の問題飲酒者の例である。アルコール乱用の既往歴や家族歴はなかった。息子や医療関係者が尋ねたところ、彼女は飲みすぎていることと、援助を必要としていることを共にあっさりと認めた。息子が問題を認識したことがCさんにとっては幸運であった。社会的に孤立していれば、問題のある飲酒が判明しなかっただろう。

事例提示

　Bさんは対人関係のトラブルが多い男性で、さまざまな身体的問題を持ち介護施設に移った。アルコール関連施設入所の経歴とアルコール関連の軽度認知症が存在した。Bさんはかつて他人を管理することを楽しむ有能な管理職だった。介護施設において、彼は自分に敬意を払わず話を聞かないと感じるスタッフと争った。不満を感じれば感じるほど、彼の飲酒量は増加した。もう一度アルコール関連病院へ入院した後、彼は精神科に紹介された。彼は"私は大人で、飲酒が許可されるべきだ。施設が家であるなら少しは楽しみを必要とする。"と明確に述べた。Bさんの飲酒は続き、彼の身体的健康は悪化した。

解説

　Bさんは周囲の人から疎まれる原因を自分が作っていることを認めることができなかった。過去には働くことができていたが、飲酒が離婚と子供たちとの関係が悪化する一因となっていた。
　彼は入所するときに飲酒量を減らそうとしたが、病気や加齢、そして施設での生活に伴って自立やコントロールを失うことに苦悩した。身体的そして対人関係の問題を悪化させていたが、飲酒を再開することでいくらか慰められると主張した。

事例提示

　Aさんは脳卒中後の左片麻痺があり介護施設に入所した。認知機能は障害されていなかったが、カルテに記録されている自身の過去のアルコールに関連した問題を否定した。彼女は活動プログラムに参加したが、自分の要求が満たされないときは苦々しく不平を言った。そうした時に彼女は酔っ払い、他の入所者とスタッフを困らせた。スタッフは、彼女がどこからアルコールを手に入れているのかわからなかった。代金を支払って他の入所者から得たのか、家族から得たのか、またはアルコールを配達する会社から得たかのいずれかであると想定された。

ソーシャルワークと精神科的介入はいずれも成功しなかった。Aさんは、飲酒をやめたいとは思わないことを明らかにした。そのかわり彼女はアルコールに関連して得られる喜びばかりに注目した。彼女は彼女の不満やアルコールの使用を、うつが背景に存在する可能性と結びつけては考えなかった。彼女は別の施設へ移ることを選択した。

解説
　Aさんはアルコールの乱用については、否認したり、合理化したり、過小評価したりする一方で、他の事について不平を訴えるという点で典型的である。アルコール依存においては、否認により正確に評価することがほとんど不可能に近い患者がいる。Aさんに抑うつ症状が存在するかどうかを評価することは難しい。もし存在した場合、アルコールと他の薬剤との間で有害な相互作用が生じる危険性があるため、抗うつ薬の使用は注意深く観察しながら行う必要があるだろう。高齢者は若年者と比較して複数の精神科的診断がつくことが多いことを心に留めておく必要がある[13]。

介護施設におけるアルコールの治療的使用

　飲酒習慣を持つ高齢者が介護施設に入所することが将来的に増えると予測される。アルコールの使用には有益な面があることと、社会的そして身体的な機能に対する有害な影響があることに注意が必要である。たとえば、アルコールは対人関係を豊かにするために使用される一方で、痛みを制御するための自己治療やうつと孤独の解決法として乱用されることがある[14]。乱用は常用につながる可能性がある。介護施設におけるアルコールの治療的使用については議論の余地がある。なぜならこれらの施設は、家庭に似た環境を提供する一方で、安全な環境を提供するという役目も担っているからである[3]。残念なことに、多くの施設ではアルコール問題を持つ入所者にも不用意に飲酒を許可してしまっている[5]。

スクリーニング

　医師はアルコール問題の存在をある程度疑って、入所者に飲酒の量と頻度について質問すると共に、その入所者をよく知る人からの情報も得る必要がある[8]。言い換えれば、自己申告の飲酒量では、アルコール依存を見つけるのは難しい[15]。

表3　CAGE質問紙

1. あなたは今までに、飲酒を減らさなければいけないと感じたことがありますか？
2. あなたは今までに、他人にあなたの飲酒を非難されて気にさわったことがありますか？
3. あなたは今までに、自分の飲酒について悪いとか申し訳ないと感じたことがありますか？
4. あなたは今までに、神経を落ち着かせるかまたは二日酔いを治すために、「迎え酒」をしたことがありますか？

その人の生活、健康、そして行動におけるアルコールの影響に関する正式なスクリーニングテストを使用することで、アルコール依存をより発見しやすくなり、高齢者と入所者にも適している[16]。CAGEとMAST-Gのスクリーニング用質問紙は、入所者においても高い感度と特異度を持つ[4]。実際に使用しやすくするために、CAGEスクリーニングの質問項目は特に簡潔で明快な、たった四つの質問で構成されている（**表3**参照）[17]。

どれか一つでも"はい"と答えた場合、問題がある可能性があり、適切な予防または治療的介入を必要とする。もし二つ以上"はい"があった場合、さらなる臨床的介入が推奨される。なぜなら2点の場合はアルコール依存症とみなすことができるからである[18]。

もしCAGEで陽性なら、ミシガンアルコール依存症スクリーニングテスト老年期版（MAST-G）を使用することが有用であろう。MAST-Gは、"はい""いいえ"で答える24項目からなり、高齢者におけるアルコール問題を診断するために使用される[19]（**表4**参照）。五つ以上"はい"があった場合、アルコール問題があることを示す。

アルコール依存の介護施設入所者の治療

アルコール依存の病歴を持つ入所者のほとんどは他の医療施設から入所してくるので、急性期治療病院とくらべて、重度のアルコール離脱が起こることはあまりない[20]。軽度の離脱症状は介護施設で対症的に治療することができるだろう[3]。過去2年以内にアルコール依存症の病歴がある場合、入所時にビタミンと適切な栄養補助剤で治療することが推奨されている[5]。アルコールの使用が継続されると、薬物との好ましくない相互作用を起こしたり、うつまたは認知機能障害のような精神的問題をいっそうひどくしたり、行動の問題をもたらしたりする可能性があるので問題がある[21]。

家族から臨床的経過を聴取するとともに、アルコール依存症の診断とアルコール使用継続の危険性について家族に知らせるべきである。しかし、愛する人に酒を与え続けることを選び、彼らの生活の最後の楽しみを取り上げたくないと思う家族もいる。

アルコール乱用の治療は、明らかな認知機能障害を持つ入所者の場合、その入所者が身体的に安定しており飲酒していない場合に治療が完結したと見なすことができる。もしうつ、焦燥、または精神病症状が併存している場合、それら精神科的問題がアルコールの使用または乱用のためだけに存在しているのではないようなら、適切な投薬により治療できる[5]。

認知的な障害がより軽度の入所者の場合は、高齢者のアルコール依存症の治療は難しいとはいえ、個々に合わせた広範囲にわたる治療を行うべきである。古典的な治療方法では、アルコール依存症の普遍的な特徴である否認に対して直面化することが強調されている[22]。入所者は、介護施設におけるアルコホーリクス・アノニマス（アルコール依存症者のための自助グループ）のミーティングに参加できそうになく、地域のミーティングへの参加もしばしば移動の問題や身体的、精神的な障害のために実際的ではない。併存する障害の適切な治療と並行して、アルコホーリクス・アノニマスの12のステップモデル[23]に基づいた個人精神療法が、その入所者の否認、軽視、焦点をぼかすこと、そして合理化、そして家族のイネイブラーとしての行動（訳注：飲酒を助ける行為）を克服するために行われる[5]。患者の過去、もしくは現在も続いている飲酒に関連した怒り、罪悪感、またはその他の感情を扱うために、患者の家族にカウンセリングを紹介することもできる。アラノン（アルコール依存症者の家族会）への紹介もまた適切であろう。

危機的または有害なアルコール使用の治療法として、断酒ではなく節酒を治療の目標に設定する

表4 ミシガンアルコール依存症スクリーニングテスト老年期版

	はい (1)	いいえ (0)
1. 飲酒の後、心拍数や胸の鼓動の増加に気づいたことがありますか？	___	___
2. 他の人に話す時、実際より飲酒量を少なく申告したことがありますか？	___	___
3. アルコールのために眠くなって、椅子で寝ることがよくありますか？	___	___
4. 少し飲酒した後、お腹が減っていないので食事をしなかったり、食事を抜くことができたりすることがありますか？	___	___
5. 体や手の震えを減らすために少し飲酒することがありますか？	___	___
6. アルコールのために時々、日中や夜間の出来事の一部を思い出すことが難しいことがありますか？	___	___
7. 日中または夜間のある時刻より前に飲酒しないという自分自身のための規則を持っていますか？	___	___
8. あなたがかつて楽しんでいた趣味や活動に興味がなくなりましたか？	___	___
9. 朝起きた時に、前夜の出来事の一部を思い出すことが難しかったことがありますか？	___	___
10. 寝るために飲酒することがありますか？	___	___
11. 家族からアルコールの容器を隠すことがありますか？	___	___
12. 社会的な集会の後、アルコールを飲みすぎたせいで恥をかいたと感じたことがありますか？	___	___
13. 飲酒があなたの健康にとって有害かもしれないと心配したことがありますか？	___	___
14. 寝酒が好きですか？	___	___
15. 親密だった人が亡くなった後に飲酒量が増えましたか？	___	___
16. 一般的に、社会的なイベントのために外出するよりも家で少し飲酒する方が好きですか？	___	___
17. 昔よりも飲酒量が増えましたか？	___	___
18. リラックスしたり神経を和ませたりするために飲酒することがありますか？	___	___
19. 自分の問題を忘れるために飲酒することがありますか？	___	___
20. 人生における喪失を経験した後に、飲む量が増えましたか？	___	___
21. アルコールを飲みすぎた時に運転することが時々ありますか？	___	___
22. 医師や看護師に、あなたの飲酒を心配していると言われたことがありますか？	___	___
23. 飲酒を管理するための規則を作ったことがありますか？	___	___
24. 孤独を感じたとき、飲酒の助けを借りますか？	___	___

Blow, F. (1991) からの許可を得て複写。ミシガンアルコール依存症スクリーニングテスト老年期版（MAST-G）。Ann Arbor, MI: ミシガン大学、アルコール研究センター。

ことについてはいまだに議論がある。治療法の選択は、その問題の重症度とそれぞれの目標を達成できる可能性を考慮して行われる[7]。この代替的な治療法はアルコール使用の連続性を強調し、動機づけ面接の簡易な技法を用いる。これらの技能は、患者の自律性、両価性、内的動機の概念に基づいている[24]。入所者と治療者は、共通の目標を達成するために協働する。治療者の目標は、飲酒が"問題"であるとの判断や仮定を押し付けることなしに、その人の飲酒についての両価的な感情を探ることである。問題となる領域や、心配や変化を必要とする理由は飲酒者本人が見つけるのである。

簡易介入が成功する要素は、頭文字FRAMESを使って述べられている（**表5**参照）[25]。介護施設では試されていないが、プライマリケアの現場において、簡易介入によりアルコール使用と医療機関の利用が減少したことが報告されている[24]。

行動変容の実際の段階は**表6**で説明されている[26]。治療者の仕事は、患者が達成可能な目標を設定し、次の変容段階へ移ることを助けることである。

表5 FRAMES－簡易介入が成功するための要素

Feedback	飲酒行動についてフィードバックする
Responsibility	行動変容に対する患者の責任を強化する
Advice	行動変容について助言する
Menu	行動変容のための選択肢を検討する
Empathy	患者への共感を表出する
Self-efficacy	患者の自己効力感を支える

表6 段階ごとの行動変容のための選択肢

変容段階	選択肢
前熟考期	飲酒することとしないことの利点と欠点を列挙する
	アルコール使用を日記につける
	飲酒行動について考えることに同意する
熟考期	前熟考期に列挙した選択肢
	2～4週間の断酒を検討する
	パンフレットを読む
	アルコールまたは薬物使用の影響に関する教育プログラムに参加する
決定期	利用可能な治療の選択肢を検討する
	行動変容に対する家族そして社会のサポートについて検討する
	使用の程度または断酒のための目標を設定する
行動期	行動変容を実行する
再発期	学ぶべき経験として再発を理解する
	目標を再評価する
	行動計画に戻る
	より集中的な治療を検討する

同様に、他の治療法では、アルコール依存症者が否認している飲酒に関連した現実のつらい側面を徐々に意識できるよう援助するための9つのガイドラインに介護者が従う必要性が強調されている（**表7**参照）[12]。

表7 否認を解消するためのガイドライン

- どのような現実や関連する感情が無意識のうちに否認され、抑圧され、そして争われているかを認識する
- 否認については、1回や2回のセッションで解決がつくものではなく、長い過程が必要なものとして見る
- はじめに飲酒の深刻さについて話し合う時には、偏見を持たず、否定的でない言葉を使う
- 使用、乱用そして常用の違いについての事実に基づく情報を提供する
- 飲酒者自身の生活の中で起きている出来事を引き合いに出してアルコール依存症の進行を説明する
- 患者の身体的安全と感情面に与える影響について心配していることを話す
- 患者に動機を与えることが目的であっても、罪悪感をかきたてるような言い方は避ける
- 問題がどの程度なのかデータを集めるために、患者に断酒または節酒をしてみることを勧める
- 飲酒問題への取り組みを、患者の他の問題や心配と統合する

　介護施設の社会的環境によりもたらされる変化が、認められ尊重されたいという欲求を満たす助けとなる問題飲酒者もいるだろう。ケアされるという体験は、自分を尊重することにつながり、アルコールに頼る必要性を減らすだろう。この方法は、ジスルフィラム（アンタブース）（訳注：抗酒薬、飲酒すると不快な反応が起きるようにして断酒を補助するのに使用される）を用いなくても有効である。ジスルフィラムの使用は合併する身体疾患によっては危険な可能性があり、高齢者には推奨されない[27]。

　多くの身体的そして認知的な問題を持つ入所者には、古典的な治療的介入が効果的とは限らないので、広い範囲の治療の選択肢を心に留めておくことは重要である。少しの介入で断酒を達成する人もいるだろうし、スタッフが多くの時間を割いて援助を行っても飲酒を続ける人もいるだろう。

介護施設の方針

　介護施設において、施設内のアルコール使用を管理する方針を作成すべきであるということは、一般的に同意を得ている。入所者の中から選ばれた代表者と会議を持つことは、自律性を望む声にこたえることになる[3]。関わりを持つすべての医療関係者との協力もまた、方針を作成し実行する際に推奨される。医師が参加することで、規則が彼らに一方的に押し付けられたものではないと感じることができるだろう。スタッフには、問題飲酒のある入所者に対応する上での問題や不満を話すことが奨励される。

　介護施設におけるアルコール使用のための方針を決定する上では、いくつかの点について考慮すべきである（**表8**参照）[3]。

表8 アルコールに関する方針を決定する上で考慮すべき点

- その介護施設の性質はどのようなものか？
- 入所者の間でアルコールの問題が広く認められるのか？
- アルコールが入所者にどのように提供されているのか？
- 施設はアルコール飲料を提供するのか、それとも入所者が個人使用のために自分で入手するのを許可するだけなのか？
- 医師の指示が必要か？
- 入所者の酩酊や問題行動のような有害な事象にどのように対応するか？
- アルコールの使用を許可しない場合、どのようにその規則を実行するか？

　最近、アメリカの北東部にある高齢者のための111の介護施設におけるアルコールに関する方針とその実践が調査された[14]。著者は、これらの施設では問題があることが報告されているにもかかわらず、アルコール問題のスクリーニングと治療そしてスタッフの訓練は十分ではなかったとの結論を下した[14]。

介護施設のアルコールに関する方針の例

　カナダのトロントにある介護施設では、一部の入所者の問題が無視できないことを最終的に認め、以下の方針を作成した。

> "医師の指示なしにアルコールは飲めない。1日あたり2杯の飲酒が限度。レクリエーションプログラムの間に提供されるアルコールはこれに含まれない。入所者のアルコールにはラベルを貼り、看護詰所に鍵を掛けて保管する。そのアルコールは、決められたスタッフにより分配される[11]。"

　管理者は、介護施設の方針の中で1日あたりの飲酒を2杯と決めた。なぜなら、最適なアルコール消費量について検討した文献で、入所者の感情的そして身体的な健康に関して、1日あたり1杯と2杯の飲酒の間で実際には明確な違いはなかったことが報告されているからだ。
　その方針において現在は、CAGEスクリーニングや、症例によってはMAST-G質問紙の使用が推奨されている。飲酒する入所者の生物心理社会的ニーズによりきめ細かく注意を払うことで、アルコールの乱用を抑えることができる。入所時、その方針はすべての入所者と、その家族に明確に伝えられる。その規則に従うために障害になることについては解決に向け話し合われる。もし問題が続くなら、入所者を酔った状態で連れて帰ってきたり、こっそりボトルを持ってきたりする家族の訪問を制限するなどの処置が取られる。より深刻な場合、彼らの飲酒の問題により良く対処できるか、または許容できる施設を探すことになる。例えば、入所者をきめ細かく監視することが可能な施錠された設備を持つ施設がより適切であろう。最終的には、スタッフがアルコール関連問題を扱うことができるようになるための教育を実施していく。問題飲酒者を介護施設に入所させたいと望む病院と、問題が起きた時には、病院がその入所者を再入院させることに同意するという契約を結んでおくことも必要である。

倫理的そして法律的な問題

　もし飲酒がその入所者の感情的そして心理的なニーズの多くを占める場合、どうしたらよいのだろうか？もし飲酒がその入所者の人生の"最後の楽しみ"と見なされるなら、どうなるのだろうか[14]？、法律的そして倫理的な観点からも、入所者の安全と健康を保証するために、介護施設には規則が必要である。これらの規則は、社会的に容認されているアルコールの使用にまで拡張されるべきだろうか？、飲酒は社会的問題であり医学的な問題ではないと考える人は、医師の指示により誰がどれだけ飲酒できて誰が飲酒できないかを決定することに疑問を持つだろう。一方で、アルコールが乱用の可能性がある精神作用薬であると考えている人たちにとって、飲酒は医学的問題である。飲酒の規則を確立することは難しい。なぜなら介護施設には社会的に問題のない飲酒者と問題のある飲酒者の両者が入所しているからである。

　介護施設は、アルコール依存症を含む入所者の健康問題を治療するよう試みることが期待されている。しかしながら、入所者に自分自身のことを決定する能力が残っている場合、自律の原則が介護施設の決定より優先される必要がある。なぜならケアに関する決定は、施設ではなく入所者のニーズに基づいて決定されるべきだからである[28]。

　介護施設は、"もっとも制限の少ない選択をする"という原則に基づいて決定する必要がある。その原則において意思決定者は、状況に応じて個人の自由が最も制限されず最も適切な決定を下すことになる[28]。あるいは、ギブアンドテイクの議論をすることで、入所者と医療関係者という対立する立場の"間を取る"ことを検討してもよいだろう[28]。そのような手法は、自分のアルコール問題を否認したり、介護施設側の心配や方針に反対したりするアルコール使用者に有効だろう。この手法であれば、彼らは少なくとも自分たちの考え方に耳を傾けてもらえたと感じるだろう。

　モデルとなるアルコールについての方針がどのようなものであるべきかについて、さまざまな意見が存在する。入所者とスタッフの異なる文化的そして宗教的な習慣は、方針に影響を与えるだろう。例えば、多く飲酒することが受け入れられているか、または正常と考えられている文化的背景を持つ人たちは、1日当たり2杯というのは少なすぎると反対するだろう。反対に、飲酒が好まれない文化的背景を持つ人たちは、より少ない限度を好むだろう。そのような信念を持つスタッフが誰かにアルコールをやめるよう求めることは非倫理的であろう。一方で、もし医療スタッフや管理者が、その施設の社会的慣習に反する行動をとる人に、他の多数派の人たちの利益のためにアルコールをやめるよう促したとしたら、それは非倫理的だろうか？、同様に、介護施設がアルコールの注文を受け配達を行う民間の会社に、このアルコールについての方針を守るよう求めることは非倫理的だろうか？、もしその入所者がアルコールを注文して受け取りの署名をするのに十分な能力を持っていたら、どうなるのだろうか？、または、十分に判断能力のある入所者が医師の指示に反して飲酒を続けたとき、どのような種類の身体的または精神科的なケアを提供する義務がスタッフにはあるだろうか？

　介護施設は理にかなったケアを行うことが法律的義務であると認識されている。そしてその理にかなったケアというのは、入所者が自分で自分の安全を守ることができる能力の程度によりさまざまである[28]。言い換えると、介護施設側には自由裁量で、個々人に適したケアを実施する余地がある。その入所者の生活の質を守るために、もし問題が起こったときには介護施設側が訴えられる危険性から自らを守るためにも、法律的な"責任の放棄"（訳注：入所者が自己責任でアルコールを使用することを宣言すること）が行使されることがある。良いプログラムと方針、注意深く、入所者に敬意を持って接するスタッフ、そして入所者から先入観なしに話しを聞くことができる管理

者といったことすべてが組み合わさることにより、入所者が施設にいるというより、家にいるかのように感じられるということを、介護施設側は心に留めておかなくてはならない[11]。

参考文献

1. Kim, E., Rovner, B. (1996). The nursing home as a psychiatric hospital. In: W.E. Reichman, P.R. Katz (Eds.), Psychiatric Care in the Nursing Home (pp. 3–9). New York: Oxford University Press.
2. Hirata, E.S., Almeida, O.P., Funari, R.R., Klein, E.L. (2001). Validity of the Michigan Alcoholism Screening Test (MAST) for the detection of alcohol-related problems among male geriatric outpatients. American Journal of Geriatric Psychiatry, 9(1):30–34.
3. Joseph, C.L., Horvath, T. (1998). Alcohol and drug misuse in the nursing home. Journal of Mental Health and Aging, 4(2):251–269.
4. Joseph, C.L., Ganzini, L., Atkinson, R.M. (1995). Screening for alcohol use disorders in the nursing home. Journal of the American Geriatrics Society, 43:368–373.
5. Solomon, K., Shackson, J.B. (1996). Substance abuse disorders. In: W.E. Reichman, P.R. Katz (Eds.), Psychiatric Care in the Nursing Home (pp. 165–187). New York: Oxford University Press.
6. American Psychiatric Association. (2000). Diagnostic and statistical manual of mental disorders (4th Ed. – Text Revision). Washington, DC: American Psychiatric Association.
7. Reid, M.C., Anderson, P.A. (1997). Alcohol and other substance abuse. Medical Clinics of North America, 81(4):999–1016.
8. Liberto, J.G., Oslin, D.W. (1997). Early versus late onset of alcoholism in the elderly. In A.M. Gurnack (Ed.), Older adults' misuse of alcohol, medicines, and other drugs: Research and practice issues (pp. 94–112). New York: Springer Publishing.
9. Solomon, K., Manepalli, J., Ireland, G.A., Mahon, G.M. (1993). Alcoholism and prescription drug abuse in the elderly. St. Louis University Grand Rounds. Journal of the American Geriatrics Society, 41:57–69.
10. Christie, D. (1997). Alcohol abuse in the elderly: Making a difference. Canadian Journal of Canadian Medical Education, 9:101–114.
11. Schwartz, K.M., Lasky, N. (2002). The development and implementation of an alcohol policy in a nursing home: Overcoming denial. Journal of Geriatric Psychiatry, 35(2):151–167.
12. Amodeo, M. (1990). Treating the late-life alcoholic: Guidelines for working through denial integrating individual, family, and group approaches. Journal of Geriatric Psychiatry, 23(2):91–105.
13. Solomon, K., Stark, S. (1993). Comparison of older and younger alcoholics and prescription drug abusers: History and clinical presentation. Clinical Gerontologist, 12(3):41–56.
14. Klein, W.C., Jess, C. (2002). One last pleasure? Alcohol use among elderly people in nursing home. Health and Social Work, 27(3):193–203.
15. Midanek, L. (1982). The validity of self-reported alcohol consumption and alcohol problems: A literature review. British Journal of Addiction, 77:357–382.
16. Buchsbaum, R.G., Buchanan, R.G., Walsh, J., Cantor, R.M., Schnoll, S.M. (1992). Screening for drinking disorders in the elderly using the CAGE questionnaire. Journal of the American Geriatrics Society, 40:662–665.
17. Ewing, J.A. (1984). Detecting alcoholism. The CAGE questionnaire. Journal of American Medical Association, 252:1905–1907.
18. Mayfield, D.G., McLeod, G., Hall, P. (1974). The CAGE questionnaire: Validation of a new alcoholism screening instrument. American Journal of Psychiatry, 131:1121–1123.
19. Blow, F. (1991). Michigan Alcoholism Screening Test – Geriatric Version (MAST-G). Ann Arbor, MI: University of Michigan, Alcohol Research Center.
20. Rubenstein, L.Z., Ouslander, J.G., Wieland, D. (1988). Dynamics and clinical implications of the nursing home – Hospital Interface. Clinics of Geriatric Medicine, 4:471–491.
21. Atkinson, R.W. (1991). Alcohol and drug abuse in the elderly. In: R. Jacoby, C. Uppenheimer (Eds.), Psychiatry in the elderly (pp. 819–851). Oxford: Oxford University Press.
22. Fox, R. (1973). Treatment of the problem drinker by the private practitioner. In: P.G. Bourne, R. Fox (Eds.), Alcoholism: Progress in Research and Treatment (pp. 227–243). New York: Academ-

ic Press.
23. Alcoholics Anonymous. (1976). Alcoholics Anonymous, 3rd Ed. New York: Alcoholics Anonymous World Service.
24. Barnes, N.H., Samet, J.H. (1997). Brief interventions with substance-abusing patients. In: J.H. Cullen (Ed.), The medical clinics of North America (pp. 867–879). Philadelphia: W.B. Saunders.
25. Miller, W.R., Rollnick, S. (1991). Motivational interviewing preparing people to change addictive behavior. New York: Guildford Press.
26. Prochaska, J.O., Diclemente, C.C. (1983). Stages and processes of self-change of smoking: Toward an integrative model of change. Journal of Consulting Psychology, 51:390–395.
27. Sckuckit, M.A. (1990). Introduction: Assessment and treatment strategies with the late-life alcoholic. Journal of Geriatric Psychiatry, 23(2):83–89.
28. Priester, R. (1990). Leaving homes: Residents on their own recognizance. In R.A. Kane, A.L. Caplan (Eds.), Everyday ethics: Resolving dilemmas in nursing home life (pp. 155–164). New York: Springer Publishing Company.

推薦文献

1. Gurnack, A.M. (1997). Older adults' misuse of alcohol medicines, and other drugs. New York: Springer Publishing Company.

第10章 セクシュアリティと性行動

Ken Schwartz, David Myran, and Marcia Sokolowski
宮　裕昭　訳

キーポイント
- 介護施設に入所している高齢者に"性欲がない"と考えるのは迷信である。
- このような迷信を打破するにあたり、介護施設は被害の防止に努めながらも、高齢者の性的表現を保証する方策を立てることができる。
- 性的脱抑制には迅速な介入が必要となることがあるが、行動的介入や薬物的介入を行う前に、まずその行動を十分理解し、組織的に対応することが必要である。

　施設に入所している高齢者には保証されるべき物理的、社会的、認知的、情緒的、そして性的欲求がある。しかし、性的欲求についてはさほど重視されず、それがもたらす精神的健康や自尊心といった重要な側面が見過ごされている[1]。高齢者の生活の質（QOL）に関するレビュー論文（訳注：そのテーマについて発表された過去の論文を総括した論文）によると、セクシュアリティを扱った研究は殆ど無く、入所者の性的欲求を扱った研究は更に少ない[1]。介護施設においては、親密さ、セクシュアリティ、そして性行動は、非常にデリケートで議論を尽くすべき健康管理問題でもある[2]。介護施設に入所すると、セクシュアリティはより人目に触れやすくなるが、高齢者に性行動を生じる権利があるということを受け入れるのに、スタッフや家族は苦労する[3]。カナダのオンタリオにある介護施設の権利章典には、入所者のプライバシーや性的表現に関する権利は明記されていない[4]が、セクシュアリティは人生のあらゆる段階を通して生活に不可欠であると考えられている[5]。しかし、認知機能障害を伴った入所者のセクシュアリティ表現は、対応困難な行動となる可能性がある。

知的に健常な施設入所者の性的表現を阻むもの

　もし、他者との親密な関係や性活動が入所者の生活の質（QOL）を向上する重大要素であるなら、性的表現を困難にする障害を知っておくことは重要である。加齢に伴う身体の変化や疾患、治療、不安、抑うつ、高齢者差別によって性的な興味は減少するが、それは多くの入所者に共通してみられる[6]。プライバシーに制限のある介護施設環境では、スタッフや施設管理者側の価値観と折り合いをつけるのが難しく、また認知機能障害を持つ入所者が性被害にあうのではないかとの懸念から、さらにセクシュアリティは抑制されてしまうこととなる[7]。高齢者には性的興味がないと信じている家族の意向を受けて、施設はセクシュアリティを抑制するのかもしれない。あるいは、家族は自身の親が永遠に配偶者のみに誠実であると信じているのかもしれない。制度やスタッフ、入所高齢者、

家族、医療、倫理、法律に関する諸問題（**図1**参照）に取り組むことは介護施設の責務である[2]。

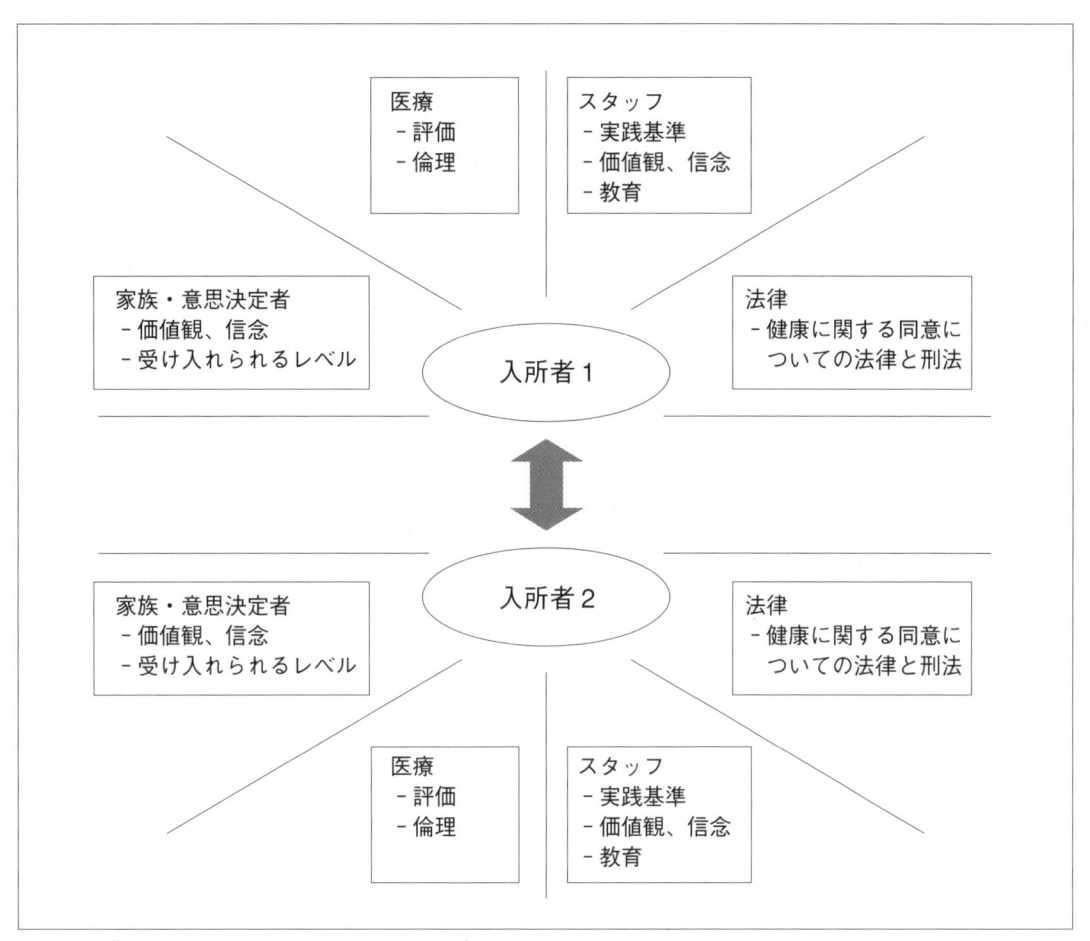

```
┌─────────────────────────────────────────────────────┐
│              医療           スタッフ                 │
│              －評価         －実践基準               │
│              －倫理         －価値観、信念           │
│                             －教育                   │
│                                                      │
│   家族・意思決定者                    法律           │
│   －価値観、信念      入所者1     －健康に関する同意に│
│   －受け入れられるレベル            ついての法律と刑法│
│                                                      │
│                     ⇅                                │
│                                                      │
│   家族・意思決定者                    法律           │
│   －価値観、信念      入所者2     －健康に関する同意に│
│   －受け入れられるレベル            ついての法律と刑法│
│                                                      │
│              医療           スタッフ                 │
│              －評価         －実践基準               │
│              －倫理         －価値観、信念           │
│                             －教育                   │
└─────────────────────────────────────────────────────┘
```

図1 介護施設におけるセクシュアリティ関連問題

入所者の権利と被害への懸念に関する倫理的問題

　他者との性行為に関する同意能力がしばしば大きな懸念となっている。入所者が性行為の対象を理解できていなかったり、妄想的信念に基づいて性関係を迫ったりする場合（例、入所者が妄想にとらわれている場合。場合によっては対象者が配偶者であっても）については、その対象者を保護することが必要である。

　このような懸念は双方が認知機能障害を持つ場合に生じるが、もし双方の認知能力に明らかな差があれば問題は悪化しやすく、一方が被害者となる危険性が高くなる（我々は"判断力の低下した"人を保護する必要性を重視しているが、被害の可能性は認知能力に差がある場合にのみ生じるわけではなく、一方が情緒的に傷つきやすい場合にも生じる可能性がある）。

事例提示

　Aさんは認知症を有する夫の介護に弱り果てて疲れており、夫の少し後に介護施設に入所した。夫婦で相部屋を利用することができなかったことから、それぞれ別の階に入所した。彼女は夫より健康で動けたことから、1日の大半を夫の居室へ行って過ごしていたが、夜には他の女性との相部屋に戻って就寝していた。彼女はかつて夫と過ごした"性生活を含めたプライベートな時間"が持てないことを寂しく思い、個室への変更を求めていた。

解説

　介護施設の居室は入所者個人や夫婦がくつろげる唯一の場所であるため、部屋割りは重要な問題である[8]。多くの夫婦にとって、スキンシップは情緒的な親密さを伴うため生涯にわたって献身的な介護が維持されやすくなる[9]。しかし、認知機能障害によって配偶者が情緒的な親密さを失った場合には、健常な方にセクシュアリティに関するさまざまな反応が生じるだろう。可能な場合には、夫婦の希望に基づいて個室を共用することも認められている[1]。部屋割りの際には夫婦で話し合って決定してもらうことが彼らの自律性を尊重することになる[9]。これは他の入所者の選択を制限することにもなるが、共室を希望する夫婦のように必要性が高い場合にのみ行う[10]。残念なことだが、このような居室は大きなベッドを置くにはまだ狭く、鍵もかからない状態である。"起こさないで"とのサインを掲げるとプライバシーは守られるが[1]、かえって他者の注意を引いてしまったり、ないがしろにされてしまったりすることもある。

　このため、緊急時以外はスタッフは入室前には必ずノックし、許可を得てから入室するべきである。他には、介護施設内に配偶者やパートナーと一緒に時間を過ごせる"プライベートルーム"を設けることもひとつの方法である。

事例提示

　Cさんは75歳の男性で、3年前に妻とは死別している。軽い脳卒中の後遺症が若干あり、認知的、身体的にわずかな障害がある。Dさんは73歳の女性で、5年前に夫とは死別している。1年前に介護施設に入所し、身体的には健康だが、中等度のアルツハイマー病にかかっている。

　Cさんは妻のことを尋ねられると涙ぐむが、寂しさを口にしたり新たな相手を捜したりすることはなかった。しかし、Dさんに会うと明らかに関わりを持ちたがり、彼女を施設内の活動に誘い始めた。彼らはすぐに手を繋ぎ、Cさんは公然とDさんを手助けした。彼女はあまり表情には出さなかったがCさんとの関わりを楽しんでいた。数ヵ月後、彼らは婚約し、同じ部屋での生活を希望した。

　個別の聞き取りでは、Dさんは"婚約するということは互いに世話をするということよ。私はアルツハイマー病を患っているけど、うまく病気と付き合って生きているからそんなに悪くはないわ"と言っていた。Cさんは"彼女の健康を心配しているけど何とかやれるだろう。彼女はアルツハイマー病で物忘れがあり、そのうちもっと忘れっぽくなるだろう。だけど彼女のことが好きなんだ。彼女は婚約したことや一緒に暮らしたこと、可能なときには一緒に寝たことを覚えているよ。いつも一緒に居たいんだ。もし彼女が嫌がれば触らないけど、今はいつもキスをしているし、今後ももっとするかもしれない。彼女の気持ちを大切にした

いんだ"と言っていた。

解説

　恋愛において性的関係を求める認知症の入所者に対しては、生活の質（QOL）や安全、そして福利という観点から介護者や施設には検討すべき課題が生じる[11]。当初、スタッフはCさん達が手をつないで一緒にいる姿を微笑ましく見守っていたが、婚約や同居を発表した際には不安を感じた。特に、Dさんの判断能力を心配し、それを家族に相談した。すると、Cさんの娘は支持的だったが、Dさんの息子は"早まらないよう"に言い、同居や結婚に反対した。

　スタッフやDさんの息子の協力が得られなければ、Cさん達の同居や結婚は実現できない。スタッフはDさんの認知機能の低下を心配し、いつかは彼女を別の階に移動させることになると考えていた。そうなれば、スタッフはCさん達の"いつも一緒にいたい"という希望が叶わなくなることには気づいていた。すなわち、彼らの要介護度が違うことから、そのまま同じ階で介護するのは難しくなることを心配していた。

事例提示

　Lさんは74歳の女性で6年前からアルツハイマー病を患っている。4年前に夫が急逝し、それを契機に介護施設に入所している。施設生活にはよく馴染んでいるが、徐々に家族の顔がわからなくなり、時々自室がわからなくなって歩き回っていることがあった。

　6ヵ月前にLさんはOさんと出会った。Oさんは78歳の男性で結婚していたが、妻は重度の認知症で入院中だった。妻の入院を契機に孤独となり、また、心疾患の看護サポートを受ける必要があったことから介護施設に入所した。認知機能は全く健常である。入所直後は落ち込んだり、友人を作ることに苦労しているようだった。2人の息子が毎週面会に訪れていたが、最近はOさんの気分が徐々に良くなってきたことがわかって安堵していた。Oさんは、彼を捜すことが増えたLさんと次第に親しくなっていったが、彼女の陽気で社交的な性格に肯定的に応じていた。最近では互いに腕を組んで施設の廊下を歩いていた。

　先週、彼らはOさんの部屋のベッドに2人で居るところを看護師にみつかった。半裸であり、性的行為を行っていた。看護師はすぐさま彼らに性行為を止めるよう叫び、服を着るよう命じた。そして、LさんをOさんの部屋から出して、双方に行儀良くするように言い、"もう二度としないよう"命令した。彼らは明らかに震えていた。

解説

　Oさん達の行為を目撃した看護師はチーム会議で様子を報告したが、予想どおりさまざまな感想や反応が見られた。何人かのスタッフは、入所者が性行為を望むのは当然であり、プライベートルームの使用を許可してその希望を尊重すべきだと主張した。しかし一方、性的なことを話し合うことをとても不快に感じたスタッフもいた。一連のできごとを振り返って、その看護師はとっさに怒りが生じたことを考え直し、個人的価値観を不適切にOさん達に押しつけてしまった可能性を後悔した。そこで、何人かのスタッフがガイドラインを作ることを提案した。それは、入所者には合意に基づく性行動の権利を尊重するが、一定の警戒すべき事態が生じたと全スタッフが判断した場合には、性行為の権利と被害防止の義務のバランスを保つために、必要に応じて適時見守りを行うといった趣旨である。

> LさんやOさんの子供達には個別に面接した。Lさんの2人の娘は母親が性行為に及んでいたことを知って激怒した。彼女達は高齢者が性に無関心であるとの幻想を信じ、Oさんは"知的に保たれている"が、母は"明らかに障害されている"ことを根拠に、性行為はOさんの一方的な虐待行為であると決めつけた。
>
> Oさんの息子達の反応は違った。彼らは父の抑うつが改善したことを喜び、それは新たな恋愛のおかげであると考えた。そして、父親が性的虐待をしたとする主張について話し合ったが、父親がそんなことをするわけがないと信じ、実際にはLさんの誘いに父親が応じたものと考えた。しかし、一人の息子は、父の行為は母に不誠実であり、確かに母は認知症を患ってはいるが"父にとって最高の妻である"と考えていた。彼は、今後スタッフに父達の関係を応援してもらうのがよいのか、それともやめるよう働きかけてもらうのがよいのかについて迷っていたが、最終的には父の自主性に任せるべきと考えた。別の息子は、基本的に両親の結婚は"もう終わったこと"であり、母は"もはや父が結婚した人とは別人"であって、実際に"妻であることは困難"であり、現実的には不誠実となる関係にない、と考えていた。

介護施設における適応・不適応性行動に対するマネジメント方針の作成と実施

認知障害を有する入所者が性的な願望や要求を表明した際には、スタッフや入所者、家族の希望や価値観はしばしば対立することがある。介護施設では、弱者に対する被害の防止と入所者の権利とを両立すべく、目的と目標を持って施設が入所者の立場を中心とした方針を立てることが重要である[6]。

初期段階

方針のガイドラインを設定する際、施設はいくつかの段階を踏むことになるだろう。まず、原則的に看護師、医師、ソーシャルワーカー、施設管理者、家族、介護ヘルパー、そして、もし可能なら倫理学者達が集まり、他の施設の性行動への方針に関する文献を検討し、意見をまとめる[2]。この作業を行うことで、各人の偏見や寛大さといった価値観の違いが明らかになる。しばしば問題となるのは、入所者の能力や同意である。セクシュアリティや愛情表現、そして、性行動が正常か、あるいは評価が必要かについても明らかにする必要がある[2]。倫理的価値観や宗教、信条、そしてスタッフが受けてきた教育内容を根拠に性行動の不適切性を明確に定義し、系統的に説明することは、一見簡単そうに思えるが、実際には困難である。何を性的不適応行動とするかについては文献的に見解が統一されていないため、その問題がどの程度生じているのかを見積もることは困難である。Johnson[12]は認知障害を有する高齢者の7％以上に性的脱抑制が見られ、性犯罪全体の1.7％が高齢者の犯罪だとしている。対照的に、他の文献では介護施設入所者のたった1.8％にのみ性的不適応行動がみられたと報告されている[13]。

問題が生じたときには

　気がかりな性行動が生じた時には、それが個人かカップルかに関わらず、三つの手順を提案する：それはチームミーティング、必要なら家族ミーティング、そして、対象者や状況のあらゆる変化に対応する最初の支援計画の効果を継続的に検討することである[6]。

　チームミーティングでは、何が生じたのか、いつ、なぜ、そして誰が関わっていたのかについて行動を徹底的に記述し、議論する（表1参照）[14]。

　行動の危険性と利益を評価する際には、プライバシー権や他者と恋愛する権利、他者に影響されない自己決定権を含む、相反する考えや価値を重視すべきである。自身の宗教的、文化的、性的、あるいは個人的信条にもとづいて相手を判断しないよう、注意する必要がある。

表1　性行動問題の検討における評価項目

- 行動を正確に説明し、記述する
  - 行動の内容、発生時間、場所、頻度
  - 関係者（入所者、スタッフ、家族、来訪者）
  - 間接的に影響を受けた人物（入所者、スタッフ、家族）
  - スタッフから見た関係者の反応
- 他者（家族、スタッフ、来訪者、他の入所者）の反応を検討する
  - 反応の理由（迷惑、道徳的嫌悪感、等）
- 行動の発生原因を明らかにする
  - その行動の発端は誰か？
  - どのようなニーズがあったのか？
  - 関係者の性習慣。その行動は認知症の発症以前から生じていたものか？
- 能力と同意の評価
  - 全ての関係者が同意しているのか？同意は確認できるか？
  - 関係者の能力はどのようなものか？法的無能力の判定や後見が行われているか？要求や希望、不満を伝える能力や、選択の能力はどの程度か？
- 危険性と利益の検討
  - 行動を継続することによる危険性にはどんなものがあるか？
  - 行動継続することにより入所者が得られる可能性がある利益は何か？
  - だれか被害者がいるか？
- 入所者や家族に対するチームの評価の報告

性行動のタイプ

　性表現には4種類のタイプがあるが、必要に応じて介入できるよう、それらをすべて評価する必要がある。
- レベル1：愛情表現、求愛行動：合意に基づくキス、寄り添う、愛撫、そして抱擁
- レベル2：性的な会話：冗談半分で口説いたり思わせぶりなことを言う
- レベル3：自分や同意関係にある他者への身体的な性行動、自慰行為、個別ケア時の露出
- レベル4：他者に対する性行動の強要

介　入

　最初の3種類の性的不適応行動はほとんど薬物療法の対象とはならず、行動的な介入がよく行われている。

　二人の入所者間の身体的性行動は中等度の危険性を示唆する。このため、スタッフは一方的に性関係を迫るようなあらゆる徴候について目配りすることが必要である[15]。どのような条件や環境下で相手が同意し、行為が継続されるのかについては、以下の問いによって明らかにすることができる[16]。

1. 関係性に対する入所者の認識
   (a) 性的接触の相手を理解しているか？
   (b) 相手が配偶者であると理解した上で「応じなければならない」といった強迫観念に基づいていやいやながら同意しているのか？あるいは、相手の身元や意図を認識しているか？
   (c) どの程度の性的行動なら心地よいのかを言うことができるか？
2. 入所者の被害回避能力
   (a) その行動は以前の信条や価値観と一致しているか？
   (b) 不本意な性的接触を拒否する能力があるか？
3. 潜在的なリスクに対する入所者の認識
   (a) この関係は継続困難であることに気づいているか（一緒に居られるのは一時的）？
   (b) 関係が終わった場合にはどうしていくのかを説明できるか？

　認知障害の有無に関わらず、入所者の現在の価値観や行動と過去のそれらを比較される傾向がある。もしそれが一致しない場合には、一般的には入所者が"正常な判断に基づいて行動できなくなった"と解釈され、その異常な行動に愕然とされるだろう。しかしながら、我々も価値観や信条を転換することがあり、また、認知機能の低下や高齢化によって信条や価値観が道徳的でなくなると決めつけるのは問題があるといった見地から、入所者の現在の信条や価値観を尊重するべきであるという議論も成り立つ。

　いずれにせよ、双方の入所者が状況を理解して同意していれば、他者の権利を侵害しない限りプライバシーを保持する権利や行為を行う自由がある[6]。双方の入所者が性関係の合意能力を有しているかについては、介護施設のスタッフが判断する際に参考となる評価ツールが作られてきた[17]。もし一方の入所者が被害にあっているとスタッフチームが判断した場合には、その関係はただちに終了され、入所者の家族や代理意思決定者を含めて協議を行う[6]。

　家族と協議する際には、サポートや教育の必要性を判断するために、価値観や信条、受け入れられる性関係の水準を調べる[15]。しかしながら、たとえスタッフが家族関係者に他の入所者との性行動を知らせることが必要だったとしても、保護の必要性、プライバシーの尊重、そして入所者の品位についてバランスをとる必要があり、家族に話す際には慎重さが求められる。特に、もし入所者間で合意されている場合には、自身の親と他の入所者との親密な会話を怪しんでいない子供達にわざわざ注意を呼びかけたりしないことが、スタッフの倫理として求められるだろう。入所者カップルが親しさを求めることを、特にお互いの同意がある場合に、適切に評価せず家族にすべてを伝えることは、プライバシーの侵害と考えられる。

　不適切に頻回だったり、公衆の面前で行われたりする自慰行為に対しては、それを不快に感じる他の入所者がその場所を使う必要性を考慮して介入することが必要である。そのことは巻き込まれ

た入所者達の尊厳や自主性を尊重することになる[6]。

　そのような場合には、スタッフは対象者にその行動が公共的な場には不適切であると指摘し、自室や、相部屋の場合は自分のベッドでカーテンを引くなどのプライベートな場所へ行くことを促すべきである。また、その対象者が理解できる場合には介入の意味を話し合うべきである[6]。さらに、スタッフは行動の背後にある意味を知り、満たされていない要求の解決に尽力することが求められる[6]。スタッフにセクシュアリティや愛情表現への関心を高めるには教育が重要である。それによって、スタッフは性行動や、あるいは親密さを求める行動をより理解し、対応することができる[3]。

性的攻撃行動

　合意に基づかずに、嫌がられたり動揺させたりするような方法で他の入所者に触れるような明らかな身体行動は危険性が高く、スタッフは直ちにその被害的な関係をやめさせるよう対応せねばならない[15]。

　介護施設環境では入所者が性的な攻撃性を示すことは比較的まれだが、入所者が攻撃的な性的不適応行動を起こしたときには危機的な雰囲気がしばしば生じる。多くの場合、その行動をコントロールするために対象者、大抵は認知症の男性が精神科でホルモン治療を受けることが求められる（訳注：日本ではこのような治療は行われていない）。緊急時には生活歴や評価を考慮せずに早急に介入することは容易である。しかし、すでに論じてきたように、行動の内容や行動を起こした人物、行動発生状況、行動の先行条件や結果事象を含めて確認し、明確に記述することは常に重要である。また、以前の性行動を含む、広範囲にわたる心理—社会的な履歴を入所者や身内から聞き取ることも重要である。施設入所当初にこれまでの性的な経歴を聞いておくと、後に生じた問題にすばやく対処するための助けとなる[14]。もし利用できるなら、対応が困難だったことが過去にないか、以前の記録を検討することもまた重要である。最終的に、行動の原因となる心理学的、生物学的、そして社会的要因を探すことが必要である。

不適切な性行動の原因

　不適切な性行動にはいくつかの原因が考えられる。対象者が過去に性的攻撃性を生じたり、その治療を受けたりしたことがあるかをチェックすることは重要である。暴力的で常習的な性的攻撃性を持つ者は安全が確保された環境で管理することが必要となるだろう。高齢の入所者には不適切な性行動の原因が多数考えられる[18]。原因の一つには薬物が含まれ、特にパーキンソン病の治療に用いられるドーパミン作動薬で生じる。新たに性的脱抑制行動が生じるようになった事例では、躁病やせん妄、隠れた飲酒、ベンゾジアゼピン、他の薬物等の可能性をすべて考慮すべきである。せん妄状態の入所者は性的な内容を伴った脱抑制行動を生じる可能性がある。行動の管理のみならず、せん妄に関連した病的状態や死亡を減らすために、せん妄の原因を評価、治療することは極めて重要である。人物誤認は認知症に関連した一般的な症候群であるが、その結果として、入所者が他者を配偶者であると信じ込んでしまい、性的な態度で近づくことがある。認知症に関連した脱抑制もまた原因となる。

　同様に、性的不適応行動とされている行動が性器の物理的な不快によるものではないかどうか、あるいはセルフケアの低下と関連しているかどうか、といったことを評価することも重要である。

例えば、不快感や焦燥感から入所者が頻繁に自身の性器を触っていることを見て、彼らが自慰行為をしているととらえられてしまうかもしれない。不快感の原因解決に取り組むことはその行動を止めることにつながる。時折、何人かの入所者がきちんと服を着ずに性器を出し、公共の場所に向かって歩いているが、それは排泄後に着衣をきちんと整えることが困難になったためである場合がある。

行動的・薬物的介入

性的不適応行動を改善する際の介入には、まず行動的な方略を用いるべきである。最初の行動的な介入にはしばしば再方向づけが用いられる。言語的あるいは身体的に、入所者を他の部屋に移動させたり、その行動が不適切であると知らせたりすることは、行動を方向づけるのに役立つだろう。また、性的不適応行動のターゲットになっていそうな相手から隔離することも有用だろう。あるいは、上記のターゲットと同性よりは、異性のスタッフによって介護されることも必要かもしれない。公衆の面前で性器を晒したりマスターベーションしたりする男性入所者には後ろ開きの服が役立つだろう。不適応行動を無視し、適応行動に賞賛や注目を随伴して促進することが一般的に有用な方略である。行動的な方略を実践してきたにもかかわらず、それがうまくいかないときには、薬物的な介入を検討することが適切である。

介護施設では、過剰な性行動に対して非薬物的な治療手段を試みた後に、さまざまな種類の薬物療法が用いられてきた。高齢患者にみられる性的脱抑制の治療に関するレビュー論文によれば、セロトニン再取り込み阻害薬（SSRI）服用患者全体の1/3に生じる性欲や性機能の減退効果を利用して、ホルモン治療の前に、まずSSRIによる治療を行うことを提案している[20]。SSRIは標準的な開始用量の1/4から1/2で開始し、できるだけ少量の投薬で患者を安定させることを提案しているが、SSRIによる治療が奏功しない場合にはホルモン療法を行うことになるだろう。患者が経口服薬を順守できない場合はエストロゲンパッチを用いることが推奨されるが、患者が簡単に剥がせないよう、パッチは背中に貼るのが望ましい。通常、パッチの力価は0.05から0.10mgまでで調整するが、もし患者が経口摂取を嫌がらないならエストロゲンの処方は0.625mg／日が推奨量である。副作用としては、深部静脈血栓症、嘔気、体液貯留、嘔吐、女性化乳房の危険性が増加する。より迅速に治療を開始せねばならない場合には抗アンドロゲン療法が推奨されている[20]。デポ・プロベラ（酢酸メドロキシプロゲステロン）（本邦未承認）は200～300mg／週の筋肉内注射（IM）で使われている。強力な黄体ホルモン剤は下垂体黄体化ホルモン（LH）や卵胞刺激ホルモン（FSH）を抑制することでテストステロンのレベルを減少させるが、それは、精巣内のテストステロン産生の減少を引き起こす。副作用としては、眠気、軽度の糖尿病、食欲亢進、体重の増加、脱毛、軽度の抑うつがある。リュープロン（ロイプロリド）は黄体ホルモン放出ホルモン（LHRH）作動薬だが、3ヵ月ごとに11.25mgを筋肉内注射で投与する。

その作用はLHやFSHの分泌を抑制することでテストステロンの産生を減少させる。この薬物療法には骨粗鬆症のリスクがある。抗アンドロゲン剤のアンドロクール（酢酸シプロテイン）を10～300mg／日で投与すると受容体レベルでテストステロンを阻害し、男性の性的行動化を改善するために用いられている。複数症例のレビューによれば、10～100mg／日という極めて少量の投与で副作用を最小限に効果をあげることが示唆されている[21]。この治療中には肝機能を監視することが必要である。他の副作用としては疲労感、体重増加、一時的な抑うつ、女性化乳房を生じうる（訳注：ホルモン療法は本邦では保険適応外であり、一般的に用いられてはいない）。

抗精神病薬による治療の症例報告では気分安定薬（バルプロ酸やカルバマゼピン）や抗うつ薬

（パロキセチン、フルオキセチン（本邦未発売）、クロミプラミン）、非定型抗精神病薬（クエチアピンやオランザピン）の有用性が示唆されている。多くの場合、入所者は自身の治療を決定する能力が乏しいため、薬物療法の危険性について代理意思決定者に説明することが必要である。ホルモン療法は主に化学的去勢により効果を発揮するが、使用が勧められている根拠は単なる症例報告や統制群を設けていない症例研究の結果である。

　薬物療法や行動介入の方法や導入時期を明らかにするために、二つの症例を提示する。一つ目の症例では、入所者の性的攻撃性が明らかになり、薬物療法が必要となったケースを説明する。一方、二例目では、部分的に洞察することが可能な入所者であったため、薬物療法が不要で、教育や再方向づけが可能だった症例について論じる。

事例提示

　Ｚさんは83歳の独身男性でアルツハイマー病にかかっており、最近、介護施設に入所した。スタッフや女性入所者に性的に触れるために緊急のコンサルテーションの申し込みがあった。さらに、彼は頻繁に公共の空間でマスターベーションを行っており、認知症がより重度の入所者との性行為を疑われていた。彼に問いただしてもすべてを否認した。スタッフは怒りと恐れから、彼の個別介護をできるだけ控えていた。

　カリフォルニア在住の彼の妹から情報を得たところ、彼は貧乏な歴史学者で、過去4年間にわたって徐々に認知機能が低下していたとのことだった。妹は彼の女性関係をよく知らなかったと言っていたが、性的暴行の経歴はなかった。彼は飲酒をせず、甲状腺の薬物治療中だった。

解説

　Ｚさんの評価では妄想やせん妄は全く生じていないことがわかっており、臨床的には隠れた飲酒やうつ病も認められなかった。彼はMMSE[22]が15点と、認知機能障害が認められており、自身の行動に関する洞察力を持っていないようだった。彼の性的脱抑制に関する先行条件と結果事象を注意深く評価したところ、あらゆる年齢の女性との関わりがあったときに限って彼の性的行動化が生じていたことが明らかとなった。女性が範囲内にいた時に彼はその胸や臀部を触っていたが、特に女性スタッフがごく接近して個別介護を行っているときにその傾向が強かった。彼の性的な発言が無視された時には減少するが、叱責すると激しさを増すようだった。

　行動評価の結果、Ｚさんの行動の理解が深まったことで、スタッフはさまざまな行動的介入を試みようと意欲を増した。しかし、不適切な行動について彼を再教育しよう試みたところ、上手くいかなかった。Ｚさんの介護は同性のスタッフが行うこととした。彼が性的な冗談を言った際にはスタッフは常にそれを無視したが、より適応的な行動を行っていると判断した際には関わりを持った。このような介入の結果、性的な行動は減少した。

　行動的介入にも関わらず、特に介護士が女性入所者の部屋から彼を連れ出そうとしたときには、必ず興奮や攻撃行動が生じていた。このため、性的行動化の減少を期待し、興奮に対してオランザピンの投与を試みた。しかし、副作用として錐体外路症状が現れた。

　ホルモン療法を検討するため、彼の妹と話し合った。しかし、彼女は副作用を心配し、ホルモン療法の導入には乗り気ではなかった。このため、代わりにSSRIのパロキセチンの30mg投与を試みた。その結果、性的行動は明らかに減少し、かなりの改善が見られた。

事例提示

　Xさんは78歳の男性で妻には先立たれていた。アルツハイマー病の病歴があり、1年前に独居困難から介護施設に入所した。公共の場所で女性にキスしたり抱きついたりしたことをスタッフが見つけたことから、緊急のコンサルテーションの申し込みがあった。

解説

　Xさんの娘に連絡を取り、Xさん同席のもとで聞き取りを行った。なお、彼の外見は年齢相応だった。広範囲にわたる心理－社会的な履歴を娘および本人から聞き取ることができた。娘の情報によると、Xさんは以前からとても浮気癖が多かったが、数年前に死去した妻にはとても思いやりを持っていた。また、認知症にかかってから性格変化が見られるようになった。そして、公共の場で堂々と愛情表現をするようなことは、以前の父からは想像できない、とのことだった。Xさんによると、彼は言い寄ってくる数人の女性からもてはやされているように思いこんでいたが、彼のあからさまな愛情表現が、周囲の人々、特にスタッフや面会に来た家族達にとって不愉快であることを理解していた。

　最初の介入として、スタッフに評価の結果を伝えた。その結果、スタッフの切迫感は減少し、さまざまな行動的介入を試みようという意欲が増した。Xさんの履歴情報や現在の認知機能の水準に基づいて、まず本人と状況を話し合った。彼は女性からの注目を楽しんでいたが、公共の場所以外で過ごしてみることに同意した。それを実践した結果、彼の不適応行動は解決した。

参考文献

1. Spector, I.P., Rosen, R.C., Leiblum, S.R. (1996). Sexuality. In W.E. Reichman, P.R. Katz (Eds.), Psychiatric care in the nursing home (pp. 133–150). New York: Oxford University Press.
2. Continuing Gerontological Education Cooperative. (2002). Intimacy, sexuality and sexual behavior in dementia: How to develop practice guidelines and policy for long-term care facilities. Hamilton, ON: McMaster University Press. HQ 30–157. Available at www.fhs.mcmaster.ca/mcah/cgec/toolkit.pdf.
3. Molloy, W., Reich, M., Jacobson, J., Rock, S., Renaud, S., Milburn, G., Sheehan, C. (1999). Intimacy and sexuality in long-term care facilities. Windsor Essex Geriatric Assessment/Consultation Program.
4. Advocacy Centre for the Elderly (ACE) and Community Legal Education Ontario (CLEO). (2001). Every resident: Bill of rights for people who live in Ontario long-term care facilities. Available at www.cleo.on.ca/english/pub/onpub/PDF/seniors/everyres.pdf.
5. Butler, R.N., Lewis, M.I., Hoffman, E., Whitehead, E.D. (1994). Love and sex after 60: How to evaluate and treat the sexually active woman. Geriatrics, 49(11):33–42.
6. Doyle, D., Bisson, D., James, N., Lynch, H., Martin, C. (1999). Human sexuality in long-term care. The Canadian Nurse, January:26–29.
7. Richardson, J.P. (1995). Sexuality in the nursing home patient. American Family Physician, 51(1):121–124.
8. Tong, R. (1990). Till death us do part: Married life in nursing homes. In R.A. Kane, A.L. Caplan (Eds.), Everyday ethics: Resolving dilemmas in nursing home life (pp. 100–108). New York: Springer Publishing Company.
9. Montenko, A.K., (1989). The frustrations, gratifications, and well-being of dementia caregivers. Gerontologist, 29:166–172.

10. Miles, S.H., Sachs, G.A. (1990). Intimate strangers: Roommates in nursing homes. In R.A. Kane, A.L. Caplan (Eds.), Everyday ethics: Resolving dilemmas in nursing home life (pp. 90–99). New York: Springer Publishing Company.
11. Berger, J.T. (2000), Sexuality and intimacy in the nursing home: A romantic couple of mixed cognitive capacities. The Journal of Clinical Ethics, 11(4):305–317.
12. Johnson M. (1995). Clinical issues in the treatment of geriatric sex offenders. In B. Schwartz, H. Celini (Eds.), The sex offender: Correction treatment and legal practice. Civic Research Institute Inc. Kingston, NJ: Civic Research Institute, Inc.
13. Aliagkrishnan, K., Lim, D., Brahim, A., Wong, A., Wood, A., Senthilselvan, A., Chimich, W., Kagan, L. (2005). Sexually inappropriate behavior in demented elderly people. Postgraduate Medical Journal, 81(957):463–466.
14. Sloane, P. (1993). Sexual behavior in residents with dementia. Contemporary Long Term Care, 16(10):66, 69, 108.
15. Shalom Village Nursing Home. (2001). Intimacy and sexuality practice guidelines (revision). Hamilton, Ontario: Shalom Village Nursing Home.
16. Lichtenberg, P.A., Strzpek, D.M. (1990). Assessment of institutionalized patients' competency to participate in intimate relationships. Gerontology, 30:117–120.
17. Lichtenberg, P.A. (1997), Clinical perspectives on sexual issues in nursing homes. Topics in Geriatric Rehabilitation, 12(4):1–10.
18. Kamel, K., Hajjar R.R. (2004). Sexuality in the nursing home, Part 2: Managing abnormal behavior ethical and legal issues. Journal of American Medical Director Association, 5:S49–52.
19. Stern, B. (2003). Caring for your loved one: An education guide for caregivers of persons with dementia. Toronto: Baycrest Centre for Geriatric Care.
20. Lothstein, L.M., Fogg-Waberski J., Reynolds, P. (1997). Risk management and treatment of sexual disinhibition in geriatric patients. Connecticut Medicine, 61:609–618.
21. Hausserman, P., Goeker, D., Beir, K., Schroeder, S. (2003). Low-dose cyproterone acetate treatment of sexual acting out in men with dementia. International Psychogeriatrics, 15(2):181–186.
22. Folstein, M.F., Folstein, S.W., McHugh, P.R. (1975). "Mini-Mental State." A practical method for grading the cognitive state of patients for the clinician. Journal of Psychiatric Research, 12:189–198.

推薦文献

1. Gordon, M., Sokolowski, M. (2004). Sexuality in long-term care: Ethics and action. Annals of Long-Term Care, 12(9):45–48.
   認知症の重症度が異なる二人の入所者の間の恋愛関係と性的関係についての倫理的問題について検討している。

2. Ehrenfeld, M., Bronner, G., Tabak, N., Alpert, R., Bergman, R. (1999). Sexuality among institutionalized elderly patients with dementia. Nursing Ethics, 6(2):144–149.
   高齢の認知症患者のセクシュアリティの問題について、二つの側面に焦点をあてて検討している。すなわち、施設に入所している認知症高齢者の性的行動とそれに対する他の患者、スタッフ、そして家族の反応。

第11章 老年期精神薬理学の原則

Nathan Herrmann
松岡照之 訳

> **キーポイント**
> - 向精神薬は、多面的な治療プログラムの一部分にすぎないと考えられており、危険性と利益について注意深く検討した後にのみ、開始すべきである。
> - 特定の標的となる症状を決めて観察すべきであり、効果の再評価は定期的に行うべきである。
> - 高齢者は、向精神薬の副作用を生じやすく、スタッフはこれらの副作用に注意すべきである。

はじめに

　1950年代～1960年代に向精神薬が導入され、精神疾患の治療に革命が起こった。抗うつ薬や抗精神病薬によって、精神病院にいる慢性期の入院患者は、劇的に減少した。その結果、介護施設、療養所、グループホームにおいて、精神障害を持っている入所者の割合が著しく増えた。これらの施設の大半は、人員が不足しているので、感情や行動の障害に対する薬物療法が、入所者が受けられる唯一の治療方法となることが多い。入所者の中には薬物療法により改善する可能性がある人がいるにもかかわらず、向精神薬は時に誤用されており、乱用されたり、適応や副作用の知識が少ない人によって投薬されたりしていることを示唆しているデータがある。

　適応がある場合でも、うつ、不安、行動的症状のコントロールの治療のための向精神薬の使用は、多面的な治療計画の一つの要素にすぎないものとみなすべきである。しばしば、認知症の入所者でそうであるように、これらの薬剤を治療の第一選択と考えるべきではない。施設に入所している高齢者、特に身体疾患を合併している人や多剤併用している人は、副作用の危険性が高い。向精神薬の安全で効果的な使用には、注意深い観察と効果についての定期的な再評価が必要である（訳注：向精神薬は、抗精神病薬、抗うつ薬、抗不安薬を含む精神に作用する薬剤の総称。抗精神病薬は統合失調症で認められる幻覚や妄想などの精神病症状の治療のために用いられる薬剤をいう）。

高齢者における薬物療法の原則

　高齢者には、さまざまな生理学的変化が起こり、薬物の代謝が変化している可能性がある。高齢者において、薬物の代謝に影響するいくつかの要素を、表1にあげた。これらの変化の結果として、ほとんどの向精神薬は効果が長引き、若い人よりも高齢者では、蓄積しやすい傾向がある。高齢者は、副作用が生じやすく、一般的な向精神薬のいわゆる"治療"量でさえ、せん妄や低血圧のよう

な合併症を導くかもしれない。これらの要素すべてから、密な観察による向精神薬の注意深い投与の必要性が強調される。

薬物療法を開始する前に、医師は、入所者個々に対する薬の使用の相対的適応と禁忌（症状悪化や副作用を招くもの）を決定すべきである。適応には、治療効果の評価対象となるような、標的症状や、特定の疾患が含まれるべきである。標的症状は、簡単に測定できるものを選ぶべきであり、体重変化、睡眠時間、攻撃的爆発の回数、叫ぶ頻度、社会活動への参加などがあげられる。看護スタッフと治療チームの他のメンバーは医師と共に適切な標的症状を決め、頻度と重症度の変化をカルテに記録するべきである。特定の薬の相対的禁忌は、より危険性が高くなる可能性がある個人的特徴により決定される（例、心血管障害や腎障害の既往のある入所者や、多剤を内服している入所者は、重大な副作用を生じやすいかもしれない）。

表1 高齢者における薬物代謝に影響を与える要素

- 除脂肪体重の減少
- 体脂肪の増加
- 血清アルブミンの低下
- 吸収の変化
- 肝機能の変化
- 腎機能の低下
- 薬物受容体の感度の変化
- 神経伝達物質の量の変化

もし、潜在的な利益が危険性を上回るなら、医師は、適切な薬剤を選ばなければならない。アミトリプチリン、クロルプロマジン、ハロペリドール、ジアゼパムのような古典的な薬剤よりも忍容性が高い（副作用が少ない）向精神薬がたくさんある。高齢者のために選択する薬剤は、(1) 活性代謝物（薬剤が代謝されてできた作用がある物質）がより少ない、(2) 体内への蓄積がより少ない、(3) より短い作用時間、(4) 低血圧、転倒、錯乱のような副作用を起こしにくい薬剤を選ぶべきである。その薬剤は、少量から始め、副作用を観察しながらゆっくりと増量するべきである。ほとんどの向精神薬の有効投与量は、若い人達よりも少量であり、しばしば1日1回投与が可能である。

向精神薬の使用は、定期的に再検討すべきである。抑うつ、認知症に関連した興奮のようなほとんどの状態は一時的であるので、これらの薬剤による長期間の治療は、副作用を起こす傾向があり、必ずしも勧められない。薬剤の減量や中止を定期的に試みるべきである。このため、年4回の薬物療法に関する検討会や薬剤の再検討が推奨されている。

うつに対する治療

うつは、入所者の中で、よく認める精神疾患であり、治療されないと重大な結果になることもある（5章参照）。薬物療法は、適切に用いればうつ症状の改善に、しばしばとても効果的である。うつの治療に利用できるたくさんの薬剤があるが、最も一般的に使用される薬剤は、選択的セロトニン再取り込み阻害薬（SSRI）であり、三環系抗うつ薬（TCA）に取って代わりつつある。アミトリプチリンやイミプラミンのようなTCAは、40年以上も前に初めて導入され、SSRIのような新しい薬剤も多く登場しているが、これらの最初に登場した2剤よりも効果があることが一貫して証明されている薬はない。この事実から、ある入所者に対してどのようにして薬剤を選んだらよいだろうか？

- 既往歴：もし、うつの既往があり、ある薬剤によって改善しているなら、同じ薬剤を第一選択として考えるべきである。場合によっては、家族歴を調べて、家族が特定の抗うつ薬によって改善したことがあれば、同じ薬剤を選ぶ。
- 副作用：高齢者は、抗うつ薬の副作用（**表2**）が生じやすく、やっかいな副作用が少ない薬剤は、より忍容性が高い。副作用を逆に利用するために、特定の薬剤を選ぶ場合がある（例、重度の不眠を認める場合、鎮静作用の強い薬剤の方が効果的かもしれない）。

- 併用薬剤：慢性の身体疾患に対して薬剤が投与されている場合、薬物相互作用の危険性を高める。例えば、フルオキセチン（国内未発売）やパロキセチンのようなSSRIのいくつかは、シタロプラム（国内未発売）やセルトラリンよりもそのような反応を起こしやすい。熟練した薬剤師と協働することで、医師が薬物相互作用の可能性に気付くのを助け、個々の入所者に対して最も安全な薬剤選択を提案してもらえる。

表2　抗うつ薬の副作用

三環系	抗コリン作用、鎮静、起立性低血圧、不整脈
SSRI	悪心、嘔吐、軟便、体重減少、不眠、低ナトリウム血症、性機能障害
ベンラファキシン（国内未発売）	悪心、高血圧、振戦、発汗
ミルタザピン	過鎮静、体重増加
ブプロピオン（国内未発売）	不眠、興奮、悪心
MAOI	起立性低血圧、めまい、不眠

　すべての抗うつ薬は、完全に効果がでるまで数週間必要とする。睡眠、食欲は治療開始2週間以内に改善するかもしれないが、完全に客観的かつ主観的に改善するには6〜8週かかるかもしれない。それゆえ、他の薬剤に変更する前にそれだけの時間が経つのを待つことが重要である。

選択的セロトニン再取り込み阻害薬（SSRI）

　SSRIは、主にその安全性と投与の容易さによって、今日、最も一般的に処方されている抗うつ薬である。SSRIである、シタロプラム（国内未発売）、フルオキセチン（国内未発売）、フルボキサミン、パロキセチン、セルトラリン、エスシタロプラムは神経伝達物質のセロトニンの再取り込みを特異的に阻害する。これらの薬剤は、通常、高齢者に対する忍容性が高く、最もよく見られる副作用は、胃腸症状（悪心、嘔吐、軟便）、不眠、性機能障害である。一般的ではないが、重大な結果を来す可能性のある作用としては、低ナトリウム血症、歩行不安定、体重減少（フルオキセチンで最も報告される）がある。SSRIの使用しやすさは、用量と反応の関係が比較的水平であることと関係し、初期用量がそのまま治療用量になり、用量を調整する必要性が少ない。薬物代謝に関する研究によれば、パロキセチンとシタロプラムの用量は、高齢者においてはより少なくするべきであるが、セルトラリン、フルボキサミン、フルオキセチンの用量は、若い人と同様でよいかもしれない。超高齢者や、衰弱がみられる患者、あるいは身体疾患を合併している患者には、慎重に、より少ない量でSSRIを開始する。

　SSRIのもうひとつの利点は、大量服薬した時の安全性である。一方、避けるべきいくつかの重要な薬物相互作用がある。例えば、SSRIをMAO阻害薬と併用した場合や、MAO阻害薬投与直後に処方された場合、致死的な相互作用が起こりうる。"セロトニン症候群"と呼ばれるこの相互作用は、不安、落ち着きのなさ、混乱、協調運動失調、不眠を特徴とする。SSRIは、たくさんの薬剤の代謝を担う肝臓のシトクロムP450系にさまざまな影響も与え、しばしば併用されるさまざまな向精神薬（例、アルプラゾラム、ハロペリドール、リスペリドン）や他の疾患の薬（例、メトプロロール、キニジン、ワーファリン）との薬物相互作用を生じる。そのような相互作用の危険は、それぞれのSSRIと併用薬によって異なっているので、SSRIを開始する前に、医師は薬を注意深く考え、薬剤師に相談することが強く勧められている。

三環系抗うつ薬（TCA）

SSRIの導入以前は、TCAが最もよく処方されていた抗うつ薬である。高齢者における抗うつ薬の比較試験のレビューでは、SSRIとTCAの効果の差が示されていないものの、年齢と疾患特異的な特徴によって、高齢者におけるTCAの使用は制限されるかもしれない。TCAで最も一般的で厄介な副作用は、鎮静、起立性低血圧、抗コリン作用である。

起立性低血圧は、入所者がイスやベッドから立ち上がる時に生じる血圧の低下である。入所者の血圧を、寝ているか、または座っている時に測定し、次に立ってもらい、1分後に再度血圧を測定することによって簡単に調べることができる。

めまいや軽度の頭痛の訴えと関連して収縮期血圧が10mmHg以上低下していれば、この副作用の存在が示唆される。この場合、ベッドからゆっくり起き上がり、立つ前に一旦座るように注意すべきである。起立性低血圧によって生じるめまいは、高齢者において、転倒や骨折を引き起こす重大な問題になりうる。治療としては、普通、薬剤の減量や中止を行う。起立性低血圧は、よく見られる重大な問題であり、抗うつ薬や抗精神病薬を内服している入所者全員に対して、臥床時と起立時の血圧測定を定期的に行うべきである。

抗コリン性副作用は、多くの抗うつ薬や抗精神病薬で見られる一般的な問題である（**表3**）。最もよく見られる症状は、口渇、かすみ眼、便秘である。これらの問題は重大ではないが、とても厄介であり、便秘は、腸の動きを気にする高齢者にとっては、とても苦痛になりうる。高齢者では、さらに重大な抗コリン性の副作用である、混乱やせん妄（4章参照）も生じやすい。

アミトリプチリンやイミプラミンは、より頻繁に副作用を引き起こすようであり、臨床的に高齢者に対して忍容性が低い。これらの薬剤が以前に効果があったということが明らかでない限り、第一選択薬としては考えるべきではない。逆に、ノルトリプチリンは、相対的に副作用の頻度が少なく、忍容性が高い傾向がある。ノルトリプチリンは10mg眠前から開始でき、50〜100mgまでゆっくりと増量する。この薬剤は血中濃度を測定することができ、いくつかの研究では、血清濃度が50〜150ng/ml（150〜500nmol/L）で治療効果が見られ、濃度が、この「治療域」より上または下だと効果がないかもしれないことが示されている（訳注：日本では血中濃度測定は行われていない）。

SSRIの導入により、TCAの使用は、減少しているが、慢性疼痛や尿失禁などの抑うつ以外の治療として、まだ時々使用される場合がある。

他の抗うつ薬

異なる化学構造や作用をもった他の抗うつ薬が多くある。いわゆる「第二世代」抗うつ薬のいくつかは、SSRIの導入前に発売されており、マプロチリンやトラゾドンがそれにあたる。トラゾドンは、鎮静作用や起立性低血圧を認め、半減期が短く1日数回の内服が必要なため、もはや抗うつ薬としては用いられていない。しかし、認知症における興奮や不眠に対して、トラゾドンはまだ用いられている。非SSRI抗うつ薬には、ブプロピオン（国内未発売）、ベンラファキシン（国内未発売）、ミルタザピンがある。

ブプロピオンは高齢者において忍容性が高い。鎮静作用はないが、投与量を急に増量したり、450 mg/day以上投与したりすると、不眠、頭痛、けいれんを起こしうる。ベンラファ

表3 抗コリン性副作用

- 口渇
- かすみ眼
- 便秘
- 頻脈
- 尿閉
- 発汗
- 狭隅角緑内障の増悪
- 抗コリン性せん妄
  （せん妄、見当識障害、混乱、認知機能障害）

キシンはセロトニンとノルアドレナリンの再取り込みを両方阻害する。悪心、眠気、不眠、口渇、めまい、不安という一般的な副作用があるが、忍容性は高い。時々、高用量だと、血圧の持続的上昇を起こす可能性があり、未治療やコントロール不良の高血圧を持つ患者では、薬の中断が必要かもしれない。ミルタザピンはノルアドレナリンと特定のセロトニンに関与する抗うつ薬である。最近の大規模試験において、高齢者における安全性と効果が示された。鎮静、体重増加などの副作用がある。1日15〜30 mgの投与では忍容性が高いが、より少ない量で、高用量よりも、過鎮静が生じる場合がある。

高齢者の抑うつの治療に用いられる他の種類の薬剤として、MAO阻害薬（MAOI）がある。これらの薬剤は、まれに処方されることがあるが、通常は精神科医にコンサルトしたうえで処方される。MAOIであるフェネルジン（国内未発売）とトラニルシプロミン（国内未発売）は忍容性が良く、他の薬剤に反応しないうつにかなり有用である。MAOIは抗コリン作用や心臓の副作用が少ないが、起立性低血圧と不眠を生じうる。それゆえ、MAOIにより治療している入所者は全員、座位と立位で血圧測定を行うべきである。MAOIの主な注意点としては、チラミンを含む食事と一緒に内服した時に、急激な高血圧を引き起こす可能性があることである。それゆえ、MAOIを内服中の入所者は特定の食事と薬剤の制限を守らなければならない（**表4**）。MAOI内服中の入所者が、急に重度の頭痛（通常、後頭部）、首の硬直、悪心、嘔吐を訴えたら、血圧を測定しなければならない。有意に上昇している場合は、内科医にすぐ連絡し、治療と観察のために救急病院に転院させるべきである。

表4 MAOI使用時の食事制限

避けるべき食べ物
- 熟成したチーズ（例、チェダー、ブルー、スイスなど）
- 発酵した肉や魚（例、ペパローニ、コーンビーフ、塩漬けニシンなど）
- 肉と酵母エキス（例、ボブリル、マーマイト、オクソなど）
- ソラマメのさや

避けるべき薬剤
- 風邪薬
- 充血緩和剤（鼻用スプレーも含む）
- 喘息薬
- 麻薬性鎮痛剤（特にメペリジン）
- 食欲抑制薬と刺激薬

注意：他にも多くの食物や薬剤でMAOIの副作用が引き起される。
これらの食物や薬剤のリストは、この章の最後にある推薦文献1を参照。

可逆的で、選択的なMAOIであるモクロベミド（国内未発売）は、薬物相互作用が少なく、他のMAOIのような食事制限は必要ない。高齢者における忍容性が高く、不眠、悪心、頭痛、口渇を生じる可能性はあるものの、他のMAOIと異なり、起立性低血圧はほとんどみられない。同様に、選択的MAOIである、セレギリン（抗パーキンソン薬として国内では発売されている）は、食事制限が必要なく、アメリカで最近承認された。高齢者における、その安全性と効果はまだ不明であるが、神経学的に嚥下障害があったり、うつのために食事を拒否する患者では、利点があるかもしれない。

精神刺激薬であるメチルフェニデート（国内ではうつ病への適応なし）とデキストロアンフェタミン（国内未発売）は、高齢者の抗うつ薬としてしばしば用いられる。いくつかの研究では、高齢で、身体疾患を合併し、引きこもり、無為を生じている患者の一部に効果があることが示されている。これらの薬剤は、忍容性が高く、少量であれば、副作用が少ない。不眠や興奮を生じる可能性があり、時にはせん妄を誘発するかもしれない。また、頻脈と高血圧について注意するべきである。それらは経口で、普通1日2回投与される（最後の投与は、不眠を避けるために、午後の早い時間までに投薬する）。他の抗うつ薬と異なり、2週間以内に治療効果がなければ、中断すべきである。

気分安定薬による躁病と双極性感情障害（躁うつ病）の治療

高齢者の双極性感情障害や躁病の治療に関して比較研究はないものの、気分安定薬（例、リチウム、バルプロ酸、カルバマゼピン）は、急性期治療や長期予防のために推奨されている。急性期には、ベンゾジアゼピンや抗精神病薬のような補助的薬剤が、興奮、精神病症状、不眠の治療に必要な場合がある。

炭酸リチウムは、躁病の急性期や、躁病やうつ病エピソードの予防、そして抗うつ薬の効果を増強するために用いられる。リチウムを投与する際に、高齢者では、特別な配慮が必要である。加齢とともに、腎機能は進行性に低下し、リチウムは腎臓からのみ排出されるので、投与量を減らす必要がある。高齢者は、リチウムの副作用が出やすく、それゆえ、若い人よりも血清濃度を低く維持しておくべきである。リチウムを内服している患者はすべて、血中濃度を定期的に測定しなければならず、最終投与から12時間後に測定するのがよい。12時間後の血清濃度が0.5〜0.8 mmol/l（mEq/L）（高齢者での安全性と効果を考慮した濃度）に達するためには、高齢者では、150〜600 mgの内服が必要である。

リチウムは、悪心、両手の振戦、頻尿、口渇などさまざまな副作用を引き起こす可能性がある（表5）。リチウム中毒の徴候としては、粗大な振戦、不明瞭な発語、運動失調、混乱、傾眠傾向がある。リチウム中毒では、服薬を中止し、すぐに血清濃度を測定する必要性があるので救急受診を考慮すべきである。毒性は、成人では1.5〜2 mmol/lで起こるが、高齢者では、1.0 mmol/lでも起こる可能性がある。

リチウムの血清レベルの変化と毒性は、脱水、嘔吐、下痢などたくさんの要素によって起こりうる。リチウムと相互作用があり、毒性を生じる可能性のある薬剤として、利尿剤（例、ヒドロクロロチアジド、フロセミド）、アンジオテンシン転換酵素阻害薬（例、ラミプリル（国内未発売））、いくつかの非ステロイド性抗炎症剤がある。

表5　リチウムの副作用

胃腸	中枢神経系
悪心	全身倦怠感
腹痛	落ち着きのなさ
下痢	昏迷または昏睡
嘔吐	混乱
便秘	めまい
口内金属味	かすみ眼
	不明瞭な発語

神経筋	内分泌
筋力低下	甲状腺機能低下
振戦	
異常不随意運動	

腎臓	他
濃縮能力の低下	ECG変化
多尿（頻尿）	皮膚発疹
多渇症（口渇）	乾癬の悪化
	体重増加
	禿頭

リチウムは腎障害、甲状腺機能低下を起こす可能性があるため、内服しているすべての患者は、定期的に血清濃度の測定に加え、クレアチニンと尿中浸透圧の測定と、甲状腺機能検査を毎年行うべきである。

炭酸リチウムによる治療は、高齢者において問題を生じる可能性があるが、他によく用いられる気分安定薬であるカルバマゼピンやバルプロ酸に関する研究はほとんどない。カルバマゼピンは、混乱、運動失調、肝障害、白血球減少を起こす可能性があり、薬物相互作用も起こしうる。血清濃度が38 mmol/L（9 mg/L）以上になると、高齢者において、副作用の危険性が増加する。これらのことから、最近、バルプロ酸が注目されている。ジバルプロエクスナトリウムは、250 mgを1日2回に分けて開始し、通常の投与量である500〜2000 mgを1日2回か3回に分けて内服するように増量するのが一般的に勧められている。血清濃度が200〜700 mmol/L（35〜100 ng/ml）なら効果的で忍容性が高いと考えられている。副作用には、鎮静、歩行不安定、振戦、悪心、血小板減少症がある。

さらに最近、リスペリドン、オランザピン、クエチアピン（詳細は以下参照）のような非定型抗精神病薬が、若い躁病患者において気分安定作用をもつことが示されている。それらは、高齢の双極性感情障害患者にもよく用いられているが、効果と長期間の安全性についてのデータはほとんどない。

精神病症状、興奮、攻撃性に対する治療

妄想や幻覚といった精神病症状は、うつ病、躁病、統合失調症、妄想性障害、せん妄、認知症といったさまざまな疾患で起こりうる。抗精神病薬は、精神病症状や認知症に関連した興奮や攻撃性の治療のために用いられる。1950年代に北アメリカで初めて導入された抗精神病薬は、クロルプロマジンである。それ以来、多くの抗精神病薬が市場に出て、副作用のプロフィールが少し異なるものの、同等の効果をもっている。しかし、ここ10年間で、"非定型抗精神病薬"と言われる、より古い"定型"抗精神病薬と比べて利点のある新しい抗精神病薬が導入された。その利点としては、副作用が少なく、陰性症状（例、感情鈍麻、感情的引きこもり、無為など）に対する効果、難治例に対する効果がある。

統合失調症や感情障害における幻覚や妄想の軽減や消失に対する抗精神病薬の効果を証明している研究が多くあり、認知症に関連した興奮や他の行動障害の治療においても有効性を報告した最近の研究が多くある。不運にも、これらの認知症患者を対象とした試験のほとんどで、効果は証明されているものの、安全性に関しては、非定型抗精神病薬による治療と関連して心血管系副作用や死亡の危険性が軽度ではあるが有意に増加することが示唆されている。それにもかかわらず、非定型抗精神病薬は、現在、介護施設入所中の認知症患者の興奮、攻撃性、精神病症状に対する治療に、最も一般的に処方されている薬剤である。これら危険性の問題から、抗精神病薬は、症状が重度で、患者、他の入所者、スタッフに危険が及ぶおそれのある時だけ処方すべきである。抗精神病薬は、環境的、行動的、他の心理社会的な治療を含む治療計画の一部として考えるべきである。最後に、まだ一部の医師によってしばしば用いられているので、定型抗精神病薬について次に考察するが、筆者の意見としては、高齢者には非定型抗精神病薬を優先して使用すべきである。

定型抗精神病薬

すべての定型抗精神病薬において効果は同等なので、副作用プロフィールによって薬剤を選択す

表6 抗精神病薬の副作用

副作用	コメント
抗コリン作用	表3参照
錐体外路症状	定型抗精神病薬でより多い
- ジストニア	
- パーキンソニズム	
- アカシジア	
- 遅発性ジスキネジア	
悪性症候群	
- 高熱、筋硬直、CPK上昇、頻脈、意識障害	定型抗精神病薬でより多い
鎮静	
低血圧	
体重増加	
糖尿病	
高脂血症	
脳血管性イベント（脳梗塞、脳出血など）/死亡	認知症における試験で報告

るべきである（**表6**参照）。定型抗精神病薬は、その相対的な力価によって分類することができる。一般的に、低力価（効果を出すのに多くの量を必要とすること）の定型抗精神病薬（例、クロルプロマジン）は、鎮静、低血圧、抗コリン作用を生じ、高力価（少ない量で効果があること）の定型抗精神病薬（例、ハロペリドール、トリフルオペラジン）は、錐体外路症状を生じる。選択に関わらず、高齢者は副作用を非常に生じやすいので、これらの薬剤は、かなり少量から処方しなければならない。少量であっても（例、ハロペリドール 0.5～1.0 mg 眠前）、日中の過鎮静、混乱、硬直を伴う重度のパーキンソニズムが生じるかもしれない。

　抗精神病薬による錐体外路症状としては、ジストニア、パーキンソニズム、アカシジア、遅発性ジスキネジアがある。ジストニアは、高齢者には相対的にまれにしか起こらないが、特定の筋肉の劇的で、急激かつ持続的な収縮である。この苦痛な反応は、治療開始5日以内に起こり、首、口、眼の筋肉に起こりうる。抗精神病薬によるパーキンソニズムは、高齢者においてかなり一般的であり、硬直、動作緩慢、振戦、小刻み歩行、前傾姿勢、無表情、流涎を認める。アカシジアは、強制的に動き続けさせられているように感じるような、運動面での落ち着きのなさを呈する。不安を感じ眠れないとしばしば訴える。若い人では、これらの症状は、しばしば、ベンズトロピン（国内未発売）、ジフェンヒドラミン、トリヘキシフェニジルのような抗コリン薬によって治療される。高齢者や認知症患者は、抗コリン薬によって混乱やせん妄を起こす傾向があるので、これらの薬剤の使用は勧められない。錐体外路症状が著明な時は、定型抗精神病薬の量を減らすか、非定型抗精神病薬に変更すべきである。

　他の重大な錐体外路症状に、遅発性ジスキネジアがある。この症状は、定型抗精神病薬の長期使用（数ヵ月から数年）後、徐々に現れ、舌、口、顔によく認められるさまざまの異常な不随意運動（例、舌のねじれ、唇をなめる、しかめつらをする）が出現する可能性がある。

　遅発性ジスキネジアが生じる危険因子としては、薬剤使用期間、高齢、女性、認知症の存在がある。かなりの割合で、この運動障害は、薬剤中止後でさえ数年または永久に持続するかもしれない。遅発性ジスキネジアは永久に持続する可能性があり、有効な治療がないので、予防が最も重要である。施設入所している高齢者は、遅発性ジスキネジアの危険性が高いので、予防として、(1) でき

る限り定型抗精神病薬の使用を避ける、(2) 精神病症状が改善したら、できる限り薬剤の減量や中断をする、(3) 抗精神病薬を内服している入所者については定期的に異常な不随意運動がないか調べる。

非定型抗精神病薬

　定型抗精神病薬と比較して、非定型抗精神病薬の主な利点は、錐体外路症状が少ない傾向があることである。高齢者における、定型と非定型抗精神病薬の重要な違いの例として、ある研究で、高齢患者が、定型抗精神病薬のハロペリドールと非定型抗精神病薬のリスペリドンを内服した時の遅発性ジスキネジアの出現割合を比較した。9ヵ月の治療後、遅発性ジスキネジアを認めたのは、リスペリドンを内服した患者の3～4％と比較して、ハロペリドールを内服した患者では1/3であった。現在、使用できる非定型抗精神病薬は、クロザピン、リスペリドン、オランザピン、クエチアピン、ジプラシドン（国内未発売）、アリピプラゾールがある。

　クロザピンは、最初に開発された非定型抗精神病薬であり、効果と錐体外路症状の少なさの面で「標準」として考えられているが、高齢者に対する使用は制限されている。クロザピンは鎮静作用、抗コリン作用が強く、白血球減少症や生命を脅かす顆粒球減少症を引き起こす可能性があるため、血球数の定期的な観察を必要とする。白血球減少症の危険性は、若い人よりも高齢者の方が高いということが示唆されている。リスペリドンは、高齢者で低用量使用される場合は、相対的に鎮静作用は弱く、錐体外路症状も少ない。認知症患者における興奮、攻撃性、精神病症状に対するリスペリドンの治療効果は、いくつもの大規模試験で示されてきた。1日量1 mg前後のリスペリドンが、忍容性が高く、効果的である。副作用としては、眠気、錐体外路症状があり、どちらも用量依存的（用量が増えると起こりやすい）である。リスペリドンは、起立性低血圧も起こしうる。オランザピンは、リスペリドンより少し鎮静作用が強いが、高齢者に対する忍容性は高い。統合失調症や精神病症状を伴う感情障害の高齢患者に対しては、1日量5～15 mgで治療するが、認知症患者における興奮、攻撃性、精神病症状に対しては、1日量2.5～10 mgで治療すべきである。オランザピンの高用量は、抗コリン作用による混乱や、錐体外路症状を増加させる可能性がある。クエチアピンは、開始時に鎮静がかかるので（たいていの患者はすぐにこの作用に適応する）、低用量（例、25 mg眠前）から開始すべきである。この低力価の薬剤は、投与量の範囲がとても広く（25～300 mg/day）、高齢患者では、1日量100 mg前後で維持できる可能性もあるが、最適な効果のためには、より高用量が必要かもしれない。クエチアピンは、錐体外路症状がかなり少ないが、厄介な副作用として鎮静と起立性低血圧がある。高齢者に対するジプラシドン（国内未発売）の使用に関するデータは発表されておらず、認知症におけるアリピプラゾールの研究は一つ発表されているが、平均投与量が1日量10 mgでは効果は疑わしいという結果であった。

　いくつかの非定型抗精神病薬は、有意な体重増加、糖尿病、高脂血症と関係しているが、高齢者ではこれらの副作用はあまり見られないようである。しかし、前に述べたように、薬剤規制当局は、最近、高齢認知症患者の治療に対する非定型抗精神病薬の使用についての警告を発表した。比較試験の結果から、脳血管性副作用（例、梗塞、一過性虚血性発作）や死亡の危険性の増加が示唆されている。定型抗精神病薬はこれらのリスクを持っていないのかどうかは、まだ明らかになっていないが、予備試験では、非定型と比較して同等かそれ以上のリスクがあることが示唆されている。しかし、非定型抗精神病薬は、薬剤性錐体外路症状による転倒の危険性が高い高齢者にとって有意に利点があることは明らかである。もし長期間、定型抗精神病薬によって治療がうまくいっており、遅発性ジスキネジアを認めていないなら、非定型に切り替える理由はない。しかし、認知症患者において、精神病症状、重度の興奮、攻撃性が新たに出現した場合の治療は、非定型抗精神病薬から

開始すべきであり、現在、定型抗精神病薬で治療しており、症状がまだ残存していて錐体外路症状を認めている場合は、非定型に切り替えるべきである。

　認知症、興奮、攻撃性を認める患者の大多数は、抗精神病薬による治療に反応しないか耐えることができないかもしれず、最近の安全性に関する警告を考慮すると、医師と家族は、これらの薬剤を避けることを好むかもしれない。他のさまざまな向精神薬がこの目的のために用いられてきた。抗うつ薬のトラゾドンを25 mg就寝前から100mg分3毎食後の範囲で使用する治療は、有効かもしれないが、過鎮静と起立性低血圧について注意しなければならない。いくつかの研究では、SSRIが認知症患者における易怒性、不安、興奮を軽減することが示唆されているので、使用してもよいだろう。いくつかの研究では、認知症と興奮を認める高齢者を治療する際に、1日100 mg分3毎食後程度のカルバマゼピンが有効であり、忍容性も高いことが示されている。バルプロ酸も同じ目的に用いることが推奨されているが、認知症患者におけるいくつかの最近の試験では、有効でなく、忍容性もよくないことが示唆されている。βブロッカー、リチウム、ブスピロン（国内未発売）、エストロゲン、抗アンドロゲン薬のようなさまざまな他の薬剤は、有効性や忍容性について適切な試験は行われていないが、使用されている。最後に、ベンゾジアゼピン系薬剤は、有効性の証拠が限られており、副作用（下記参照）も多く認められるにもかかわらず、認知症患者の興奮に対して、まだ頻繁に用いられている。ベンゾジアゼピン系薬剤は、入所者が処置（例、歯科処置、レントゲン撮影など）を受けなければならない時の緊急時や鎮静のための短期間の使用は有用である。

不安と不眠の治療

　不安と不眠の治療に最も一般的に用いられる薬剤は、ベンゾジアゼピン系薬剤である。1960年代にベンゾジアゼピン系薬剤が導入される以前は、これらの症状に対する薬剤選択は、依存症、重度の離脱反応、大量服薬による死亡を引き起こす傾向があることで知られているバルビツール系薬剤であった。バルビツール系薬剤に比べて、ベンゾジアゼピン系薬剤はより効果的で安全である。ベンゾジアゼピン系薬剤は最も一般的に処方されている向精神薬であり、地域や介護施設にいる高齢者は、不釣合いに高い割合で内服しているという十分な証拠がある。それゆえ、これら高齢者におけるベンゾジアゼピン系薬剤の有効性と安全性は、注意深く考察する必要がある。

　ベンゾジアゼピン系薬剤は、その薬剤がどれだけ早く代謝されるかの指標である相対的な半減期（体内に吸収された薬が半分まで減るのに要する時間）によって分類することができる。高齢者において、ベンゾジアゼピン系薬剤の代謝率は、若い人よりも有意に遅くなっている。ジアゼパムは、若者では、半減期が約24時間であるが、80歳では、90〜120時間となるかもしれない。半減期が長くなるほど、体内に蓄積され、副作用の危険性が増加する。それゆえ、施設入所中の高齢者に対する薬剤選択は、ロラゼパムやオキサゼパムのような短時間作用型や中間作用型のベンゾジアゼピン系薬剤がよいだろう。ベンゾジアゼピン系薬剤と同じような作用を持つ他の薬剤が最近導入されている。これらとしては、ゾピクロンやゾルピデムがある。標準的なベンゾジアゼピン系薬剤よりも高齢者において有効性と安全性があるとされているが、臨床試験で明らかにはされておらず、危険性と利益はおおよそ同等であると考えるべきである。

　ベンゾジアゼピン系薬剤の主な副作用として、日中の過鎮静、混乱、見当識障害、離脱反応がある。日中の過鎮静は、これらの薬剤が、施設入所中の高齢者における転倒や骨折の危険性を増大させる理由かもしれない。離脱反応は、これらの薬剤が長期間、高用量で処方されていて突然中止し

た後に通常起こる。不眠、不安、振戦、頻脈が症状としてみられる。重度の場合、せん妄、精神病症状、けいれんを認めるかもしれない。治療としては、その薬剤を再投与し、ゆっくりと減量していく。高齢者におけるベンゾジアゼピン系薬剤や類似薬に関して発表されている研究を再検討した最近のメタ解析では、それらの危険と利益の割合について疑問がなげかけられ、重大な副作用の可能性に比べて相対的に利益が少ないことが示唆されている。それゆえ、高齢者、特に介護施設に入所している虚弱な高齢者におけるこれらの薬剤の使用は、注意深く考慮すべきである。

不安や不眠の治療に用いられている他の薬剤としては、トラゾドン、抗ヒスタミン薬、抗精神病薬、ブスピロンがある。抗うつ薬であるトラゾドンは、25～50 mg就寝前の投与が、不眠の患者や就寝前に興奮する認知症患者の治療に有効である。ヒドロキシジン、ジフェンヒドラミンのような抗ヒスタミン薬は、抗コリン作用が強く、それゆえ、高齢者においては、第一選択薬として考慮すべきではない。抗精神病薬は、重度の不安や興奮に効果的である可能性があるが、前に述べたように多くの危険性がある。非ベンゾジアゼピン系抗不安薬であるブスピロンは、鎮静作用がなく、嗜癖性もない。5～10 mg分3毎食後投与で非常に忍容性が高いが、抗不安作用は2～4週経ってから生じ、ベンゾジアゼピン系薬剤を以前使用している患者にはあまり効果がないかもしれない。多数の薬剤が不眠の治療のために用いられてきたが、他の手立てをつくすまでは薬物療法を考慮すべきではない。睡眠衛生を改善するような行動的介入や環境的介入は、効果が長く続き、副作用がないことが示唆されている。高齢者の不眠に対してはまずこれを選ぶべきである。

認知機能障害に対する治療

アルツハイマー病に関係した認知機能障害に対する治療は、ここ数年で現実のものとなってきている。現在、この適応で、コリンエステラーゼ阻害薬（ChEI）とメマンチンの2種類の薬剤が市場にでている。タクリン（国内未発売）、ドネペジル、リバスチグミン、ガランタミンのようなChEIは、認知機能、行動、日常生活活動を中等度改善させる。これらの薬剤は、軽度から中等度の認知機能障害（MMSE 10～26点）のほとんどの患者で使用されており、中等度から重度の認知症患者が大半をしめる施設入所患者に対して役に立つのか疑問が生じている。実際、ある研究者は、施設入所を、これらの薬剤を中止する指標にすべきであると提案している。しかし、より重度のアルツハイマー病患者に対してChEIの効果を調べた最近の研究が少数あり、ドネペジルは安全で有効であり、認知機能や日常生活活動の低下を最小限にすることを示した入所者に関する研究が最近報告されている。

すべてのコリンエステラーゼ阻害薬は、注意や記憶のような特定の認知機能に重要な役割をはたすと考えられている神経伝達物質であるアセチルコリンを分解する酵素を阻害することにより作用する。アセチルコリンの増加により、悪心、嘔吐、軟便、発汗、筋肉のけいれんなど、これらの薬剤に特徴的な副作用も生じる。これらの薬剤は、喘息、消化管出血、不整脈の既往のある患者では、注意深く使用しなければならない。

タクリンは、最初に利用できるようになったコリンエステラーゼ阻害薬で、多くの患者で、重大な胃腸症状や肝酵素の上昇を引き起こす。そのため、今日では、あまり使用されていない。ドネペジル、リバスチグミン、ガランタミンはより忍容性が高い。すべてのChEIは低用量（例、ドネペジル5 mg）から開始し、1ヵ月以上かけてゆっくりと増量する。一般的な治療投与量は、ドネペジルで5～10 mg 1日1回（訳注：国内では、3 mgを初期用量として2週間投与し、5 mgに増量する。10 mgの投与は高度アルツハイマー病のみに適応がある）、リバスチグミン3～6 mg 1日2回（訳

注：国内では貼付剤のみ発売。1日1回4.5mgから開始し、4週毎に4.5mgずつ増量し、維持量として1日1回18mgを貼付する）、ガランタミン8～12mg 1日2回（もしくは、徐放剤の場合、16～24 mg 1日1回）（訳注：国内では1回4mgを1日2回から開始し、4週間後に1回8mgを1日2回に増量する。症状に応じて1回12mgを1日2回まで増量できるが、増量する場合は変更前の用量で4週間以上投与した後に増量する）である。これらの薬剤の効果を正確に判定するために、認知機能（例、短期記憶、注意、集中力）、行動（例、無為、興奮、幻覚、妄想）、機能（日常生活活動）のような、標的となるさまざまな症状を考慮すべきである。最近の研究では、これらの薬剤は、幻覚のようなある種の行動障害にも有効であり、特にレビー小体型認知症患者に有効かもしれないことが示唆されている（3章参照）。患者によっては、特定の薬剤に対して忍容性が高く、効果があるかもしれないが、ChEIの中での効果の違いについて説得力のある証拠はない。

　メマンチンはNMDA受容体拮抗薬であり、アセチルコリンを介して治療効果をもたらすChEIとは違い、神経伝達物質のグルタミン酸に対して作用する。メマンチンに関して発表されている研究は、すべて中等度から重度の認知症患者を対象としており、一つは入所者のみを対象に行われている。これらの研究では、認知機能、生活機能、行動において、あまり大きくはないが、有意な改善を示し、安全性もすぐれていた。特に、興奮は、メマンチンにより良く改善するようである。メマンチンは、単独でもChEIとの併用でも作用するようである。メマンチンの一般的な治療投与量は、10mg 1日2回（訳注：国内では5mg 1日1回から開始し、1週間に5mgずつ増量し20mgを維持量とする）であり、高齢、虚弱、身体状態の悪い患者や、腎機能障害のある患者では、より少ない量で治療すべきである。

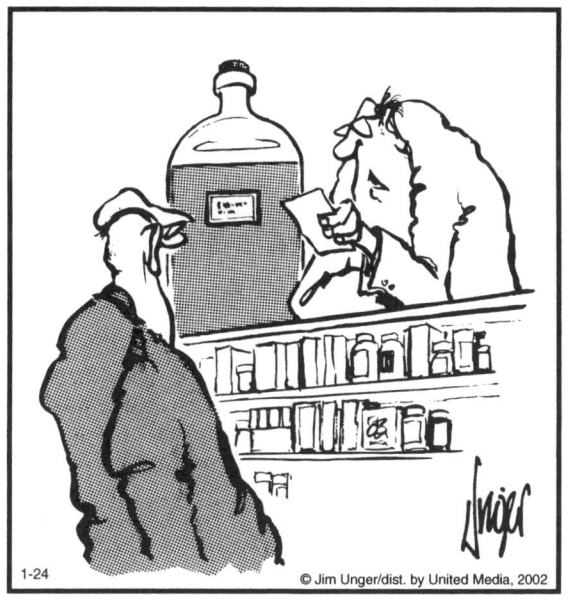

「ここには1回にスプーン1杯を1日300回とあります」

参考文献

1. Avorn, J., Dreyer, P., Connelly, K., Soumeri, S.B. (1989). Use of psychoactive medications and the quality of care in rest homes. New England Journal of Medicine, 320:227–232.
   This important study concludes that a large percentage of residents in these long-term care facilities are elderly and psychiatrically disturbed. It raises the important concern that such institutions frequently use psychoactive medications without adequate medical supervision, using poorly trained supervisory staff.
2. Zubenko, G.S., Sunderland, T. (2000). Geriatric psychopharmacology: Why does age matter? Harvard Review of Psychiatry, 7:311–333.
   This comprehensive review of geriatric psychopharmacology includes details on age-related changes to drug metabolism, specific properties of commonly used psychotropics, and a helpful discussion on therapeutic compliance.
3. Alexopoulos, G.S., Katz, I.R., Reynolds, C.F., Carpenter, D., Docherty, J.P. (2001). Pharmacotherapy of depressive disorders in older patients. Postgraduate Medicine Special Report, (Special Issue):1–86.
   This is a report form the Expert Consensus Guidelines which reviews the assessment and treatment of depression in the elderly and includes details about antidepressant therapy. Most useful is the Results and Commentary section of the Introduction, pages 10–16.
4. Sajatovic, M., Madhusoodanan, S., Coconcea, N. (2005). Managing bipolar disorder in the elderly: Defining the role of newer agents. Drugs and Aging, 22:39–54.
   This article provides guidelines for the management of bipolar disorder in the elderly with a focus on the use of lithium carbonate, valproic acid, carbamazepine, as well as newer mood stabilizers and the atypical antipsychotics.
5. Sweet, R.A., Pollock, B.G. (1998). New atypical antipsychotics: Experience and utility in the elderly. Drugs and Aging, 12(2):115–127.
   This comprehensive review covers the studies of atypical antipsychotic use in the elderly, including a focus on metabolism and drug interactions.
6. Jeste, D.V., Lacro, J.P., Bailey, A., Rockwell, E., Harris, M.J., Caligiuri, M.P. (1999). Lower incidence of tardive dyskinesia with risperidone compared with haloperidol in older patients. Journal of the American Geriatrics Society 47:716–719.
   This important study emphasizes the high rates at which elderly patients develop tardive dyskinesia when treated with typical APs, and the significant advantage that treatment with atypical APs provide with respect to this adverse event.
7. Herrmann, N., Lanctot, K.L. (2006). Atypical antipsychotics in the elderly: Malignant or maligned? Drug Safety, 29(10):833–843.
   This comprehensive review examines the safety of atypical antipsychotics in the elderly including mortality and cerebrovascular risks, comparing them with typical antipsychotics.
8. Herrmann, N. (2001). Recommendations for the management of behavioral and psychological symptoms of dementia. Canadian Journal of Neurological Sciences 28(Supplement 1):96–107.
   This article reviews the phenomenology, assessment, and management of behavioral disturbances in dementia including agitation and aggression.
9. Glass, J., Lanctôt, K.L., Herrmann, N, Sproule. B.A., Busto, U.E. (2005). Risk-benefit analysis of sedative-hypnotics in the elderly: A meta-analysis. British Medical Journal, 331:1169–1173.
   This study pooled results from all the published studies of benzodiazepines in the elderly, and raises concerns that their side effects may outweigh their potential benefits.
10. Morin, C.M., Colecchi, C., Stone, J., Sood, R., Brink, D. (1999). Behavioral and pharmacological therapies for late-life insomnia: A randomized controlled trial. Journal of the American Medical Association, 281:991–999.
    This study demonstrates that while treatment of insomnia is effective with both medications (benzodiazepines) and behavior therapy (including sleep hygiene) improvements are actually better sustained with the latter.
11. Cummings, J.L. (2004). Alzheimer's disease. New England Journal of Medicine, 351:56–67.
    This paper focuses on the pharmacological options for the treatment of Alzheimer's disease, but also nicely summarizes information on the diagnosis and pathophysiology of the disease.

推薦文献

1. Bezchlibnyk-Butler, K.Z., Jeffries, J.J. (Eds.). (2006). Clinical handbook of psychotropic drugs, 16th Edition. Toronto: Hogrefe & Huber Publishers.
   高齢者を特別扱っているわけではないが、主な向精神薬について図表が多く掲載されている。

2. Sadavoy, J. (2004). Psychotropic drugs and the elderly: Fast facts. New York: Norton.
   老年期の精神科薬物療法に焦点をあてた詳しいマニュアル。

感情的、行動的問題に対する薬物療法 ― 家族情報用シート*

- 感情的問題（例、抑うつ、不安、猜疑心、幻覚）や行動的問題（例、興奮、介護への抵抗性）は、介護施設の入所者によく見られる問題です。
- これらの問題によって、入所者の生活の質が低下したり、本人、他の入所者、スタッフにとって危険が生じたりする場合は、薬物療法が行われることがあります。
- 薬物療法は、体調が最近変化していないかなど、行動の原因として可能性があるものを除外した後に行われます。
- 感情的、行動的問題は、部屋や、介護、日常の活動、薬剤の変更といった方法を組み合わせて治療するのが良いとされています。
- 感情的、行動的問題に対して薬物療法を勧められると、大半の人が、かなり不安になります。自分の家族が"えたいの知れない者"になることを恐れたり、入所者が罰をうけていると感じたり、単に"精神科の"薬を家族が内服していることを不快に感じるかもしれません。
- 感情的、行動的問題に対する薬物療法は、やっかいな副作用を認めることなく、とても効果的で、入所者の生活を改善することができ、スタッフがより効果的なケアをするための助けになるかもしれません。薬物療法は、"最終的な治療選択肢"と考えるべきではありません。
- 医師は、その薬剤の最小限の有効投与量を処方し、他のチームメンバーと一緒に、その薬剤が効いているか、副作用はないかを確認します。
- 薬剤によっては、行動がある一定期間（例、6ヵ月）安定していれば、中止してみる価値があるかもしれません。
- 医師や薬剤師から、薬剤の効果や副作用について説明を受けることができます。
- 薬物療法により生じた良い変化や副作用を報告してもらえれば、治療の助けになります。あなたからの情報はとても重要です。あなたが、家族のことを一番よく知っているのですから!!

* Practical Psychiatry in the Long-Term Care Home: A Handbook for Staff（D.K. Conn et al., Eds.）. ISBN978-0-88937-341-9. ©2007 Hogrefe & Huber Publishers.

うつに対する薬物療法 — 家族情報用シート *

- うつを治療する薬剤を抗うつ薬と呼びます。
- 抗うつ薬は、悲哀、涙もろさ、不安、絶望、興味や喜びの喪失を軽減し、睡眠、食欲、意欲を改善するのにとても有用です。
- 抗うつ薬は、すぐには効果が出ません。高齢者の場合は、6〜12週間継続して内服しないとあまり改善しないかもしれません。
- 症状によって抗うつ薬の効果が異なります。例えば、睡眠、食欲、意欲は、初めの数週間で改善する傾向がありますが、悲哀や絶望の感情は、改善するのに1ヵ月以上かかることがあります。うつにかかっている人自身が、良くなっている事に気づくのが一番最後になります。
- すべての抗うつ薬は、同じ程度の効果があると報告されています。残念なことに、2/3の患者さんしか最初に投与された抗うつ薬で効果が見られません。このため、抗うつ薬を2剤以上試してみる必要があるかもしれません。
- 抗うつ薬は、依存性や習慣性はありません。何年も続けていても安全です。
- うつが再発しないように数ヵ月から数年間、服薬を継続する必要があるかもしれません。
- 介護施設で、最も一般的に用いられている抗うつ薬は、セルトラリン（商品名：ジェイゾロフト）、フルボキサミン（商品名：ルボックス、デプロメール）、パロキセチン（商品名：パキシル）といった薬剤です。これらの薬剤は、選択的セロトニン再取り込み阻害薬（SSRI）と呼ばれています。
- SSRIは、一般的に高齢者でも副作用が少なく、効果的な抗うつ薬です。一番よく見られる副作用は、腹痛、悪心、軟便です。頭痛やめまいを訴えて、歩行が不安定になる人もいるかもしれません。これらの副作用の大半は、時間とともになくなるか、薬の量を減らすことで改善します。
- 他の一般的に用いられている抗うつ薬としては、三環系（例、ノルトリプチリン（商品名：ノリトレン、イミプラミン（商品名：トフラニール）、アミトリプチリン（商品名：トリプタノール））、トラゾドン（商品名：レスリン、デジレル）、ミルナシプラン（商品名：トレドミン）、ミルタザピン（商品名：リフレックス、レメロン）があります。
- 主治医は、症状が改善したかをあなたが観察できるよう、症状と薬について説明します。薬剤師からも説明を聞くことができます。

* Practical Psychiatry in the Long-Term Care Home: A Handbook for Staff（D.K. Conn et al., Eds.）. ISBN978-0-88937-341-9. ©2007 Hogrefe & Huber Publishers.
訳注：そのまま日本国内で使用できるよう、国内で発売されている薬剤のみを掲載した。

不安と不眠に対する薬物療法 ― 家族情報用シート *

- 不安や不眠の治療に対して一般的に使用されるのは、「ベンゾジアゼピン系」と呼ばれる薬剤です。
- これらには、ロラゼパム（商品名：ワイパックス）、オキサゼパム（商品名：ハイロング）、クロナゼパム（商品名：リボトリール、ランドセン）、アルプラゾラム（商品名：コンスタン、ソラナックス）といった薬剤があります。
- 似た薬として、ゾピクロン（商品名：アモバン）、ゾルピデム（商品名：マイスリー）、があります。
- これらの薬剤は、似た特徴を持っていて、不安を軽減させたり、入眠を助けるのにとても効果的です。すばやく作用し、初めて服用する時から効果があります。
- 残念なことに、これらの薬剤は、特に高齢者で副作用が多く見られます。日中の全身倦怠感（もしくは、持ち越し効果）、転倒の可能性があるような歩行の不安定さ、記憶障害を引き起こす可能性、集中力低下といったことがあります。
- これらの薬剤には、習慣性もあり、突然中止すると離脱反応（不安や不眠の増悪など）が生じる可能性があります。
- このため、これらの薬剤は、毎日服用するのではなく、"頓服"で処方されることが多く、また毎日服用するとしても短期間（数日から数週間）だけ処方されるかもしれません。
- 他によく用いられている薬剤としては、トラゾドン（商品名：レスリン、デジレル）があります。この薬は、もともとは抗うつ薬ですが、少量で不安や不眠に効果があります。副作用としては、日中の全身倦怠感、転倒を招くおそれのある低血圧があります。ベンゾジアゼピン系薬剤よりは安全であると一般的には考えられていて、習慣性もありません。
- タンドスピロン（商品名：セディール）は不安の治療に用いられています。副作用は少ないのですが、効果が出てくるのに数週間かかり、睡眠障害に対しては有効ではありません。
- 不眠は、カフェインを避けたり、夕方の飲酒を制限したり、昼寝を避けたり、適度な運動をしたり、日中の刺激を増やしたりすることによる非薬物療法が効果的です。薬物療法を開始する前に非薬物療法を検討する価値があります。

* Practical Psychiatry in the Long-Term Care Home: A Handbook for Staff（D.K. Conn et al., Eds.）. ISBN978-0-88937-341-9. ©2007 Hogrefe & Huber Publishers.

訳注：そのまま日本国内で使用できるよう、国内で発売されている薬剤のみを掲載した。また、原著で紹介されているブスピロンの代わりに国内で発売されている同系統の薬剤であるタンドスピロンを紹介した。

攻撃性や他の行動障害に対する薬物療法 ― 家族情報用シート*

- 介護施設の入所者は、大半が認知症を患っていて、攻撃性、落ち着きのなさ、幻覚（架空のものが聞こえたり、見えたりする）、妄想（間違ったことを信じ続ける）などの問題が見られることがあります。
- これらの問題に対して、最も一般的に使用される薬剤は、"抗精神病薬"と呼ばれます。
- 抗精神病薬は、定型と非定型の2種類に分類されます。定型抗精神病薬としては、ハロペリドール（商品名：セレネース）、クロルプロマジン（商品名：コントミン）、ペルフェナジン（商品名：ピーゼットシー）があります。非定型抗精神病薬としては、リスペリドン（商品名：リスパダール）、オランザピン（商品名：ジプレキサ）、クエチアピン（商品名：セロクエル）、アリピプラゾール（商品名：エビリファイ）といった新しい薬があります。
- これらの薬剤により、攻撃的行動の頻度と重症度を軽減させ、幻覚や妄想を改善することができますが、副作用もあります。
- 鎮静のような効果に加えて、運動に関する問題を引き起こす可能性があります。それには、運動の減少（強剛、硬直、動作緩慢）、運動の増加（体を震わせたり、ねじったりする）があります。これらの作用には、薬剤を服用している間のみ生じるものと、薬剤を中止した後も持続するものがあります。新しい非定型抗精神病薬は、定型抗精神病薬よりも運動の障害が起こらないとされています。抗精神病薬が、認知症患者において、脳梗塞や死亡の危険性を少し増加させることが報告されています。
- 攻撃性や破壊的な行動に対する治療に用いられる薬としては、トラゾドン（商品名：レスリン、デジレル）のような抗うつ薬、抗てんかん薬（例、カルバマゼピン（商品名：テグレトール）、バルプロ酸（商品名：デパケン、セレニカ））などがあります。
- これらの薬剤を投与する時は、効果と副作用をよく観察し、環境、介護方法、活動内容を変更するなどの他の方法も併用して用いるべきです。

* Practical Psychiatry in the Long-Term Care Home: A Handbook for Staff（D.K. Conn et al., Eds.）. ISBN978-0-88937-341-9. ©2007 Hogrefe & Huber Publishers.
訳注：そのまま日本国内で使用できるよう、国内で発売されている薬剤のみを掲載した。

第12章　向精神薬の使用の最適化

David K. Conn
岡村愛子　訳

キーポイント
- 介護施設の入所者は、薬物の処方に特別の注意が必要である。
- 不適切な薬物療法が、特に介護施設でみられるという報告が数多くある。
- 向精神薬の使用率は施設や国ごとに大きく異なる。
- 向精神薬の使用を最適なものにする方法としては、アメリカ合衆国のOBRA 87のような法的アプローチ、教育的アプローチ、そして薬剤監査の利用が含まれる。

　多くの研究で介護施設の高齢入所者に対する処方の質が問われている。"不適切な処方"についての基準が議論されているが、最適な処方を保証するためにかなりの改善が必要であるという点については概ね合意されている。いくつかの要因から、介護施設は薬物処方について独特の環境にある。これらの要因には、対象となる患者が非常に脆弱であること、制度の複雑さ、限られた医師の診察、医師以外の治療決定への関与、薬剤師の役割、限られたスタッフ数とスタッフ教育が含まれる。

高齢者における薬物療法の問題

　薬物療法による有害事象は"静かな流行病"という言葉で説明されてきた。39の前向き研究のメタ解析の報告（1998年）では、薬剤有害事象や薬物療法による死者の数が見積られている[1]。それによれば、1年間で200万人以上の入院患者に重篤な薬剤有害事象がみられ、106,000人が結果として死亡したことが示唆されている。たとえ死をまねくほどでないとしても、薬物療法は高齢者では障害、機能不全、混乱、そして自立度の低下をおこすことがある。これらの薬物療法に関連した問題の経済的な損失は、アメリカ合衆国で年間およそ850億ドルであると報告されてきた。
　地域在住の高齢患者への処方に関しても懸念されている。たとえば、ケベック州のTamblynらによる60,000人以上の高齢者を対象とした研究では、1年間で52.6％が危険性の高い処方を一度あるいはそれ以上受けていた。危険性の高い処方は、出版されたデータや専門家のレビューに基づいて定義されているが、向精神薬で最もよくみられ、"疑問な処方"は"合理的な処方"に比べてより頻度が高い。高齢人口の30％以上で、ベンゾジアゼピン系薬剤が30日以上続けて投与されており、12.9％では長時間作用型のベンゾジアゼピン系薬剤が処方されていた。薬物療法は自動車事故、自宅でのけが、転倒、骨折を引き起こす可能性がある。不適切な処方が薬物関連疾患に関連しているという報告もある。Grymonpreら[9]は、薬物関連疾患のために入院している患者の19％は不適切な

薬物療法に起因していると報告している。

　薬物療法に関連した問題は8つの一般的なカテゴリーに分類されている（**表1**参照）。65歳を超えると、加齢に関連した生理学的変化、病気、そして投与されている非常に多くの薬剤、つまり医師による処方薬と市販薬の両方、のためにこれらの問題が生じやすくなる。高齢者は薬物療法の認知面での副作用にとりわけ脆弱であり、せん妄に発展する危険性が非常に高くなる。

表1 薬剤に関連した問題のカテゴリー

治療されていない： 　患者は薬物療法を必要とする医学的な問題をかかえているが、そのための薬物療法を受けていない。
不適切な薬剤の選択： 　患者は薬物療法を必要とする医学的な問題をかかえているが、間違った薬物療法を受けている。
治療量以下の用量： 　患者は医学的な問題をかかえており、正しい薬剤ではあるが不適切な用量で治療されている。
薬剤を服用できていない： 　患者は医学的な問題をかかえており、それは処方されている薬剤を服用できていない結果である 　（たとえば、調剤、心理的、社会的、あるいは経済的な理由で）。これには服薬不遵守が含まれる。
過量投与： 　患者は医学的な問題をかかえており、正しい薬剤ではあるが過量に投与されている。
薬剤有害事象： 　患者は医学的な問題をかかえており、それは薬剤の意図しない有害な副作用の結果である。
薬剤相互作用： 　患者は医学的な問題をかかえており、それは薬剤間あるいは薬剤と食物の相互作用の結果である。
適応のない薬剤の使用： 　患者は正当な医学的理由なく薬剤を服用している。

文献[20]より改変

薬剤の使用における問題への対処

　高齢者における薬剤の影響に関して医療従事者への教育を増やすことによって、薬剤有害事象による"静かな流行病"を減らすことができるかもしれない。The Alliance for Aging Research（加齢研究会）は、現在の薬剤に関する基礎知識に深刻なギャップがあることを指摘している。
　その中には以下のものが含まれる。(1)身体組成と機能の加齢による変化が薬剤の効果に与える影響についての研究が不十分、(2)高齢者、特に超高齢者における薬剤の効果に関して、市販前臨床試験からの情報が不十分、そして(3)発売が承認された後、高齢者における効果に関する情報を集積、処理、分析、そして普及するシステムの欠如[2]。
　AvornとGurwitz[3]は、介護施設において、薬剤の処方の前に確認しておくべき基本的な質問を作成した。これらの質問を**表2**に掲載する。研究では、介護施設では薬剤が処方される理由が記録されていないことがしばしばあることが示されている。治療のターゲットとなる問題を記録すること、薬物療法にかわる代替法を考慮すること、可能性のある副作用を再調査することが重要である。

表2 介護施設における薬剤使用の評価のための質問

- 治療のターゲットとなる問題は何か？
- 薬剤は必要か？
- 非薬物的治療は利用可能か？
- これは効果が期待できる最小用量か？
- 以前から処方されている薬剤を中止することで症状を軽減できないか？
- その薬剤には、高齢者でより起こりやすい有害事象はないか？
- それが最も費用対効果が高い選択か？
- どの基準によって、いつ、治療効果を評価するか？

American College of Physiciansから許可を得てAvorn, J., Gurwitz, J.H. (1995).
Drug use in the nursing home. Annals of Internal Medicine, 123:195-204, より複製

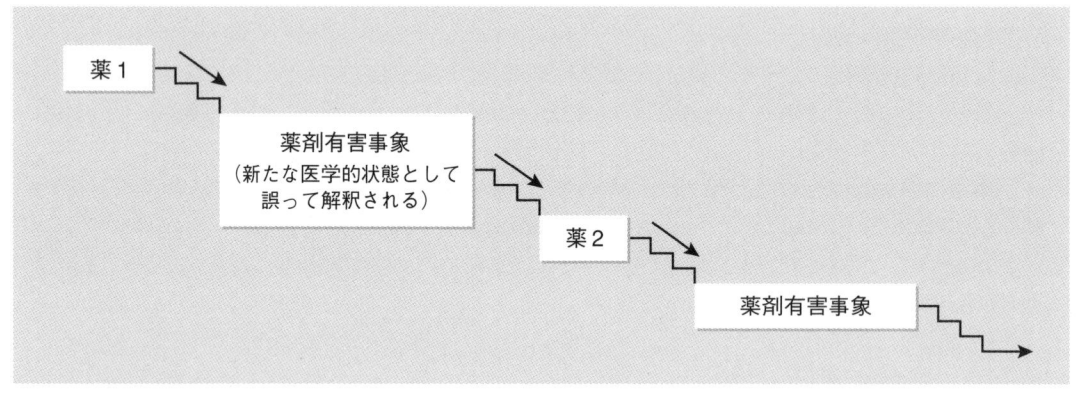

図1 処方の連鎖
（文献4）より；British Medical Journal, 1997, 315:1096-1099, BMJ Publishing Groupから許可を得て複製）

どのような基準で、いつ効果を再評価するかを決めておくことが特に重要である。RochonとGurwitz[4]は薬剤有害事象を新たに治療が必要な医学的状態として誤って解釈されたとき"処方の連鎖"が始まる可能性があると警告している。もう一つの薬剤が新たに処方され、この実際には不必要な治療に関連してさらなる有害事象が発生する危険がある（図1参照）。この処方の連鎖を防ぐために、臨床家は常に、新しい徴候や症状について現在投与中の薬剤の影響を考慮すべきである。

　Beersら[5]は、アメリカで介護施設における不適切な薬剤使用を定義するための専門家委員会を組織した。多くの点で合意しているが、委員会では非精神病患者に対する抗精神病薬の使用を含むいくつかの問題について合意に達することができなかった。意見の一致した基準を用いて調査したところ、カリフォルニアの介護施設で40％以上の入所者が少なくとも一つの不適切な処方を受けていると彼らは報告した。これらの基準は、文献のレビューと専門家委員会での議論を通じて作成され、介護施設の入所者にとって不要なリスクにつながる可能性のある30の薬剤、過量の薬剤、不必要に長引いた投与を対象にしている。Beersらは[6]そこで、介護施設に従事している医師による処方の傾向を研究した。最も不適切な処方をしている医師の特徴を調べたところ、高齢で、1965年より前に医学校を卒業し、より小さな介護施設に従事しており、精神科へのコンサルテーションが少ない者であることを報告している。高齢者への使用が不適切であると考えられている薬物のリスト

は表3に示されているとおりである。

　Beersの基準は最近更新された[7]。精神機能への作用の見地から、"避けるべき"リストに加えられた薬物には以下のものが含まれる。てんかんの患者におけるフルオキセチン（国内未発売）、ブプロピロン（国内未発売）、肥満患者におけるオランザピン、パーキンソン病患者における定型抗精神病薬、失神あるいは転倒そして緊張性尿失禁患者における三環系抗うつ薬のいくつか、そして失神あるいは転倒患者におけるベンゾジアゼピン系薬剤である。

表3　高齢者に不適切な可能性がある薬剤

薬剤	論拠	薬剤	論拠
アミトリプチリン	A	グルテチミド	B
アモバルビタール	B	ヒヨスチアミン	A
ベラドンナアルカロイド	A	インドメタシン	G
ブタバルビタール	B	イソクスプリン	F
カリソプロドール	C	メペリジン（経口）	G
クロルジアゼポキシド	D	メプロバメート*	B, G
クロルプロマミド	E	メタキサロン	C
クロルゾキサゾン	C	メトカルバモル	C
クリディニウム	A	メチルドパ	G
シクランデレート	F	オルフェナドリン	C
シクロベンザプリン	C	オキシブチニン	A
ジアゼパム*	D	ペンタゾシン	G
ジサイクロミン	A	ペントバルビタール*	B, G
ジピリダモール	F	プロパンテリン	A
ジソピラミド	A	プロポキシフェン	G
ドキセピン	A	レセルピン	G
エルゴットメシロイド	F	セコバルビタール*	B, G
エチクロビノール	B	トリメトベンザミド	F
フルラゼパム	D		

A＝抗コリン性副作用
B＝依存性
C＝効果が少なく毒性がある
D＝転倒や骨折のリスクの増加、半減期の短いベンゾジアゼピン系薬剤の方が望ましい
E＝長い半減期による低血糖の過剰なリスク
F＝効果があるというデータがない
G＝中毒のリスクの増加。より安全な代替法がある。

＊高齢者における治療をこれらの薬剤で開始するべきではない。高齢患者が既にこれらの薬物療法を受けている場合、減薬は非常にゆっくりとすべきである。

この表に含まれている薬剤は以下の参考文献［5, 21, 22, 23, 24, 25］の少なくとも一つから得られた知見に基づいている。

文献26) より改変。American Society of Consultant Pharmacists, Alexandria, Virginiaの許可を得て複製した。無断複写、転載を禁ずる。

介護施設における向精神薬の使用

　多くの研究では50〜75％の入所者が少なくとも一つの向精神薬の処方を受けていることが示唆されている。これらの薬剤の使用パターンと使用率は、施設や国ごとに大きく異なっている。Snowden[10]は、これらの違いを説明する因子として、疾患の有病率と重症度、身体障害、施設の処方の習慣、薬剤師のかかわり、訓練されていないスタッフの数、施設の大きさとデザイン、施設の資金と型、入所者の社会経済的背景、そして入所に関する方針を報告している。さまざまな国における向精神薬の使用率の比較を表4に示したが、その率は大きく異なっている。向精神薬の使用に関する問題点としては、診断が記録されていないこと、転倒・骨折・運動障害などの合併症の危険性が高いこと、医師の特徴（患者の特徴よりもむしろ）が薬剤の用量を予測すること、入所者のために精神科へのコンサルテーションがめったに利用されないことなどが挙げられる。特に、抗精神病薬（神経遮断薬）とベンゾジアゼピン系薬剤の使用が問題点として挙げられている。

　もちろん、介護施設の入所者における問題行動のマネジメント、特に認知症にかかっている入所者のマネジメントは、スタッフにとって最も心配な問題とされているということに注目すべきである。最近まで、入所者における向精神薬の使用に関する十分にデザインされた研究は行われていないということにも注意すべきである。我々の治療介入がより直接的に目標を定めたものとなりうるように、異なる治療法の特定の行動に対する効果を検証する研究が必要である。入所者における行動上の問題に対しては、効果が限定的であるにもかかわらず、伝統的に神経遮断（抗精神病）薬が処方されている。Schneiderらによる比較試験のメタ解析（複数の研究で得られた結果を統合する解析法）によれば、抗精神病薬による治療を受けている入所者の58％で何らかの改善が見られたが、これに対してプラセボ（比較のため用いられる薬として効く成分は入っていない偽薬）では40％であった[11]。向精神薬の効果はしばしば不適切で予測できないため、さまざまな向精神薬がこれらの問題行動の治療に使用されるようになっている（11章参照）。これらには抗精神病薬やベンゾジアゼピン系薬剤に加え、抗うつ薬、抗けいれん薬が含まれる。

　The American Society of Consultant Pharmacists（ASCP）では"高齢者における精神治療薬の使用に関するガイドライン"を発表した[12]。8つのガイドラインは以下の通り。

1. 高齢者においては、感情、認知、そして他の精神疾患の有無をスクリーニングするべきである。
2. 精神疾患の症状を示す高齢者は、資格のあるヘルスケアの専門家によって綿密に評価されるべきである。
3. 高齢者の行動上の症状は、介護者あるいは施設のスタッフによって客観的そして定量的にモニターされ、継続的に記録されるべきである。可能なら、精神症状もまたこの方法でモニターされるべきである。
4. もし行動が患者自身や周囲の人に直接深刻な脅威となっていないのであれば、高齢者の行動上の症状のマネジメントの最初の手法としては、環境の修正、行動的介入、精神療法、あるいは他の非薬物的介入を行うべきである。
5. 薬物療法の適応がある場合は、適切な精神治療薬を選択し、薬物療法の効果と副作用の危険性を考慮すること。
6. 薬剤は最小用量から開始し、徐々に増量すること。
7. 薬剤の治療効果と有害反応を監視すること。
8. 精神治療薬の投薬計画では、薬剤の継続使用、用量の調節、薬剤の変更の必要性が定期的に再評価されるべきである。

表4 さまざまな国における向精神薬の使用率（定期的または必要時処方されている患者の%）

著者、出版年	施設の型、所在地	向精神薬	抗精神病薬（神経遮断薬）	抗うつ薬	ベンゾジアゼピン系薬剤	抗不安薬	鎮静/睡眠薬
Nolan & O'Malley, 1989 [27]	アイルランド、ダブリンの11の私立介護施設	65	27	13	42	—	—
Tyberg & Gulmann, 1992 [28]	デンマークの32の介護施設	56	20	11	—	13	33
Snowdonら、1995 [29]	オーストラリア、シドニーの46の介護施設	65.9	36.6	15.6	—	14.3	39.2
Wancataら、1997 [30]	オーストリア、ビエナとチロルの10の介護施設	72.1	32.1	21	—	26.3	22.1
Borson & Doane, 1997a (1992年のデータ) [31]	ワシントン州の39の訓練された老人介護施設	50	13.3	20.1	—	18.4	3.3
Tobias & Pulliamb, 1997 [32]	アメリカ合衆国の40の州における878の介護施設	—	14.2	26.3	—	10.9	2.7
Schmidtら、1998 [33]	スウェーデンの15の介護施設、教育的介入後	77.1	32.6	25	—	43.8	32.2
Connら、1999 [34]	カナダ、オンタリオの10の高齢者向け介護施設	53.3	18.4	21.7	31.0	—	—

a これらの数字は定期薬と臨時薬のデータを合計しているものに基づいた；b Tobias と Pulliam は定期的な処方がある施設入所者の割合を報告している。施設入所者1人あたりの平均臨時処方も報告されている。文献[34]より出典。

処方の最適化のための法案（OBRA-87）

　入所者の精神科的なケアに関する懸念と同様、不適切で不必要な向精神薬の処方に関する懸念から、"1987年包括的予算調整法"（OBRA-87）と題するアメリカ連邦法の制定につながった。この法案の条項には、介護施設における向精神薬の処方に関する医師のための厳格なガイドラインが含まれている。入所者は次のように定義される"不必要な薬物"を処方されてはならない。(1) 過剰な量、(2) 過剰な期間、(3) 適切な評価がない、(4) その使用に適切な適応がない、(5) 減量あるいは中止すべきことを示唆する悪い結果が存在する、あるいは (6) 上記理由の組み合わせ。OBRAガイドラインでは、抗精神病薬は特定の適応に対してのみ処方されるべきであり、単純な不安、徘徊、不眠、あるいは興奮に対して用いられてはならないと明確に述べられている。抗精神病薬の適応については表5に挙げられている。興味深いことに、スコットランドにおける介護施設での抗精神病薬の使用に関する研究では、抗精神病薬の投与を受けている入所者の処方の88％が、OBRAガイドラインによれば"不適切"であると報告されている[13]。OBRA法案の規定には、介護施設の入所にあたって入所者をスクリーニングすることや、薬剤師への相談によって定期的な見直しをする

表5 HCFAのガイドライン

入所者が以下に挙げる状態の一つあるいはそれ以上の状態にあることを証明する臨床的な記録がない場合、抗精神病薬は用いられるべきではない。

1. 統合失調症
2. 統合失調感情障害
3. 妄想性障害
4. 精神病性気分障害（精神病症状を伴う躁やうつを含む）
5. 急性精神病エピソード
6. 短期反応性精神病
7. 統合失調症様精神病
8. 非定型精神病
9. トゥレット症候群
10. ハンチントン病
11. 下記によって定義される精神病性、または興奮した特徴を伴う器質性精神病（認知症を含む）：
    (a) 定量的に（エピソードの数）そして客観的に（例、噛む、蹴る、ひっかく）
    　　施設によって記録された特定の行動で、施設入所者に以下のことを引き起こす
    　　　- 彼ら自身への危険が存在する
    　　　- 他者（スタッフを含む）への危険が存在する
    　　　- スタッフが介護を提供するのを阻む、あるいは
    (b) もしこれらの特定の行動が機能に障害を引き起こし、それらが定量的（たとえば、時間帯）に施設によって記録されるのであれば、絶え間なく大声を上げる、叫ぶ、怒鳴る、あるいは歩き回ること、あるいは
    (c) もしこれらの行動が機能に障害を引き起こすのであれば、(a)や(b)に挙げた特定の行動として提示されていない精神病症状（幻覚、パラノイア、妄想）
12. 吃逆、嘔気、嘔吐、あるいは掻痒感の短期間の（7日間）対症療法

ことも含まれている。行動的な手法の使用や休薬期間もまた必要とされる。入所者はMinimum Data Set（MDS）、Triggers and Resident Assessment Protocols（RAPs）を含むResident Assessment Instrument（RAI）を用いて、スタッフによって包括的に評価された。MDSは400以上のデータ要素からなり、気分、状態、コミュニケーション、機能的状況、薬物療法、そして他の治療に関する情報も含まれている。

　特有の問題について危険性の高い入所者を発見するMDS項目にチェックが入った場合、個別の介護プランを作るために考案された構造化された枠であるRAPsを用いたさらなる評価を必要とする。スタッフが原因や影響する要因を見つけるのに役立つ18の異なるRAPs（認知障害、せん妄、気分の状態、そして行動上の問題を含む）があり、それらのうちのいくつかは改善の余地がある。

　アメリカのThe Health Care Financing Administration（HCFA）は最近、介護施設調査手順とガイドラインを修正した。ガイドラインは、実際にどのように法案に従えばよいかに関する概略を提供している。これらの手順とガイドラインはHCFAの介護施設調査、認証、および規則を遵守させるのに必要な手段を連邦調査官に提供している。1999年7月1日から、MDSに基づいた品質指標（QIs）が研究過程に組み込まれてきた。これらの指標のうち5つは薬物の使用に関連している。これらのQIsは以下のものが含まれる。(1) 抗うつ薬による治療なしの抑うつ症状の有病率、(2) 9つあるいはそれ以上の異なる薬物療法を受けている入所者率、(3) 精神病あるいは関連する状態がない場合の抗精神病薬の使用率、(4) 抗不安薬、睡眠薬の使用、そして (5) 前の週に2回以上睡眠薬を使用した率。ガイドラインにおける抗精神病薬のリストは更新され、新しい1日用量としてオランザピン（10mg）、クエチアピン（200mg）が付け加えられた。推奨されるリスペリドンの1日用量は4mgから2mgに減量された。Beersの調査に基づく薬物療法ガイドラインには、不必要な薬剤の使用に関することと、毎月薬剤投与計画を再調査した上で使用することが付け加えられた。

　多くの研究で、処方率におけるOBRAの影響が再評価された[14, 15]。これらの研究では27%〜36%の抗精神病薬の使用の減少が示されている。この期間中、抗うつ薬の使用は全体として増加していたが、他の向精神薬の処方は増加していなかった。ある研究では抗精神病薬の使用の減少を示していることに加えて、夜勤看護師の増加と抗精神病薬の使用の減少に強い相関を見出した。最近の研究[16]ではOBRA後の最初の期間中に多くの採算のとれる介護施設で介護の質が向上したが、つい最近、規則の遂行が弱くなると効果がなくなったことが示唆されている。その研究ではまた、採算性の悪い施設では法案は介護の質に悪影響を与えたことが示唆されている。

教育的手法

　いくつかの研究では、介護施設における処方を改善させるための教育プログラムが評価されている。Avornらは、6つの介護施設の医師と看護師に対して教育プログラムを提供し、対照の施設と比較した[17]。その研究では薬物の処方と臨床状態がモニターされた。教育プログラムは、その研究で定義された"不適切な"薬物の使用率を減少させることに成功した。Rayらは抗精神病薬を高率に使用している地方にある2つの介護施設で教育プログラムを遂行した[18]。

　抗精神病薬の使用日数は、教育を受けている施設で72%減少した。これに対し対照施設では13%の減少であった。不適応行動の頻度は両グループで増加しなかった。スウェーデンの研究では、Schmidtらは同様の手法を用いたが、ここでも不適切な向精神薬の処方率の減少に成功した[19]。Avornらは"academic detailing"と呼ばれる手法について述べているが、その中では製薬会社の担当者によって用いられるマーケティング技術が介護施設スタッフの教育に用いられる。その手法は

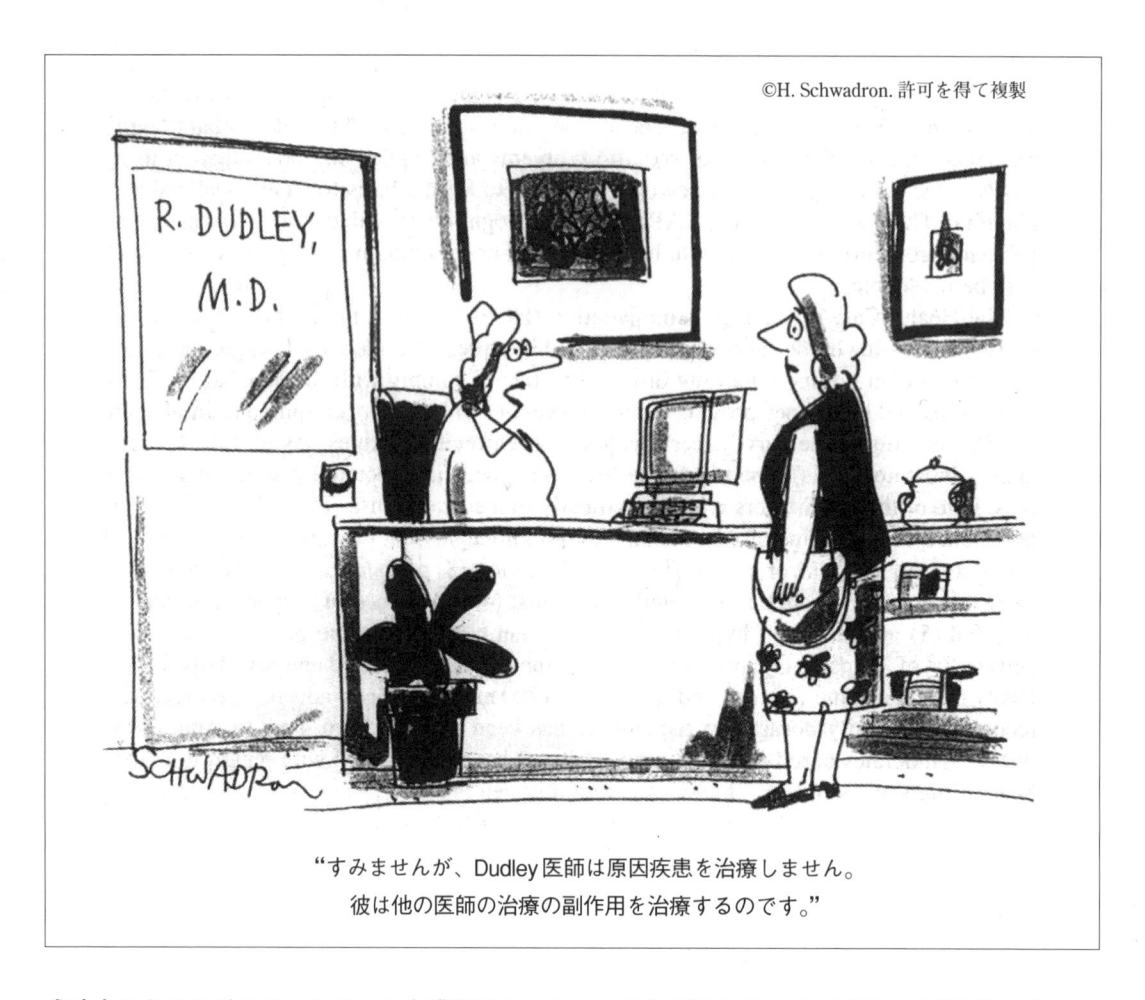

"すみませんが、Dudley 医師は原因疾患を治療しません。彼は他の医師の治療の副作用を治療するのです。"

成功するように見える。なぜなら介護施設のスタッフが教育的活動に参加可能な時間が限られていることを考慮に入れているからである。これらの成功例があるにも関わらず、世界中の多くの介護施設における教育は最小限にとどまっている。うまくいけば、地理的な問題と限られたスタッフ教育は、遠隔地学習、たとえばインターネットやビデオカンファレンスなどを用いた新しいテクノロジーの使用により克服できるかもしれない。

あなたの施設における向精神薬の使用の最適化

　下記は向精神薬の使用をどのように最適化するかに関する提案である。

1. 基本的な質問
　新しい薬剤を始める時はいつでも、スタッフは表2に挙げられた質問を自問すべきである。特に重要なのは、治療のターゲットとなる問題についてよく考えることである。薬剤の必要性に関して最終決定する際には、利益と危険についてよく検討するべきである。
2. 経過を記録する
　もし可能であれば、スタッフは標準化された評価尺度を用いて入所者の経過の記録を試みるべき

である。簡単で速く記入できる評価尺度であれば、受け入れられやすい。もしこれが不可能なら、スタッフは観察される明確な変化をできるだけ正確に記録することを試みるべきである。

3. ガイドラインの使用

臨床ガイドラインの使用は有益で、根拠に基づいた手法をとるための助けとなる。近年出版されたガイドラインは増えすぎのきらいがあるが、スタッフはどのガイドラインが有用かについて合意を形成するべきである。あるいはまた、利用可能な資源に基づいて独自のガイドラインを作成することもできる。ひとたび承認されたら、どの程度遵守されているかをモニターするべきである。ガイドラインは意思決定過程の手助けとなるように作られている。それらは臨床的な選択肢を厳密に制限するものではない。

4. 精神科コンサルト

複雑なケースあるいは対処が困難なケースでは、精神科医にコンサルトすることが望ましい。不幸にも、多くの施設でそのようなコンサルトができる機会は限られている。場合によっては、施設管理者はコンサルタントが自分のオフィスでの仕事を離れて介護施設まで来てくれるよう報酬を支払う必要がある。精神科医と薬剤師は、最適な薬物療法に関してスタッフに有用な情報を提供できる。

5. 教育

上に述べたように、教育プログラムは不適切な処方を減らす助けとなりうる。チームのメンバー全員が薬物の使用に関する決定において役割を果たしていることを認識する必要がある。家族の意見もまた重要である。それゆえ、教育プログラムは家族を含むすべての関係者を対象にするべきである。家族のメンバーに対する向精神薬のさまざまな分類に関する情報シートが11章の最後に掲載されている。

6. 薬物監査

法律に基づく監査がない国では、自分の施設における向精神薬の使用率を追跡することが有用かもしれない。これは薬剤師の手助けがあれば容易に実行できるが、1日調査の最も単純な方法である。向精神薬の使用パターンについてのデータは、個々の医師にフィードバックを与え、医師、施設あるいは地方間の処方率の比較を提供し、時間経過とともに動向を評価するのに用いられる。いくつかの施設では質を保証する方法としてこのデータを用いている。特定の種類の向精神薬を処方されている入所者の割合を追跡することは特に有用である（表4参照）。

カルテ調査もまた評価のために用いられる。診断に関する記録や薬剤を使用する理由、標的症状、再評価の頻度と薬剤による合併症などが対象になる。データはまた不適切な組み合わせの投薬や過剰投与を監視する手段として役に立つ可能性がある。上述の通り、質の指標として用いることもできる。

参考文献

1. Lazarou, J., Pomeranz, B.H., Corey, P.N. (1998). Incidence of adverse drug reactions in hospitalized patients: A meta-analysis of prospective studies. Journal of the American Medical Association, 279:1200–1205.
2. Alliance for Aging Research. (1998). When medicine hurts instead of helps: Preventing medication problems in older persons. Washington, DC: Author.
3. Avorn, J., Gurwitz, J.H. (1995). Drug use in the nursing home. Annals of Internal Medicine, 123:195–204.
4. Rochon, P.A., Gurwitz, J.H. (1997). Optimizing drug treatment for elderly people: The prescribing cascade. British Medical Journal, 315:1096–1099.
5. Beers, M.H., Ouslander, J.G., Rollinger, I., Reuben, D.B., Brooks, J., Beck, J.C. (1991). Explicit criteria for determining inappropriate medication use in nursing home residents. Archives of Internal Medicine, 151:1825–1832.
6. Beers, M.H., Fingold, S.F., Ouslander, J.G., Reuben, D.B., Morgenstern, H., Beck, J.C. (1993). Characteristics and quality of prescribing by doctors practicing in nursing homes. Journal of the American Geriatrics Society, 41:802–807.
7. Fick, D.M., Cooper, J.W., Wade, W.E., Waller, J.L., MacLean, J.R., & Beers, M.H. (2003). Updating the Beers Criteria for potentially inappropriate medication use in older adults: Results of a U.S. consensus panel of experts. Archives of Internal Medicine, 163:2716–2724.
8. Tamblyn, R.M., McLeod, P.J., Abrahamowicz, M., Monette, J., Gayton, D.C., Berkson, L., et al. (1994). Questionable prescribing for elderly patients in Quebec. Canadian Medical Association Journal, 150:1801–1809.
9. Grymonpre, R.E., Mitenko, P.A., Sitar, P.A., Aoki, F.Y., Montgomery, P.R. (1988). Drug-associated hospital admissions in older medical patients. Journal of the American Geriatrics Society, 36:1092–1098.
10. Snowden, J. (1993). Mental health in nursing homes. Perspectives on the use of medication. Drugs and Aging, 3:122–130.
11. Schneider, L.S., Pollock, V.E., Lyness, S.A. (1990). A meta-analysis of controlled trials of neuroleptic treatment in dementia. Journal of the American Geriatrics Society, 38:553–563.
12. American Society of Consultant Psychiatrists. (1999). Guidelines for use of psychotherapeutic medications in older adults. Alexandria, VA.
13. McGrath, A.M., Jackson, G.A. (1996). Survey of neuroleptic prescribing in residents of nursing homes in Glasgow. British Medical Journal, 312:611–612.
14. Lantz, M., Giambanco, V., Buchalter, E.N. (1996). A ten-year review of the effect of OBRA-87 on psychotropic prescribing practices in academic nursing home. Psychiatric Services, 47:951–955.
15. Shorr, R.I., Gought, R.L., Ray, W.A. (1994). Changes in antipsychotic drug use in nursing home during implementation of the OBRA-87 regulation. Journal of the American Medical Association, 271:358–363.
16. Kumar, V., Norton, E.C., Encinosa, W.E. (2006). OBRA 1987 and the quality of nursing home care. International Journal of Health Care Finance and Economics, 6:49–81.
17. Avorn, J., Soumerai, S.B., Everett, D.E. (1992). A randomized trial of a program to reduce the use of psychotropic drugs in nursing homes. New England Journal of Medicine, 327:168–173.
18. Ray, W.A., Taylor, J.A., Meador, K.G., Lichtenstein, M.J., Griffin, M.R., et al. (1993). Reducing antipsychotic drug use in nursing homes: A controlled trial of provider education. Archives of Internal Medicine, 153:713–721.
19. Schmidt, I., Claesson, C.B., Westerholm, B., Nilsson, L.G, Svarstadt, B.L. (1998). The impact of regular multidisciplinary team interventions on psychotropic prescribing in Swedish nursing homes. Journal of the American Geriatrics Society, 46:77–82.
20. Hepler, C.D., Strand, L.M. (1990). Opportunities and responsibilities in pharmaceutical care. American Journal of Hospital Pharmacy, 47:533–543.
21. American Society of Consultant Pharmacists. (1995). Nursing Home Survey Procedures and Interpretive Guidelines. Alexandria, VA.
22. Beers, M.H. (1997). Explicit criteria for determining potentially inappropriate medication use by the elderly. Archives of Internal Medicine, 157:1531–1536.

23. McLeod, P.J., Huang, A.R., Tamblyn, R.M., Gayton, D.C. (1997). Defining inappropriate practices in prescribing for elderly people: National consensus panel. Canadian Medical Association Journal, 156:385–391.
24. Katz, I.R., Sands, L.P., Bilker, W., DiFilippo, S., Boyce, A., D'Angelo, K. (1998). Identification of medications that cause cognitive impairment in older people: The case of oxybutynin chloride. Journal of the American Geriatrics Society, 46:8–13.
25. Stuck, A.E., Beers, M.H., Steiner, A., Aronow, H.U., Rubenstein, L.Z., Beck, C.J. (1994). Inappropriate medication use in community-residing older persons. Archives of Internal Medicine, 154:2195–2200.
26. Buerger, D.K. (1998). Inappropriate Use Criteria: Covering all the bases. Consultant Pharmacist, 5:617–618.
27. Nolan, L., O'Malley, K. (1989). The need for a more rational approach to drug prescribing for elderly people in nursing homes. Age and Ageing, 18:52–56.
28. Tyjberg J., Gulmann, N.C. (1992). Use of psychopharmaceuticals in municipal nursing homes. A national survey. Ugeskr Laeger, 154:3126–3129.
29. Snowdon, J., Vaughan, R., Miller, R., Burgess, E.E., Tremlett, P. (1995). Psychotropic drug use in Sydney nursing homes. The Medical Journal of Australia, 163:70–72.
30. Wancata, J., Benda, N., Meise, U., Miller, C. (1997). Psychotropic drug intake in residents newly admitted to nursing homes. Pharmacology, 134:115–120.
31. Borson, S., Doane, K. (1997). The impact of OBRA-87 on psychotropic drug prescribing in skilled nursing facilities. Psychiatric Services, 48:1289–1296.
32. Tobias, D.E., Pulliam, C.C. (1997). General and psychotherapeutic medication use in 878 nursing facilities: A 1997 national survey. The Consultant Pharmacist, 12:1401–1408.
33. Schmidt, I., Claesson, C.B., Westerholm B., Nilsson, L.G., Svarstad, B.L. (1998). The impact of regular multidisciplinary team interventions on psychotropic prescribing in Swedish nursing homes. Journal of the American Geriatrics Society, 46:77–82.
34. Conn, D.K., Ferguson, I., Mandelman, K., Ward, C. (1999). Psychotropic drug utilization in long-term-care facilities for the elderly in Ontario, Canada. International Psychogeriatrics, 11:223–233.

推薦文献

1. Web site of the American Society of Consultant Pharmacists: http://www.ascp.com.
   高齢者への薬剤の投与についてさまざまな情報とリンクが掲載されている。介護施設における米国の最新の規則が含まれる。

2. Avorn, J., Gurwitz, J.H. (1995). Drug use in the nursing home. Annals of Internal Medicine, 123:195–204.
   介護施設におけるもっとも適切な処方はどのようなものかについて実践的なアドバイスが書かれている。

第13章 行動マネジメントの方略

Dmytro Rewilak
宮　裕昭　訳

> **キーポイント**
> - 認知機能障害のある入所者の不適応行動を効果的にマネジメントするためには、以下の点に注意することが必要である：（a）認知機能の低下、および、それに伴う日常生活の困難さの様子、（b）不適応行動を誘発したり維持したりする環境要因、そして（c）スタッフの態度、認識、構えである。どれかひとつでも注意を払うのを忘れると、マネジメントプログラムは効果を発揮することが難しくなる。
> - 多くの不適応行動は特定の認知機能障害によって生じ、意図的なものではない。しかし、意図的であるかのように決めつけてしまうと、スタッフの対応や感情にも影響を及ぼしてしまう。
> - 認知機能が障害されても、その入所者は全く改善する可能性がないわけではない。認知機能障害は不適応行動を生じる重要な一因ではあるが、唯一の決定因ではない。すべての行動は重要な環境事象によって誘発されたり維持されたりするため、それらを変化させることで行動も変わりうる。
> - 不適応行動に対応する際には、スタッフは科学的な理論に基づいた方法を導入すべきである。不適応行動を具体的、客観的に定義し、機能的分析、もしくはABC分析を用いることで影響を及ぼす環境変数を見つけることが必要である。科学的な理論に基づくことは冷淡や非共感的というわけではない。
> - ABC分析の結果や認知機能の状態をふまえて個別のマネジメントプランを作成する。不適応行動を継続的に観察することでプログラムの効果を確認し、観察結果に応じてプログラムを調整することが必要である。
> - 不適応行動に対するスタッフの認識についても検討する必要がある。なぜなら、これらは彼らのストレスレベルに影響するからである。不適応行動は改善すべき対象として捉えるべきである。特定の入所者とのストレスフルな関わりを一連の手順に分割して捉えることで、自己教示を用いた対処方法を立案することができる。

序　論

　認知症の大きな特徴は、記憶力やその他の認知機能が進行性に障害されていくことである。認知機能障害によって日常生活上の困難が増加し、行動障害が生じるようになる。認知症の行動的な特徴としては精神症状（幻覚・妄想）や広範囲の興奮行動（徘徊、暴力、奇声）があげられる。興奮行動は非常に対応が難しいことから、我々はそれを不適応行動と理解しており、あらゆる意味で知

識や技術、創造力、そして介護者の対応能力が求められる。不適応行動は介護者の疲弊や施設入所の大きな危険因子であり、施設を非常に混乱させる。

多くの不適応行動は本来の状態以上に機能を障害し、"過剰障害"の原因となる。過剰障害とは、認知症の重症度や発病してからの期間では説明しきれない機能障害の状態をいい、健康状態や情緒、社会、環境といった要因に影響される。環境要因には騒音や明るさ、温度といった物理的な性質だけでなく、対人関係も含まれる。介護施設では、入所者は主に介護スタッフと関わりを持つが、スタッフは不適応行動への適切な対処方略を持ち合わせていないことが多い。

これまで不適応行動は薬物療法の対象とされてきた。行動アプローチはさまざまな臨床場面で用いられ、児童期や青年期には効果が確認されているにもかかわらず、老年期や介護施設では十分に活用されてこなかった。向精神薬による治療が、特に認知症高齢者に対しては危険性が高く、効果に乏しいことを考えると、社会的に重大な不適応行動を改善するためには行動アプローチを用いることが極めて重要である。不適応行動に適切に対応することで高齢者の生活の質は改善される。彼らは新たな施設行事や役割課題への参加機会を得、他の入所者とも穏やかに過ごすことができる。そして、スタッフや面会に来た家族との対人関係も改善される。不適応行動を良好にマネジメントすることで他の入所者やスタッフの安全も改善されるため、物理的手段や薬剤を用いて抑制せねばならない機会も減少するだろう。この章では、認知機能障害を伴った入所者の不適応行動をマネジメントする行動アプローチについて述べる。

概　要

認知機能障害のある入所者の不適応行動をマネジメントするには、以下の点を考慮しながら包括的にアプローチすることが必要である：（a）入所者の認知機能の状態や日常生活機能への影響、（b）不適応行動の出現や維持に影響する環境変数、そして（c）不適応行動に対するスタッフの認識である。このアプローチでは人間の行動は複雑であるものとし、個々の入所者や介護者、そして、物理的環境が持つ重要な要因を考慮する。これらの要因については認知機能評価、系統だった行動評価、スタッフへの聞き取りを通して情報を収集する。

認知機能評価

介護施設に入所している認知症高齢者の不適応行動は、主に脳疾患によって生じていることが多い。一般的に脳は環境適応を可能にする器官と考えられている。アルツハイマー病や脳卒中のように、脳が機能不全に陥ると環境適応は困難になり、その結果、不適応行動が生じる。残念なことだが、認知機能障害が日常生活に与える影響が十分に理解されていないため、認知症高齢者は誤解されることが多い。"老人性"、"認知症"、"器質性"といった言葉は意味が曖昧で、特定の行動を理解する上ではさほど意味がない。かつて"老人性"と呼ばれた行動は多くの異なる病気の過程を意味していたが、今やアルツハイマー病でさえさまざまなタイプが存在することが知られている。このため、残存機能や障害された機能を明らかにすることが重要であり、マネジメントの成否にも大きく影響するだろう。

認知機能は神経心理学的な評価を行って明らかにしていく。神経心理学的に認知症は原因となっている病気と関連づけられたり、脳の障害領域に対応づけられ、大きく2つに分類されてきた。その一方は皮質性と呼ばれるが、これは主に皮質（すなわち、樹皮のように見える脳の表層領域；皮質はラテン語の樹皮の意味）を必ず含むからである。アルツハイマー病はあらゆる認知症疾患のう

ちでもっとも頻度が高く、よく知られているが、これは皮質性認知症の一つである。もう一方は皮質下性と呼ばれるが、これは主に脳の表層下領域を必ず含むからである。パーキンソン病に伴う認知症は皮質下性認知症の一つである。

このように区別することの重要性は記憶を例に考えると理解しやすい。記憶障害はあらゆる認知症に共通してみられるが、障害される脳領域によってその性質は異なる。例えば、アルツハイマー病とパーキンソン病では記憶障害の性質は異なる。アルツハイマー病では物事を新たに記憶することが困難になる。それに対し、パーキンソン病では新しく記憶することは可能だが、思い出す際にきっかけや手がかりが必要になる。神経心理学的な評価を行うことで、マネジメントの内容を左右する記憶障害の性質を明らかにできる。

背景にある認知機能障害を理解することの必要性は、前頭側頭型認知症（もう一つの皮質性認知症）を例にとるとより明らかとなる。このタイプの認知症はゆっくりと発症し、行動や人格変化が段階的に進行するが、最初の2年間ほどは明らかな記憶障害がみられないのが特徴である。これは、アルツハイマー病では初期から記憶障害がみられ、行動や人格変化は経過のずっと後期に生じることとは異なっている。

介護職員や介護家族にとって、前頭側頭型認知症にみられる行動や人格変化は他の認知機能障害よりも大きなストレスになりやすい。このため、比較的早期から施設入所が検討される。行動や性格にどのような変化が生じるかについては前頭葉の障害部位によって異なってくる。

第一に、脱抑制タイプは行動が衝動的となり、感情易変性や不適切な笑い、泣き、性行動を伴う。注意障害もみられ、注意力散漫や選択的注意が困難となるが、これらの行動は社会協調を困難にする。たとえ病識が維持され、自分の問題に気づいていたとしても、自身の行動をコントロールすることが困難となる。第二のタイプである無気力タイプは、無関心、精神運動緩慢、判断力や病識の障害がみられる。認知機能障害としては、計画性や目標志向行動、内外事象の時間順序の把握の障害がみられる。このタイプでも注意障害がみられるが、特に持続的注意の障害が特徴である。第三のタイプは、身体や精神活動を開始することが困難となるタイプである。運動のプログラミング障害も特徴としてみられる。

無気力タイプの認知症患者はうつ病と診断されてしまうことがあるが、前頭側頭型認知症に伴う種々の行動障害の原因を誤解すると、誤診したり誤ったマネジメント方略を立案してしまうことがある。

認知機能障害が不適応行動の発生に与える影響を理解することは重要である。完全な神経心理学的な評価を行うには時間がかかるが、我々の施設では、包括的な神経心理学的検査セットを用いている。それはおよそ1時間で施行でき、マネジメントプランの立案のために十分な情報を提供することができる。このバッテリーでは、見当識、注意、記憶、言語、構成能力、運動と感覚知覚機能、そして抽象的推論といったさまざまな側面を評価している。もし神経心理学者による評価が受けられない場合には、詳細な精神機能評価（MSE：2章参照）によっても認知機能の有益な情報は得ることが可能である。また、入所者の医療記録も認知機能障害の性質に関する手がかりを含んでいることがあるため、見過ごすべきでない。

行動評価

神経心理学的評価と同様、行動評価を行うことも必要である。行動評価を行うことで、神経心理検査によって明らかになった認知機能障害が実際の生活に及ぼす影響を知ることができる。たとえば、神経心理学的検査によって記憶やセルフモニタリングの障害が明らかとなっても、それがどのような生活機能障害（同じことを何度も要求する、特定の環境で迷ってしまう、社会不適応行動）

を生じるのかまでは評価できない。この2種類の評価を特徴づけるならば、神経心理学的評価は入所者の障害を明らかにし、行動評価は行動の有無、つまり、障害が日常生活でどのような不適応行動として生じているのかを明らかにする。

　行動評価は全体像から具体的な行動の評価へと進むが、まずは不適応行動に直接関わっている介護者に聞き取りを行う。そこから不適応行動の発生状況や介護者の関わり方が把握できる。また、特定の不適応行動に対応する際の辛さ、ストレス、対応困難感の認識に介護者間で差異が見られることがよくあるが、これを理解することで、彼らの介護方法が不適応行動に及ぼす影響について早期に手がかりを得ることができる。

　介護者への聞き取りに加えて、入所者のカルテを十分に調べることで医療や社会的経歴に関する情報をできるだけたくさん収集することも必要である。例えば、生活習慣（例：毎日特定の時刻に新聞を買いに行く）を把握することで、一定の時間に規則正しく徘徊傾向が強くなる理由が理解しやすくなるだろう。多くの認知症高齢者は少なくとも一つは併存する身体疾患を持っているので、不適応行動の背景にある身体要因を除外することは特に重要である。また、行動障害が急激に生じた場合は、尿路感染症や痛みの増悪、心不全、便秘、そして薬物の副作用等の因子が関係している可能性が考えられる。

　行動評価の次の段階として、生じている不適応行動とその前後の出来事を詳細かつ体系的に分析する。ここでの行動とは、客観的に捉えられ、測定や観測ができる、人のあらゆる言動をいう。無の状態では起こらず、物理的、社会的環境に影響を与え、逆に影響も受ける。行動には規則性がある、とするのが行動アプローチの最も重要な仮説だが、これは、行動の出現頻度は環境によって体系的に影響を受けるということを意味している。すなわち、特定の行動が出現する時には毎回それを誘発する事象とその行動が繰り返されることを強化する事象が存在する。行動の誘発に関わる事象を先行事象（Antecedents）、行動（Behavior）の維持に関わる事象を結果事象（Consequences）と呼ぶ。行動アプローチではすべての行動に対して機能分析、もしくはABC分析を行って理解する。表1に1例を示す。

　表1の事例は多くの重要な点を示している。特定の行動に関連しうる要因を明らかにするため、その行動の発生した時刻を記録することは重要である。なぜなら、大声をあげる行動は服薬や食事摂取、水分補給後の一定の時間内に生じているか、あるいは職員の勤務交代の際に頻回に生じている可能性があるからである。

　大声をあげる行動の先行条件としては、誰かがその入所者の居室に入ったという出来事や、それが誰であったのかということが考えられる。行動は客観的な言葉で記述し、そのまま記録する。最後に、行動に対するスタッフの反応を記録する。スタッフが入所者にその理由を尋ねたか、叱責したか、接触を通じて緊張緩和を試みたか、スタッフのどの反応が行動を強化しているかを記録して

表1　大声をあげる行動のABC分析

日付	1997年2月3日
時刻	午前9時10分
先行事象	午前のケアを行うためにスタッフが入室
行動	入所者は大声で言った："何が欲しいの、ねぇ、私は帰るわ！"
結果事象	スタッフの応答："どうしたの？そんなことを言ってはダメよ。さぁさぁ。" スタッフは入所者の腕に優しく触れた。

おくことは重要である。なぜなら、スタッフの対応によっては大声をあげる行動は著しく増加する可能性があるからである。

行動は常に観察可能であるが、先行事象と結果事象はそうではない。例えば、ある考え（例"自分は誰かに攻撃されるかもしれない"）は回避行動の誘因となり、喫煙後の"高揚感"は非常に強力な強化子（行動を促進する要因）とみなすことができる。行動評価を通して、行動を統制している変数の同定や測定を試みる。介護施設に入所中の認知症高齢者に見られた暴力行動を例に示すと、その誘因となる先行事象には認知機能障害の性質や行動発生時刻、欲求不満事態、行動を生じた場所、暴力の対象となった人の性質といったものが考えられる。行動の維持要因である結果事象には暴力行動への対応方法やスタッフによる注目の増加、そして、より適応的な行動に対する注目の欠如が考えられる。徹底的、体系的な行動分析を行うことで、その行動を統制している変数を明らかにすることが可能となる。

不適応行動をABC分析、もしくは機能分析する際には、不適応行動を測定できるようにするために具体的かつ客観的な言葉で定義することが重要である。"攻撃"、"依存"、"興奮"といった言葉は意味が曖昧なため、測定の信頼性は下がってしまう。これを改善するためには、例えば"攻撃"は"唾を吐きかける"や"叩く"、"依存"は"食事を自力で摂取しない"、"興奮"は"髪を引っ張る"といったふうに再定義することができるだろう。

不適応行動が定義されたら、次は行動の測定方法を決定する。複数の行動測定方法から最適の方法を選択する。連続測定法は人の言動等をすべて記録する方法であるが、当該行動を詳細に分析することが必要な場合を除いて現実的ではない。期間測定法は行動が生じているすべての時間を記録する。間隔記録法は時間を5〜30分単位に分割し、その単位時間中に行動が生じたか否かを記録する。この測定法では行動の発生頻度ではなく、単に一定の時間内に行動が生じたかどうかを記録する。通常、大声をあげ続けたり叫び続けたりといった高頻度で生じている行動を評価する際に使用する。瞬間時間抽出法では予め定められた時間単位の終わり（例えば、10分、もしくは1時間の終わり）に行動が生じているかを確認する。測定方法は評価や操作対象とする行動によって選択する。

測定方法に関わらず、不適応行動のベースラインを測定することが必要である。行動観察は介入期間を通して継続するが、ベースラインによって治療を継続するか否かを先入観無く判断できる。もしこの手続きが無ければ、効果的な治療であってもそれが見過ごされたり中断されてしまったりする危険性がある。大声をあげる行動の場合、大声をあげ続けている入所者を見たスタッフは治療が失敗したと言うかもしれない。しかし、詳細に観察することで、以前は週に55回生じていたその行動が現在はわずか20回に減少したことが明示されたならば、それは改善の明確な証拠となる。

スタッフの認識

認知機能障害のある入所者の不適応行動に対応する際に、スタッフ自身が不適応行動をどのように判断し、理解し、その入所者をとらえているか、といった事柄が、不適応行動に影響を及ぼしているのかもしれないと内省することは重要である。

態度によって実際の行動は大きく変化する。例えば、軽い話し相手として初対面の人物を紹介された際には、まずその人がどんな人か判断した上で冗談を言い合い、電話番号を交換して、さよならを言う。人によっては、まず相手が良い聞き手か、友好的か、信用できるか、というふうにレッテルを貼るかもしれない。それに基づいて今後相手に電話をかけるかどうかを決め、再会時にどのように感じるか（例えば、和らぐか緊張するか）を予想するだろう。

極めて一般的なレッテル貼りのひとつに、認知機能障害に関係するものがある。実際には不適応

行動が特定の認知機能障害によって生じているにもかかわらず、その多くは性格の問題として誤解されている。例えば、右脳卒中によって左側視野の注意障害を生じた事例を考えてみよう。その患者は理学療法に行く際に右側だけに注意して廊下に沿って車椅子をこいでいる。行くときには問題のなかった右側が、帰りには障害側である左側となるため、患者はこれは自分の部屋への道ではないと怒り始め、スタッフはそれを否定して納得させようとする。患者が環境を誤認して更に興奮すると、"混乱した"、もしくは"攻撃的"、"被害妄想的"とさえレッテルを貼られてしまい、それは以降の処遇に影響を及ぼすこともある。このようなレッテルを根拠にスタッフの偏見が生まれることで、今後、その患者は警戒されて必要な支援が受けられなくなる可能性も生じる。不適応行動に対する一般的な誤解例と、より適切にとらえなおすために有用なヒントを表2に示す。

表2 不適応行動の誤解例

行動	誤解	再解釈
同じことを何度も尋ねる	私を困らせようとしている	物の行方がわからない
「盗った」と介護者を非難する	被害妄想であり、私を困らせようとしている	記憶障害を説明するための患者にとっての唯一の方法
殴りかかる	私を傷つけようとしている	脳障害に伴う自制困難

Zarit, S.H., Orr, N.K., & Zarit, J.M.（1985）. The hidden victims of Alzheimer's disease: Families under stress. New York: University Press より

　認知機能評価には、さまざまな認知機能障害の性質や心理社会機能への影響をスタッフに教育することで、レッテル貼りや、誤ったレッテルを貼ってしまうことを防ぐ役割がある。介護施設では心理職の支援が常に受けられるわけではないが、外部講師を招いた施設内研修、学習会への参加、専門書を読むことを通じて、スタッフが認知機能障害の知識を深めることは重要である。認知機能障害に対する理解がないと、入所者の生活の質を低下させ、介護をより困難にしてしまう。また、行動マネジメントプログラムをスタッフがどう理解しているのかについても十分検討せねばならない。"記憶障害のある入所者は自分の行動やその結果も覚えていないが、その行動を変えることなんてできるのか？"といった質問をスタッフからよく受ける。最近の研究によると、重度の記憶障害者は複雑な技術を新たに習得した際の練習過程は覚えていないが、技術の獲得は可能であることが示唆されている。実際に新しく学んだり、古い行動をやめたりすることができている。大声をあげ続けてたばこを要求する"大声の頻回な事例"を取り上げてみよう。類似の入所者は恐らくどの介護施設にも1人はいるだろうが、大声を止めさせるために叱責や命令を受けていることが多い。では、その入所者が静かにしている時にはどのように対応されているのだろうか？スタッフは大声を生じさせないよう、関わりを控えていたのである。このような関わりや、関わりの欠如に条件づけられた結果、残念なことだがその入所者は叫ぶことがスタッフと接触できる唯一の手段であることを学習していったのである。

　他の問題としては、スタッフが仕事の増加を理由に行動マネジメントプログラムの導入を快く思わないことがあげられる。業務過多や援助の乏しさに悩みがちな介護施設のスタッフにとって、組織的に不適応行動を記録しながら一貫した対応を行っていくことにはかなりの時間と労力が必要となる。行動プログラムが成功するためには、糖尿病患者にとってインスリン注射が必要であるのと

同様に、認知症高齢者の生活の質の改善にとって行動プログラムが必要な治療的介入であるとスタッフが理解していることが重要である。行動プログラムが成功することで、スタッフは克服感や、自分達の能力や有効性が成長したという自信を得るだろうし、実際、仕事の負担感も減少してきたと感じることも多い。

スタッフがどのような態度で臨んでいるかについての検討を忘れば、行動マネジメントプログラムは効果を損なってしまう。それを放置すれば、記録や対応に一貫性を欠き、改善すべき不適応行動は悪化してしまうに違いない。そうなれば、このアプローチは無効で中止すべきとスタッフは結論づけるだろう。スタッフが経験したストレスも不適応行動や行動マネジメントプログラムの適用に影響を及ぼす。行動マネジメントプログラムの効果を高めるためにはスタッフのストレスを軽減することが必要だが、その手段としてストレス予防の考え方を取り入れることは有効である[6]。この考え方では、ストレスフルな状況を解決すべき問題として捉えなおす。解決方法としてはストレスフルな出来事を一連の段階に分類し、ストレスに対処するために自問自答もしくは独り言といった自己教示を行う。

その段階とは：(a) ストレス事態に備え、(b) ストレス事態に直面、処理し、(c) 圧倒される感覚に対処し、そして (d) 対処への努力を評価し、自分自身を誉めることである。スタッフに暴言暴力を振う対象者のマネジメントを例に、この対処方略の実践内容を**表3**に示す。

表3 暴言暴力を呈する入所者のマネジメントにおける自己教示法の例

ストレスフルな関わりへの準備
― ストレスの対処に効果的な自己教示内容を探すこと。
― 自分が何をすべきか？
― 我々にはこの状況にうまく対処できる策がある。
― 思い出せ。作業に専念して、暴言を自分に向けられたものと受け取らない。
― 彼の右腕に用心だ。

ストレスフルな関わりの実践
― 私は今部屋にいる。一度にひとつずつ、を忘れずに。
― 介護することに集中しよう。
― ほら始まった、気をつけよう、それは私に向けられたものではない。
― 彼の脳は正常に機能していない、だからそんなことを言うのだ。
― 深呼吸しよう、リラックス。
― この方法はうまくいっている。思っていたより簡単だ。

関わりの評価
― 彼は暴言を吐いていたが、私はほとんど無視していた。
― 私は動揺して怒ってしまっていたかもしれない。
― あの深呼吸は本当に効果的だった。
― 総じて自己評価は8/10点だった。

もしくは
― 頑張り過ぎたかな。
― 落ち込まない。私は現時点ではまだ新人だ。
― どこで対処しきれなくなったのだろう？
― 次はどう対処しよう？

不適応行動の分類

　行動は、それを減らすべきか増やすべきかによって分類することができる。減らすべき行動を行動の過剰と呼び、増やすべき行動を行動の不足と呼ぶが、この区別に応じて異なる行動的な介入技術を用いる。

行動の過剰

　行動それ自体は不適応でないことが多いが、それが頻回な場合は不適応に分類されてしまう。例えば、大声をあげる、ののしる、自傷、頻回な要求やナースコール、暴言暴行は行動の過剰である。そして、行動を減少させる技術として消去、非両立行動分化強化、そしてタイムアウトがある。
　消去は強化子を取り去ることであり、強化子とは特定の行動に随伴するあらゆる反応と定義される。強化子になるものはその直前の行動が繰り返される可能性を増加させるが、**表1**の例では、質問や叱責、身体接触といったスタッフの反応はすべて大声を強化していると考えられる。消去の使用例にはその場を離れることで大声を無視することも含まれる。非両立行動分化強化には、不適応行動とは両立しないあらゆる適応行動を一貫して強化することが含まれる。椅子に大人しく座ったり"おはよう"と言ったりすることはそれぞれ奇声や暴言とは両立しない行動の例である。タイムアウトでは、入所者は不適応行動を生じている場面から移動させられ、あらゆる強化子が全くない環境に置かれる。行動マネジメントが日常的に用いられている環境では、タイムアウト用の部屋が設けられていることが多い。スペースが限られた介護施設では、入所者の居室をタイムアウト環境としても用いることになるかもしれない。タイムアウトは"罰"の部類に入り、通常は他の介入が奏功しなかった時に限定して用いるべきである。しかしながら、時にはそれが最も妥当な介入方法になりうる。例えば、施設の廊下で常に大声をあげている入所者は、他者を混乱させて言語・身体的な攻撃反応を生じさせる可能性がある。たとえ攻撃的であっても、これらの反応は実際に大声をあげる行動を強化してしまう。その入所者をタイムアウト状態に置くことはこの種の強化を防ぎ、入所者自身の安全を守るためにも有効である。タイムアウトを適用する際には、その時間の長さ、および、その時間の最後に適応的に行動していればタイムアウトが終了されることをその入所者に知らせておくことが必要である。一般的にはタイムアウト時間は約5分間程度であり、一貫して適用されたなら普通はそれで十分である。
　一般的に、行動の過剰をマネジメントする際には、不適応行動に随伴する好ましい結果を排除し、同時に非両立的な行動を強化する。不適応行動を適応行動に置き換えることを考慮せず、単に不適応行動のみを減少させようとすることは倫理的に問題がある。不適切な性行動や排泄行動は行動の過剰の別の例であるが、それらはたとえ低頻度であっても、状況によっては不適応行動とみなされる。例えば、トイレでの排泄は適切だが、公共の場所では不適切である。一般的には、不適切な行動（例：排泄）が特定の刺激（例：トイレ）下でのみ生じるよう、反復練習を行う。

行動の不足

　行動が生じる頻度が少なく、そして、その行動が自立した生活のために必要な場合を行動の不足と言う。行動の不足の例にはセルフケア能力や活動性の低下、社会的交流の減少がある。施設環境で頻繁に遭遇する行動の不足は自立性の低下であるが、施設環境がそれを助長することがしばしば見られる。
　施設入所を必要とする高齢者は、自立的な生活能力がある程度障害されていることが多い。しか

し、実際の入所者をみると、彼らの能力は完全に障害されているわけではない。残念なことに、彼らの自立的な行動の多くは強化されず、使用する機会を失ってしまう。一つのわかりやすい例として、運動障害が残存した脳卒中患者の事例があげられる。彼は30分はかかるものの、自分でコートを着たりそのボタンを留めたりすることができている。しかし、多忙なスタッフは彼が努力している様子を見るとつい介助したり、着衣に長時間かかっていることを優しくではあるが否定してしまう。この例では、強化されていたのはスタッフに着衣を依存することであり、自立行動は否定されて抑制されている。この結果、彼の生活能力は時間とともに低下し、セルフケア活動のすべてをスタッフに依存するようになるだろう。

行動の不足に対する一般的な介入方略は、全く生じていないか、低頻度にしか生じていない行動を徐々に再形成や再訓練によって増加させることである。適応行動を増加させるために最もよく用いられる介入手続きは、求められる行動の直後に正の強化子を随伴することである。強化子には一次性、二次性の2種類があるが、一次性強化子には食料や飲料といった、基本的な身体的要求を満たすものが含まれる。二次性強化子は社会的なものであり、賞賛や微笑み、言語的承認といった対応が含まれる。ある行動の直後に正の強化子を随伴すると、その行動は以後繰り返されやすくなるが、特定の行動を増やすためによく用いられる行動マネジメントプログラムでは、まずはその行動を連続強化し、次の段階として部分強化に移行する。また、プログラムの初期には一次性強化子を用い、以降の治療段階には二次性強化子に置き換えていくこともよく行われている。

目標とする適応行動が生じていなければ強化手続きが導入されるが、行動の不足の場合には、適応行動を促すための介入が必要となることがある。その介入にはシェイピングとプロンプティングがあるが、シェイピングでは対象者に必要な行動を階層的に整理して構成単位に分割する。例えば、食事の自力摂取行動は次の段階に分割できるだろう：（a）皿とフォークを見る、（b）フォークを触る、（c）テーブルからフォークを持ち上げる、（d）皿の上でフォークをしっかり持つ、（e）フォークで食事の一部を取り上げる、（f）フォークを口の方に持って行く、（g）フォークを口の中に入れる。訓練は第一段階から開始して段階的に進め、対象者を強化しながら行動連鎖の各段階を確実に獲得させていく。新しく獲得した行動を対象者が忘れてしまうことを考慮し、段階の移行は急ぎすぎないよう介助することが必要である。

プロンプティングは特定の行動を促すために物理的、言語的手がかりを用いることである。行動のシェイピング段階で使われることが多いが、独立した介入としても使われる。例えば、前頭葉機能障害者は行動の開始が困難な場合がある。彼らは必要な適応行動自体はできるものの、それを開始することが困難なのである。彼らがベッドに長時間横になっていたり、食事の際に自分で摂食せずに皿をじっと見つめていたりすることがよくあるが、言語促し（例："起きる時間ですよ"）や物理的促し（例：手を食器に導く）を用いることで行動の開始を手助けすることができる。

行動的介入の実践

どのような治療対象行動でも、行動的な介入計画を立て、それを実践するにあたっては同じような手順を踏む。以下にこの手順について概説し、先に議論してきたもののうち、より重要な側面を要約する。

不適応行動の定義

不適応行動を曖昧で主観的にではなく、明確で客観的に定義することが必要である。入所者の感

じ方や意図を憶測するのではなく、観察可能な行動に基づいて定義することが重要である。例えば、抑うつという言葉は曖昧だが、これは"部屋から出てこない"、"笑わない"、"自身を無価値だと言う"、"自殺を口にする"と定義しなおすことができる。このように明確に定義することで、その発生頻度や持続時間が測定しやすくなる。

ベースラインの測定

これはあらゆる行動マネジメントプログラムの主要部分であり、多くの用途に役立つ。ベースラインデータは問題の程度や重症度の客観的な根拠となる。対応困難な行動の発生頻度をスタッフが過大評価することがあるが、対応に伴うストレスによって、その行動がひっきりなしに生じているかのように錯覚するのはよくあることである。しかし、行動を明確に定義し、ベースラインを測定することで、正確な状況把握や治療効果の比較検討が可能となる。そして、介入期間を通して行動のグラフを作成することで、偏見なく客観的に治療の進展が判断できる。また、不適応行動をコントロールしている要因の重要な情報を得ることができる。ABC分析に基づく記録を用いて不適応行動の先行刺激や結果事象を機能分析することで、行動の誘因や維持要因となる出来事を詳細に把握することができる。また、マネジメントプランに盛り込める効果的な介入方法を明らかにできることも多い。

治療計画の立案

実際に治療を開始する前には、治療者は誰なのか、治療の観察や記録の責任者は誰なのか、そして行動変容にどのような強化子を用いるのか、といった多くの重要な事柄を検討すべきである。これらを怠ると、治療プログラムの効果が危うくなってしまうだろう。治療計画の1例を**表4**に示すが、この計画は対象者のカルテの一部に組み込むべきである。

表4 行動マネジメント：ケアプラン

名前：Cさん、女性

不適応行動
1. 暴言
2. 服薬拒否
3. 頻繁な要求

アセスメント：認知機能評価によって、見当識や判断力、注意、集中力、記憶、構成能力、問題解決、そして精神的柔軟性の障害が明らかになった。左側空間無視の所見が明らかになった。
2週間以上のベースライン期間にわたってABC記録を作成したところ、暴言が7回、服薬拒否が2回、そして要求行動が67回生じていた。最も多いのは排泄介助の要求であり、次が摂食介助の要求だった。これらの行動に明らかな契機はなく、スタッフの対応は一貫していなかった。

注意．Cさんの不適応行動は認知機能障害やそれに対する情緒的反応、そして、病前性格の相互作用によるものである。

マネジメントプログラム
1. **行動**：暴言
   介入：消去の使用
   暴言を無視することで強化しないようにする。あらゆる反応が暴言を確実に継続させる可能性があるため、たとえ困難でも、口論や説得、議論、懇願、動揺を示してはいけない。

2. **行動**：服薬拒否
   介入：Cさんが服薬を拒否した時には消去を用いる（上述同様）。1分待ってみて、拒否には触れずに再度服薬を勧める。もし再度拒否したなら、再度消去を用いる。
   注意．Cさんは常に服薬拒否をしているわけではない。彼女があなたの要求に応じた時は必ず強化することが重要である。例えば、彼女と一緒に過ごす時間を増やしたり、一緒に何かの活動をする、微笑みかけたり協力に謝意を述べる、といったような対応である。
3. **行動**：持続的な要求
   介入：（排泄の要求に対して）
   Cさんを2時間毎にトイレに誘導する。2時間毎にCさんに近づき、言語的促し（"トイレに行く時間ですよ"）を用いてトイレに行くことを伝える。彼女がそれを拒否した場合にはそこで無理強いせず、また2時間毎にトイレに誘導するスケジュールに戻る。それ以外の時間では消去を適用する。
   介入：（その他の頻回な要求）
   Cさんの要求を予測してそれに応える。頻回な要求に消去を用いる。
   彼女の右視野に食事を置く。
   食事の自力摂取を開始するために、言語的（例："今は食事の時間ですよ"）や身体的（例：彼女の手をスプーンに導く）な促しを用いる。促しに応じることを強化する。
   自力摂取できないといった発言（例："出来ないわ"、"食べさせて、ねぇ"）に消去を用いる。

   注意．Cさんが食事を自力摂取するのに十分な時間をスケジュールに組むこと。さもなければあなたは忙しさのあまり彼女が食べるのを助けてしまい、自立性を向上する試みは失敗してしまうだろう。

留意点
1. 一貫した対応をとることは不適応行動をコントロールする際の最重要事項である。
2. すべての適応行動を強化すること。
3. どのようにCさんの行動にレッテルを貼ったのか、そして、彼女と関わる際にどのように自己教示法を用いたのかを認識すること。
   注意．自己教示法の使用は**表3**に概説した通りである。

治療の開始

　治療計画が立案できたら、それを実行に移すが、すべての行動的治療プログラムにとっての最重要事項は一貫性である。行動が生じるたびに、その直後に結果を随伴することが必要である。行動の不足の事例では特定の行動を増加させることが目的であり、肯定的な結果を随伴する。行動の過剰の事例では不適応行動の減少が目的であり、不適応行動が生じた際には肯定的な対応を控え、そして、不適応行動とは両立しない適応行動を生じた時には必ず肯定的な結果を随伴する。一貫性を保つのは困難であるが、介護施設では人員不足という要因が加わってさらに困難となる。人員不足の解消には臨時スタッフが動員されることがあるが、彼らにも治療プログラムを学んでもらうことで一貫性を保つことができる。

治療の観察と評価

　先にも記したが、治療期間を通して継続的に不適応行動をグラフ化することが必要である。それによって、行動の過剰の場合には、一般的に不適応行動は減少し始める前に一時的に増悪するが、治療開始から数日後には行動に明らかな変化が生じていることを知ることができる。もし治療開始から数週間経っても行動に変化が見られない場合は、治療手続きを再評価し、調整するべきである。

行動に随伴する結果（対応）を変更するか、一貫した対応をより確実に行うことが必要となるだろう。

事例提示
　Jさんは77歳の男性であり、妻には先立たれていた。大腿骨の骨折によって入院し、そのリハビリ後に介護施設に入所した。入院する前は自宅のアパートに住んでいたが、娘の一人から多くの援助を受けていた。自身や家族に精神科的既往歴はない。彼は入院前にアルツハイマー病との診断を受けており、2年前より記憶力の減退や金銭管理の困難が見られていた。彼は"介護抵抗と興奮の増加"が問題となり紹介された。
　スタッフからの聞き取りによると、スタッフ間で不適応行動の認識が異なっていた。Jさんの不適応行動は早朝勤務帯では極めて対応困難と認識されていたが、夜勤帯では全く困難とは認識されていなかった。早朝勤務者はその行動が予測困難な"常に生じている"行動であり、故意によるものと決めつけていた。そして、Jさんの認知機能障害と不適応行動の関係性については、スタッフはあまり意識していなかった。

認知機能の評価
　Jさんの認知機能を評価したところ、時間や場所の失見当識が認められた。また、提示された情報の記憶は可能だったが（5つの数字の順唱を繰り返すことができた）、注意資源に負荷をかけた課題では障害がみられた。曜日の順唱は正答したが、わずか2数字や曜日の逆唱は困難であり、視覚的、言語的記憶とも障害されていた。即時再生も困難で（4つの物品中2つ）、すべてを記憶するのに数試行を要した。5分の遅延後、彼は全く再生できず、手がかりを与えても改善しなかった。言語面では繰り返しが多く、呼称は困難で、語産生能力は障害されていた。また、数段階ある命令の理解能力（例：xをした後にyをしなさい）も障害されていた。描画課題では重大な構成障害がみられた。これらの結果は彼の診断名であるアルツハイマー病のパターンと一致していた。

行動の評価
　"介護抵抗と興奮の増加"は、叩く、物を投げる、引っ掻く、叫び声をあげるといった行動に明確に定義しなおされ、全勤務帯のスタッフにABC形式で記録するよう求めた。また、これらの行動の出現ごとに先行事象や随伴事象との関係性を特に強調し、1週間記録するよう指示した。それは行動の誘因や維持要因を明らかにするとともに、不適応行動の頻度のベースラインデータを測定するためである。
　ABC分析に基づく記録の結果、Jさんの不適応行動の大部分は何らかの日常生活介助（例：入浴）を受けている過程で生じていたことがわかった。Jさんには生活スケジュールが知らされていないことが度々あり、教えられていてもとても複雑だった。また、ひとつの活動を行っている時に別の指示に従うように要求されていた（例：排泄中に服薬するよう指示される）。また、スタッフが一貫した対応をとっておらず、諭したり、止めるよう求めたり、叱責したりしていたことも明らかとなった。

治療プログラム
　第一段階としてスタッフに認知機能評価や行動評価の結果をフィードバックした。Jさんの認知機能障害が行動面や日常生活に及ぼす影響を説明した。そして、ABC記録の結果に

ついてもスタッフに伝えたが、Jさんの不適応行動が実際には予測可能であり、いつも何らかの生活介助の際に生じていたことにスタッフは気づいた。また、一貫性のない対応が、結果的に行動を強く維持する間欠強化となっていたことを強調した。

介入方法として次のようにスタッフに指示した。これから行う行動を短く簡単な言葉でJさんに（例："Jさん、入浴の時間ですよ"）伝えること。そして、注意や記憶、言語の障害に対する影響を最小限にするため、Jさんに対して同時に複数の指示をしないことである。主要な介入手続きは消去だったが、これは不適応行動は常に無視し（すなわち、正の強化を停止する）、その一方で、同時に生じている適応行動を強化する、といった内容である。

図1は治療の効果を3週間以上にわたって示したものである。治療開始後1週間目には不適応行動はわずかに減少した。スタッフが忍耐強くプログラムを継続したところ、3週間後には不適応行動は著しく減少した。

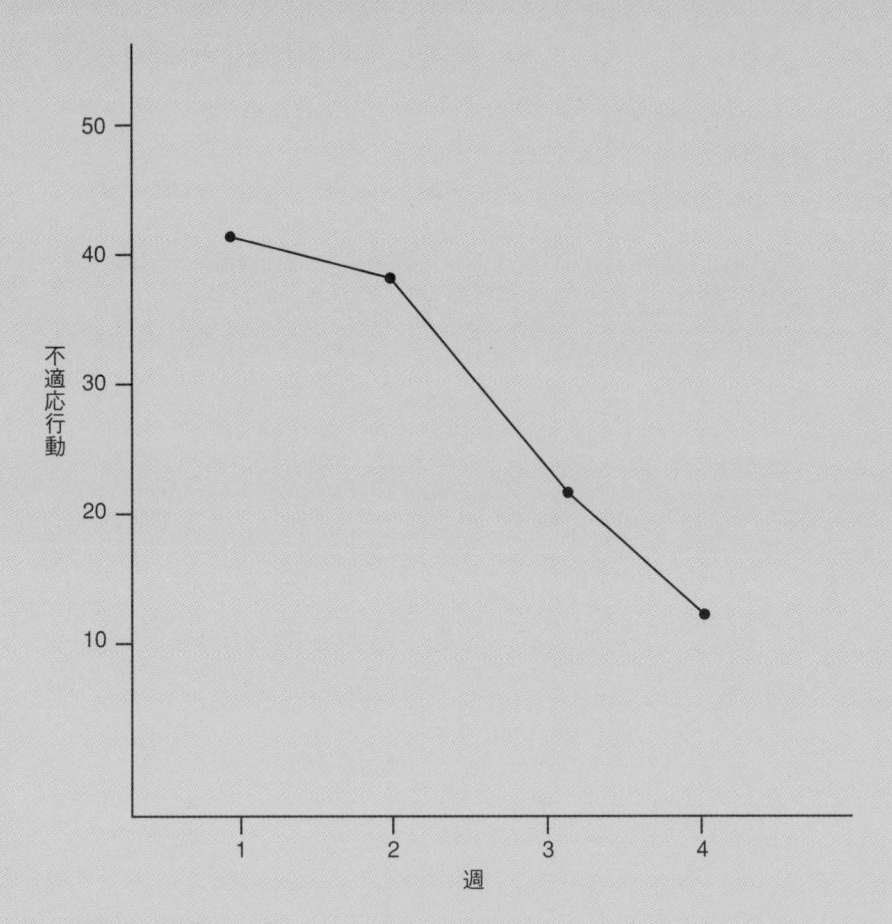

図1 Jさんに対する行動マネジメントプログラムの結果。
　　　数値は叩く、物を投げる、引っ掻く、そして叫び声をあげる、の総頻度を表している。

解説
指示に従う能力に及ぼす認知機能障害の影響や、不適応行動の誘因や維持に関わる環境要因を考慮し、Jさんの不適応行動を改善するために個別の治療プランを作成した。また、認

知機能や行動の評価の結果を踏まえて、スタッフはJさんの行動に対する認識を改めた。そして、全スタッフで一貫して強化を行った結果、Jさんの行動は劇的に改善した。

　行動マネジメントプログラムの実践には一貫性と忍耐力が必要となる。Jさんの不適応行動は数ヵ月後に再燃した。認知機能を再評価したが、明かな能力低下は認められなかった。しかし一方で、マネジメントの内容を調べると、スタッフがこれまでの対応を止めてしまっていることがわかった。そこで、再度一貫した対応を行ったところ、Jさんの不適応行動は再び減少した。

事例提示

　Cさんは68歳の独身女性である。簿記係や秘書の勤務経験があり、現在は未亡人の妹と同居しており、介護施設の入所待ちであった。数年前に右半球の脳卒中を患って左不全片麻痺となっており、その後、さらに両側の脳虚血性疾患を患っていた。彼女の妹によると、最近はCさんの不適応行動への対応がますます困難になってきたとのことだった。暴言、服薬拒否がみられ、あらゆる日常生活動作で頻回に介助を要求し、完全に妹に依存した状態だった。一方、Cさんは以前から多少は依存的だったが、病前には暴言はみられなかった。妹は、Cさんの怒りやかんしゃく、暴言が少なくなれば、頻回な要求にも対応できるだろうと考えていた。

認知機能の評価

　神経心理学的検査を行ったところ、多くの重大な認知機能障害が明らかになった。時間見当識が障害されており、最近の出来事を考慮した判断が著しく困難だった。注意や集中力、言語・視覚情報の記憶も重度に障害され、左半側空間無視による重度の構成障害もみられた。また、抽象的推論や問題解決能力も障害されていた。

行動評価

　Cさんの妹に対し、ABC形式を用いてCさんの暴言や依存行動の頻度を記録するよう求めた。そして、不適応行動の先行事象を明らかにし、できるだけ客観的に不適応行動を記述し、そして、行動に対する自分の反応を記録するよう教示した。しかし、1週間後の再来時には、彼女にABC形式の説明が十分伝わっておらず、教示を誤解していたことがわかった。

　彼女はCさんが暴言や要求（例："姉は排泄介助を求め続けた"）を繰り返したことをC欄（結果記入欄）に記録しており、これらに対する自分自身の反応を記録していなかった。このため、姉の不適応行動に対する自分自身の反応や対応を記録するよう、妹に再度教示した。

　ABC形式による記録の結果、2週間のベースライン期間に暴言が7回、服薬拒否が2回生じていたことが明らかになった。妹は、暴言の記載をいくつか漏らしたかもしれない、と言っていたが、一方で不適応行動の頻度が想像以上に少なかったことに驚いていた。記録からは暴言や服薬拒否の誘因を明らかにできなかったが、暴言に対する妹の反応を記録したことで、怒りや悲しみといった種々の情緒的反応や、その場から出ていったり泣いたりといった種々の行動を妹がとっていたことがわかった。2週間のベースライン期間に要求の記録が67回あった。妹がCさんの要求のすべてを記録していなかったことから、実際にはもっと頻回だったようである。多くの要求に保続的な傾向がみられたが、それは脳の特定領域を損傷した患者によくみられる行動障害である。これは、状況を無視した反復的な反応、もしくは注意を

ある行動から移したり、考えを他に向けたりすることができないこと、と定義できる。Cさんの場合には、妹が排泄介助や飲水介助の要求にきちんと応じていたにも関わらず、数分以内に同じ要求を繰り返していた。なお、排泄介助の要求が最も頻回だった。そして、食事の自力摂取が可能だったにもかかわらず、摂食介助も要求していた。不適応行動に対する妹の対応は一貫しておらず、Cさんに嘆願したり、取り引きしたり、説得したり、そして時には脅したり（例："餓えさせるわよ"）といったことも行っていた。

治療プログラム

Cさんの妹に認知機能や行動評価の結果を伝えた。特に、注意障害や空間無視、情報や出来事の記憶障害、そして、日常生活能力における保続傾向の影響を説明した。脳損傷が介護者に及ぼす影響についての資料[2]を渡し、自身のストレスの程度を減少するために自己教示法を用いることを助言した。

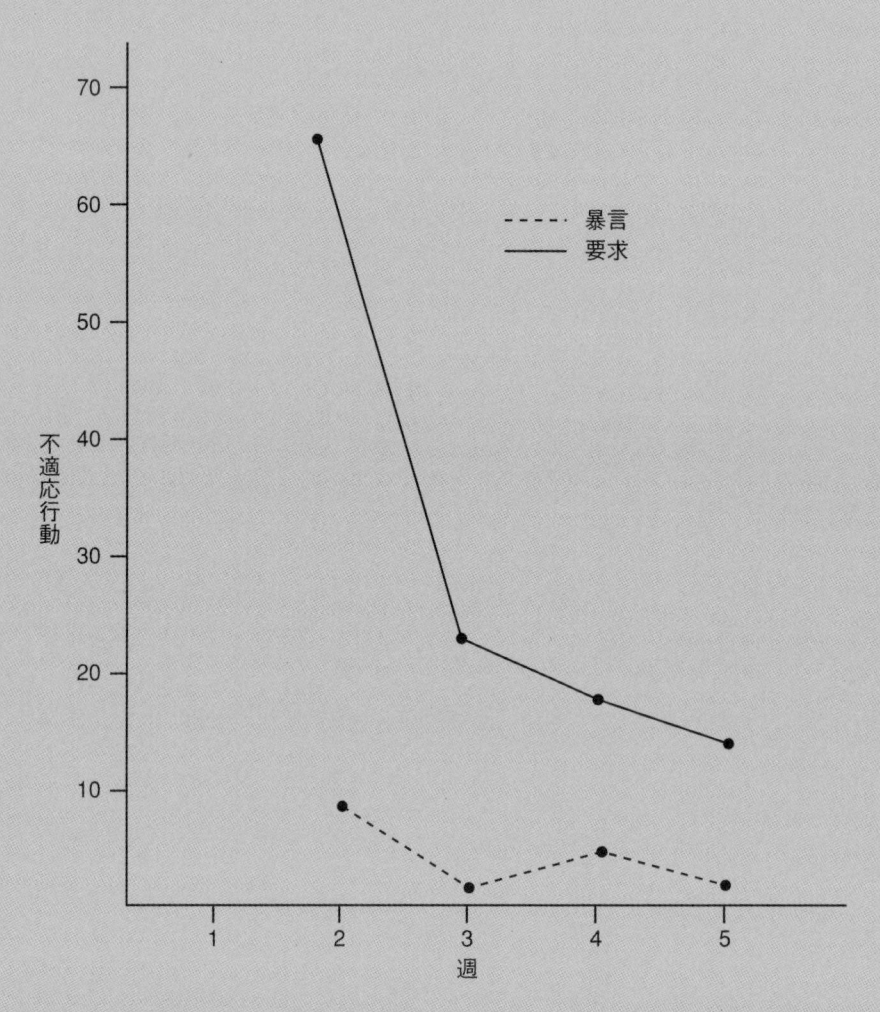

図2 Cさんに対する行動マネジメントプログラムの結果。ベースラインデータは2週間にわたって収集された。拒薬については含まれていない（2回だけだった）。

行動アプローチについても説明した。排泄介助の要求が妹の言語的促し（"トイレの時間ですよ"）に応じて生じるよう、2時間毎の排泄スケジュールを計画した。そして、Cさんの要求を予測し、要求が生じる前に対処するよう教示した。主要な介入手続きは消去であったが、妹にはCさんの不適応行動を無視する一方、適応行動を強化するように教示した。Cさんの左半側空間無視を補助するために、近づいたり、物（例：食器やコップ）を置いたりするのは右側にするよう助言した。治療プログラムの詳細な概要は前述の**表4**に示した。治療結果は**図2**に示したが、プログラムの効果は明らかである。

解説

Cさんの妹は、日常生活能力に及ぼす脳機能障害の影響を理解しておらず、その結果生じていた不適応行動を意図的なものと誤解していた。また、自身の一貫しない対応がCさんの行動を悪化させる要因となっていたことについても気づいていなかった。

より効果的にCさんの不適応行動を妹がマネジメントするためには、Cさんの認知機能障害を理解し、自身の一貫しない反応に気づいてもらうことが必要だった。また、自身のストレス状態に注目することも重要であり、それによってマネジメントプログラムの効果を高めることができた。その後、Cさんは介護施設に入所したが、そこでもスタッフがマネジメントプログラムを継続した。その結果、Cさんは施設生活に適応し、それ以上の介入は必要なかった。

詳細で客観的な行動マネジメントプログラムは他のスタッフにも無理なく行うことができる。よって、対象者が他のフロアや施設に転居する際には奏功した治療的介入の内容を申し送ってもよいだろう。新しい環境に適応することはストレスフルな経験であるが、Cさんの事例のように、明確に定義されたマネジメントプログラムを用いることは、対象者の環境適応を支援する一助となるだろう。

その他の非薬物的アプローチ

この章では、非薬物的アプローチの1例として行動マネジメントを紹介した。これは、介護者教育型の介入といえるだろう。このアプローチは、介護者がより多くの知識や技術を獲得すれば、それは不適応行動に対して良い影響力を持つに違いないという仮説に基づいている。他のタイプの非薬物的介入も認知症に関連した不適応行動のマネジメントに活用されており、これらは二つの包括的なレビュー論文[1,7]にまとめられている。以下に期待できる利点と共にこれらを列挙する。

- 環境修正（環境内の要素を変更、簡素化、増加することは混乱を減らす）
- 活動プログラム（気晴らしや刺激の提供は不安や興奮を減少する）
- 音楽、声、そして言葉（音楽や声は気を休める）
- マッサージやアロマセラピー（身体接触や香りは気を休める）
- 光線療法（光を浴びることは"日没症候群"を改善する）
- 多職種総合チーム（専門職チームによる介入は行動に良い効果がある）

推薦文献と参考文献

1. Cohen-Mansfield, J. (2001). Nonpharmacologic interventions for inappropriate behaviors in dementia: A review, summary, and critique. American Journal of Geriatric Psychiatry, 9:361–381.
   この論文では、不適応行動に対するさまざまな非薬物療法について、その効果と実行可能性とともに解説されている。

2. Hussian, R.A., Davis, R.L. (1985). Responsive Care: Behavioral interventions with elderly patients. Champaign, Illinois: Research Press.
   高齢施設入所者の不適応行動の分析と治療についての実践的なガイド。簡単で読みやすい。

3. Josvai, E., Richards, B., Leach, L. (1996). Behavior management of a patient with Creutzfeld-Jacob disease. Clinical Gerontologist, 16:11–17.
   認知症患者の不適切に食物を求める行動の治療についての症例報告。

4. Lezak, M.D. (1988). Brain damage is a family affair. Journal of Clinical and Experimental Neuropsychology, 10:111–123.
   脳損傷が心理面に与える影響について解説した論文。家族が対応に困る行動問題について扱われているが、認知機能が低下した入所者と関わる人には参考になる。

5. Matthies, B.K., Kreutzer, J.S., West, D.D. (1997). The behavior management handbook: A practical approach to patients with neurological disorders. San Antonio, TX: Therapy Skill Builders.
   二つの部分に分かれた本。前半は、効果的なマネジメントのための一般的原則と全般的な介入技法について、後半は、自己コントロールの喪失(身体的、言語的攻撃行動)、身体的障害(失禁など)、気分障害と思考障害(不安定な気分など)、そして認知機能障害(視覚無視、理解の障害)に関連した不適応行動に対する特定の技法について解説されている。

6. Meichenbaum, D. (1985). Stress inoculation training. New York: Pergamon.
   この本では、ストレスを軽減したり予防したりするための治療モデルを提案している。このモデルの原則は、介護施設入所者の不適応行動によるストレスにも適用できる。

7. Opie, J., Rosewarne, R., O'Connor, D.W. (1999). The efficacy of psychosocial approaches to behavior disorders in dementia: A systematic literature review. Australian and New Zealand Journal of Psychiatry, 33:789–799.
   Cohen-Mansfieldの上記論文と同様、認知症に関連した不適応行動のマネジメントのための非薬物療法について解説している。

8. Palmstierna, T., Wistedt, B. (1987). Staff observation aggression scale, SOAS; Presentation and evaluation. Acta Psychiatrica Scandinavica, 76:657–663.
   介護施設における行動の中でもっともスタッフにとってストレスとなる、攻撃的行動の重症度と頻度を評価する尺度が解説されている。

9. Nilsson, K., Palmstierna, T., Wistedt, B. (1988). Aggressive behavior in hospitalized psychogeriatric patients. Acta Psychiatrica Scandinavica, 78:172–175.
   上記の文献と関連して、攻撃的行動について臨床的関連と体系的な観察と測定の有用性について解説している。何の介入もなく、ただ6週間、攻撃的行動を観察するだけで、1週目に91あった攻撃的行動が、6週目には16と82％減少した。

10. Spector, A., Thorgrimsen, L., Woods, B., Royan, L., Davies, S., Butterworth, M., Orrell M. (2003). Efficacy of an evidence-based cognitive stimulation therapy programme for people with dementia. British Journal of Psychiatry, 183:248–254.

認知症患者に対する認知刺激療法（Cognitive Stimulation Therapy：CST）について、一重盲検の多施設ランダム化比較試験について報告している。CSTが施行されたグループでは、認知機能とQOLが改善し、認知機能の改善はアセチルコリンエステラーゼ阻害薬と同等であった。また、CSTは参加者に好評で、さまざまな場所で行うことができた。

11. Stokes, G. (1986 & 1987) Common problems with the elderly confused. Bicester, Oxon: Winslow Press.

4つに分かれた実践的なガイド。それぞれが異なる不適応行動を扱っている。扱われているのは、"叫び声""徘徊""攻撃""失禁と不適切な排尿"である。

12. Vaccaro, F.J. (1988). Successful operant conditioning procedures with an institutionalized aggressive geriatric patient. International Journal of Aging and Human Development, 26:71–79.

攻撃行動を示す患者に対する行動療法プログラムについて解説している。

13. Baycrest Centre for Geriatric Care. (1999). Dementia: Managing difficult behaviors [video tape]. (Available from Baycrest Centre for Geriatric Care, Toronto).

認知症、不適応行動、そして行動マネジメントの方略について解説した30分のビデオ。よい介護のために介護者が果たす役割について強調されている。

第14章　施設入所高齢者のための精神療法

Joel Sadavoy
福島さくら　訳

> **キーポイント**
> - 老化についての俗説として、高齢者、それも特に施設に入所した高齢者は、変化が不可能で、精神療法や他の形態の対人関係的介入は効果に乏しいとされる。これは誤った概念であり、これまで何度も繰り返し反証されてきた。
> - 高齢者への精神療法は、患者と治療者の双方にとって、実り多い有益な経験となりうる。それは、環境によらず行われるべきである。なぜなら、介護環境にある施設入所者の生活に人間性や個性を与える役割を果たすからである。

　精神療法は、誰が行い、そして誰のために用いられるかに関わらず、通常1人の治療者と、一個人もしくは1グループの患者との間での、言語的及び非言語的やり取りによる複雑な相互作用が特徴である。精神分析療法からペットセラピーに至るまで、優に二百を超える"精神療法"が、これまで報告されてきた。それぞれの精神療法の有効性について相当に議論されてきたが、対人関係療法が、施設入所した高齢者に有効であるという根拠が、次第に蓄積されつつある。認知療法、集団療法、そして行動療法を含む他の精神療法、そして学習理論に基づく治療法が、一定の状況下で有効であることもまた示されている。

　長年の調査により、施設に入所した高齢者において、感情障害の発生率が高く、深刻な影響を与えていることが示された[1]。高齢者用の施設には、程度も範囲もさまざまな精神科的問題を抱えた人がいる。最も頻度が高いのが認知症であり、抑うつ、不安障害、精神病、人格障害など、多様な障害が見られる。特に抑うつは、入所者によく見られる。例えば抑うつ症状は、入所者の半数以上に見られる[2]。こうした状況は、介護施設入所にともなうストレスを考えれば驚くに当たらない。例えば、不本意ながら介護施設に入所させられたこと、日課や個人的自由や選択が制限される新しい環境に馴染むこと、見ず知らずのルームメイトと同居すること、友人や家族との関係が失われたり遠のいたりすること、そして、一生をかけて獲得した財産の多くを手放すといったことがストレスとなる。

　こうした問題に対し、数多くの介入法があるが、精神療法のような薬物を用いない手法が、必須であり効果的であると認められている。長期的介護環境における精神療法サービスは、非常に重要視され、管理者からも望まれているにも関わらず、残念なことに不足しているという調査結果が報告されている[3]。もちろん、介護施設で精神療法的サービスを展開し提供するには、多くの現実的な障壁が存在する。最も明らかなのは、トレーニングのための資金不足である。スタッフの人員が不足しているため、こうした時間のかかる方法によってスタッフが入所者と触れ合うだけの十分な時間が取れない。そして、こうした介入をいつどのように提供すべきかについてのガイドラインもない。

このような問題はあるものの、さまざまな形態の精神療法が、前述の障害すべてに対し用いられ、もっと日常的に使用すべきであるという根拠になるだけの十分な効果をあげている。行動療法及び学習療法（learning therapy）（訳注：日本でいわれる音読計算を中心とした学習療法とは異なる）の分野においては、より厳密な研究が行われてきた。これらの治療法がしばしば効果を示す一方で、行動面の変化が最も長く継続するのは、"純粋な形"の行動への介入が、患者の全般的な対人関係におけるニーズを認識しながら行われたとき、そして、修正を要する症状として捉えるよりも、個人を"全人的"に捉えようと試みた場合であることが示されてきた。事実、施設に入所した高齢者を治療する際には、患者の人間性や個性を尊重した治療法がより効果的であり、治療チームにとっても満足のいくものとなることは明らかである。

　高齢者のための集団精神療法は、多くのタイプがある。精神力動的アプローチ、心理劇療法、エクササイズグループ、活動グループ、時事グループなどである。一定の認知機能障害が存在する場合でも、多くの患者は集団療法に生産的に参加しうる。このことは、数多くの研究者によって報告されてきた[4〜8]。グループとして集まった場合のみ、互いに現状をどうとらえているかを表現することで、孤独感や絶望感が軽減することがよくある。この点は、Leszczらの論文で強調されている[7]。その中で彼らは、ある高齢者施設における男性グループについて報告した。参加者たちは、当初は考えを表明し感情を表現することに慎重であったが、グループの結束が形成されるにつれて、徐々に互いを信用し始めた。その後ようやく、自分たちがどれだけ孤独で隔離されたと感じていたか認め始め、ある入所者は、彼自身のように認知症ではない男性が施設にいることをそれまで知らなかったと述べた。

　個人精神療法は、人格障害を伴う入所者や[9]、認知機能が障害された入所者[10]に対し、効果的に用いられてきた。多くの精神療法、特に個人精神療法において重要な要素は、患者について個人を詳細に理解することである。彼らの生い立ち、どのような経歴で現在のような人物になったのか、そして彼らはどのような社会秩序の中に生きているかである。認知症に関連した行動を含め、入所者における処遇困難な行動の出現の背景には、人格障害が存在しているかもしれない。例えば、病前の人格は、入所者が認知症を発症した後の行動様式に影響するかもしれない。介護施設に入所する以前から、独立や自立に強いこだわりを持っていた人を例にあげる。介護施設のスケジュールによる制限で、個人的な達成感を得る機会が持てないと、こうした人々は不安や怒りを感じ、回避や敵意といった問題行動に至るかもしれない[11]。

　Goldfarb[12]は、患者と短時間、頻回に触れ合うことを特徴とする短期個人精神療法の有効性を明らかにした。施設内の患者は、ただ以前の喜びの源や対人関係から切り離されたというだけで、無力感を抱き自己評価が著しく低下しているということを基本的な前提としている。彼は、患者が治療者を力強い味方と感じるようになると、価値があるという感覚が改善し始めると示唆している。そうするうちに、患者は治療者が感じている重要性の感覚に気づき、それによって、いわば治療者から"借りた"ものを取り込むことで、より高い自己評価を持つに至るのである。Goldfarbは、精神障害、もしくは重篤な抑うつを伴う場合を除き、大半の患者で、このタイプの介入により効果が見られることを報告した。彼は、15分間のセッションを毎週行うことで、自己評価を向上させたり、患者にとって苦痛に満ち、スタッフにとって処遇困難である行動を修正したりすることが十分できると主張している。

　入所者の多くに見られる、認知症、感情表現、そして自己認識の変化の相互関係に焦点を当てた、認知症の感情的、心理的側面への介入には、あらゆる精神療法的技法が含まれる。集団精神療法は、施設に入所した認知症患者に用いられる精神療法的介入としては、おそらく最も一般的だろう[13]。集団療法が効果をあげるために理論上重要な鍵となる要素は、新しい適応戦略とグループの結束の

治療効果を学習すること、希望を生み出すこと、そして自己評価の向上である[14]。集団精神療法については、15章で再び取り上げる。

精神療法の適応

確実な前提として、施設で生活する入所者の圧倒的多数は、自分ではコントロールできない外的な事情によりそこにいざるを得ないということがある。その事情とは、認知的及び身体的疾患、経済的に不利な立場、孤立等々である。こうした事情のため、施設環境で生活することを強いられている入所者の多くにとって、何らかの形の精神療法的サポートが必要である。すべての入所者に、彼らが必要とするものを提供することは明らかに非現実的であるが、最低限、ニーズが何であるかを確かめ、時間、スタッフ、専門性の限界の中で可能な限りのレベルで応じるという努力は行われなければならない。

精神療法の開始

患者との最初の出会いは、細心の注意を要する場面である。どの形態の精神療法を用いるかにかかわらず、治療者の目標は、患者との間に、彼らのニーズや障害のレベルに応じた治療関係を築くことである。施設のスタッフは、入所者と特別で非常に親密な役割を果たす。多くのスタッフは、高齢者に対し、個別的なケアを行うが、感情や考えについて個別に尋ねることには不安を感じる。高齢者は自身について語ることを望まないこともあるが、たいていは促され尋ねられると語るものである。これが、精神療法において最初に行われることで、最も欠くことのできない部分でもある。すなわち、老齢の仮面の陰に隠れた人格を見出し、注意深く耳を傾けるのである。

患者のアイデンティティーは、彼らの過去の人間関係、成し遂げたこと、及び経験に含まれており、引退もしくは介護施設で生活することは、人生の連続性の感覚に中断をもたらすということを理解することは重要である。彼らは、こうした変化について語ることを必要とし欲している。そして、単にそれを行うだけで、彼らの自己評価や全人性の感覚が向上するのである。大半の患者は、多くの記念品、特に写真を持参しているので、こうした写真について尋ねることから患者の内面を知ることを始めることができる。

一般的に、友人関係や家族関係のような通常の触れ合いのなかで、感情の状態はしばしば観察はされるものの、わざわざ言葉に出して尋ねることはまれである。スタッフや治療者が、孤立した生活を送る認知機能が保たれた入所者に対してまずできることは、感情的な触れ合いをどの程度求めているかを知ることである。そのため、聞き取りを始めるにあたっては、実用的な情報を引き出すのみに留めるべきではない。入所者は、例えば、ずっとベッドにいるのはどのような気持ちか、夜眠れないことをどのように捉えているか、見舞い客が来る、あるいは来ないことは彼らにとって何を意味するのか、彼らのテーブルメイトやルームメイトについてどのように感じているか、自宅で過ごすことを諦めたことをどのように感じているか、といったことを尋ねられるべきである。最初にこういったことを聞き取ろうとしても、入所者からの抵抗に合うかもしれない。彼らは、こうした方法で自分を語る準備ができていないかもしれないし、不安や恐れがあったり、スタッフを信用するのにもっと時間を要したりする場合もある。だからといって聞き取りの試みをやめるべきではない。逆に、もし最初に接触を避けようとする反応があれば、後で再びアプローチするべきである。

ある種の感覚を語ることは難しいことであり、その準備ができていないかもしれないが、治療者である私は聞く準備ができているのだと、入所者に知らせることは助けとなる。このことは積極的に入所者に伝えられる必要があり、治療者が快く話し、そして聞くということを、入所者に気付かせなければならない。

聞き取る内容

早い段階から知っておくべき重要な内容は、以下のような問題についてである。
- 対人関係の満足もしくはその欠如
- 自暴自棄の感覚
- 孤独や苦痛に関連した恐怖
- 自己認識における変化

彼らの人生を長期的かつ全体として捉えることは、現在の行動や環境への反応を理解するうえで大きな助けとなる。その人物の家族や友人がどのような人か、彼らが生活や趣味のために何を行っていたか、といったことを知ることが重要である一方で、こうした以前の関係性や活動においてどのような感覚を経験してきたかについて尋ねることは、入所者と治療者の双方にとって大きな価値がある。親愛、喜び、もしくは葛藤といった特別な瞬間の記憶について尋ねることが、一般的な質問より有用だろう。

事例提示

70歳女性。精神科病院の入院患者。幼少期の家庭生活に始まり、思春期や青年期の生活を通して、混乱した対人関係の経歴をもつ。短期的にすらきちんと就職したことはなく、有益、もしくは安定した対人関係を築いたこともないらしい。加齢に伴い、生計を立てるために行っていた、熟練を要しない不定期の家事労働ももはや不可能となった。彼女はますます行動面において"風変わり"となり、引きこもり、話さなくなった。加えて、彼女は妄想に影響された攻撃的行動をとるようになった。彼女は、行動以外では意思疎通しようとしなかったため、明確な診断は不可能だった。

十分理解できることだが、スタッフは彼女と接する努力をして挫折した。放っておくと、彼女は独りで座り、次々とタバコを吸い、ほとんど話すこともなく、決して誰も信用しなかった。抗精神病薬の投与により、主要な症状は安定したが、退院させようと試みるたび、症状は再発し、退院計画はすべて失敗に終わっていた。外部への精神科的コンサルテーションにより、スタッフ間にこの患者をどう扱うかについてはっきりとした意見の不一致が存在することが明らかとなった。コンサルタントは、患者の病歴を再検討し、病棟スタッフと議論し、彼女がひとりで生活することをひどく恐れていることが主たる問題であると認識するに至った。施設で生涯を終える人々の多くとは対照的に、この患者にとっては、施設は必要なだけでなく非常に望ましいものとなっていたのだ。彼女はそこを自宅と見なし、彼女を冷たく拒絶的でつまなない外の世界へと押し出そうとする試みに抵抗した。退院計画は取りやめとなり、スタッフがこの患者を、言葉の意味の通り"保護施設"を長期的に必要としている人物であると受け入れると、症状のほとんどすべてが消退した。患者が孤立した空間を必要とすることが理解され、スタッフは、どうしても必要なとき以外は、彼女の私的空間に立ち入ること

を避けた。この治療計画は患者を安心させたばかりでなく、スタッフの"治療"そして退院という願望をも鎮めたのである。

解説
この事例は、精神科的ケアだけでなく、長期介護施設にも参考となる。施設の環境を歓迎し、独自の方法でうまくやっていく人々も時に存在するのである。

他者の感覚について結論を急いではならない。例えば、ある元彫刻家が、高齢者用の施設に入所した。スタッフは当初、彼は仕事を愛しており、その創作活動の場を失ったことを残念に思っているのではないかと推測した。しかしより詳しくきいてみると、創作活動そのものではなく、他者から得られる賞賛から喜びを得ていたとわかった。個人に関するこうした具体的な情報により、違った見方をすることが可能になる。例えば、この彫刻家の場合、他者の支持から満足感を得たいという願望は、彼が意見を表明し他者に聞いてもらえるグループ活動への参加によって満たされた。彼が人生の中でどのように満足感を得ていたかを知ることがなければ、彫刻に従事する能力が失われたことで、もはや何の満足感も得ることができなくなったと、誤った憶測がなされただろう。

もちろん、多くの場合において、失われた満足感の源の代わりを見つけることは容易ではない。実際、施設環境ではほとんど全員が、主要かつ必須の自己評価向上のための源、及び親密な関係性の源を既に手離したと推測してよいだろう。この点に関して治療者が行うべきことは、その人が現在苦しんでいる悲嘆や喪失の源を見極めることである。これは最初の聞き取りにおいて難しい側面である。これは治療者に、患者の苦痛を聞く準備をすることや、批判なしにそれを聞く能力、そして特に、患者から逃げ出さずに聞くことが必要とされる。友人、家族、もしくは表面的な観察者と治療者の違いは、個人の感情的苦痛に圧倒されたり退けられたりすることなく、その人物を最も深いレベルにおいて理解しようと取り組む意欲にある。もちろん、すべての入所者が、濃密な個人的接触を欲したり必要としたりしているわけではない。一部の患者は、一生を通じてそのような関係性を経験したことがなく、それを恐れたり、他人とうまくやってゆくことが不可能だったりするかもしれない。しかしながら、治療者は、こうした事例においても、どのような理由でその患者が他者を遠ざけているのかということを理解する努力を行わなければならない。

施設に入所した高齢者の基本的問題

老年期の基本的な心理的課題には、悲嘆や喪失に対処することが含まれ、強い不安が自暴自棄や、疾病や苦痛への恐れとしばしば関連して生じる。そして、さまざまなかたちで抑うつが、身体的、もしくは対人関係の喪失や自己評価の低下から生じる。老化により、身体的、対人関係的、そして社会的機能の低下に関連した喪失に対処するための適応能力を身につける必要が出てくる。施設に入所した脆弱な高齢者では特に、これらの問題が同時に生じる。施設生活に適応するという課題に加えて、対人関係の重大な喪失や身体疾患を経験することは珍しくない。

新しい環境への対処法
施設に入所した者は、自分で選んだわけではない、新しく、しばしば有り難くない関係に対処することを学ばなければならない。ほとんどの人々は、"相部屋"の状態を強制されて困る。これは

結婚を強制されるようなものであり、赤の他人でほとんど共通点を持たない二人が、とても窮屈な住居に一緒に暮らし、空間やトイレ、浴室などの限られた施設を共同で使用するのである。治療者は、この状況を認め、過度に擁護しようとするのではなく、むしろ、患者がそれを不完全な解決策として受容するのを助けることで役立つことができる。施設のスタッフは、共同生活の状態にある患者を日常的に長年見ているため、これが普通ではなく不快な生活様式であり、患者が既に身体的かつ精神的問題に悩んでいる場合は特にそうであるという視点を失う。多くの入所者は、施設に入所して最初の1ヵ月以内に非常に強い反応を示す。いわゆる初月症候群である[15]。その後、行動は落ち着くようであり、入所者は"適応"したように見える。入所者についての研究のほとんどは、大規模な観察研究である。

こうした報告には、個人の実際の内面的生活、彼らの葛藤、不安、もしくは怒りについてのデータはほとんど皆無である。新規の入所者に着目したとき、適応というのは適切な表現ではない。"受容"とは、むしろ諦めであり、個人が状況を受け入れるようになりそれに抵抗することをやめるという悲嘆の過程である。

施設への入所は、しばしば危機をきっかけに行われ、施設に入所した後も、危機は起こり続ける。新たな疾病、過去の問題の悪化、あるいは家族の問題から危機が生じるかもしれない。こういった時に精神療法は用いられるべきであり、環境と個人の相互作用を変化させるためには、直接的な支持的精神療法や、また時には精神力動的理解を利用すべきである。時には、入所者の表にあらわれている行動を観察し解釈することが、彼らの内面的心理的状態を理解する助けになるかもしれない[16]。自身の経験を言語的に説明することが全くできない入所者もいるかもしれない。特に認知機能が障害された人々には、馴染みのない施設環境に適応するのは難しい。入所者は、病前の能力に基づいてこれまでに身に付けた行動様式をとり続けようとするかもしれないが、これらは施設の状況下ではもはや適応的ではない。例えば、綺麗好きで細部に気を配るハウスキーパーだった女性は、同じことを施設でも続けようとするかもしれない。残念ながら、彼女はこのために、自分の空間にいるのではないことに気付かず、他人のものを動かしたり整頓したりしてしまうかもしれない。これにより他人と衝突し、彼女はますます非現実感を強め、動揺するだろう。スタッフが時間を取って、その行動の意味を理解しようと努め、それをより適切な手段へと向ける（彼女に構造化された繰り返しの掃除や整頓の課題を与えるといった）ことによってのみ、患者は施設環境に適応できるようになるだろう。

行動的手法は、こうした"不適切な"活動を消し去るために用いられうるが、スタッフにとって、問題行動を消し去るための機械的アプローチよりも、行動の方向性を変える手法を用いるほうが、優しく感じ、受け入れやすい。

将来についての恐怖

喪失に加えて、高齢者は、未知の世界に直面することや、死の自覚に伴うさまざまな恐怖や不安にしばしば対処しなければならない。しかしながら、興味深いことに、高齢者は死についてそれほど不安を示さない。むしろ、生活に関する不安、将来の不確かさ、そして特に、痛み、身体障害、もしくは、まだ発生していないのであれば認知機能の喪失を経験するかどうかといったことを恐れる傾向にある。

身体障害への反応

施設に入所した高齢者は、周囲に依存する程度が増えていくことにも適応しなくてはならない。入所者は、高齢ゆえに直面する身体的また他の障害に対し、さまざまな心理的反応を示す。

例えば、人によっては、自分の問題を否認する強い傾向を持っている。これは時に、必要な評価を受けることや、介護スタッフの介入に抵抗することにつながりうる。介護スタッフの側には、優しくケアを行う教育的態度が必要である。治療者は、アドバイスが聞き入れられないからと、憤慨したり対決姿勢となったり、また不満を感じたりする可能性を認識しておく必要がある。

多くの高齢の患者は、例えば、困難に直面した状態で見捨てられるのではないかと、強い不安や恐怖を感じるようになる。彼らは、時には正確に、他者が彼らの疾病を受け入れてくれないのではないかと推測する。しばしば、彼らは自分たちが重荷になっているのではないかという懸念を表現するが、この懸念には、拒絶されてしまうのではないかというより強い不安が隠れている。実際、認知症や卒中発作といった重く治療困難な病気に直面すると、患者は、自身と病気の双方に怒りを覚えるかもしれない。彼らはこの怒りの感覚を介護システムに向けるかもしれない。こうした怒りの感覚は、しばしば根底にある抑うつや絶望といった感覚を覆い隠している。

スタッフは、多くの高齢患者が自分の問題の本質を理解していないことと、認知機能が保たれていれば、教育により理解しうるということを心に留めておかねばならない。病気に関して知らないことで、恐怖と幻想が生み出され、それが圧倒的となって、過度の不安や抑うつにつながることもある。

特に慢性的疾患を伴う場合、引きこもりや抑うつを伴うことがよくある。時には重大な気分障害へと発展する。より頻繁に、悲哀を伴う引きこもりが、気分変調性障害の結果生じ、これは抑うつに類似しているが、より正確には、喪失や悲嘆に適応するための努力と見なされるべきである。同様に、患者は不安状態やパニックすら引き起こすかもしれない。その場合、不眠や、援助を求める頻繁なコール、もしくはしつこくせがむこと、時には"誇張された無力症候群"と呼ばれるような要求がましい状態が見られる。

脳障害の後遺症への理解と対処

医療施設では、介護者は、例えば卒中発作に引き続いて起こる認知機能の著しい低下をもつ患者の長期介護にあたることがしばしばある。構音障害や麻痺といった後遺症は、明らかな影響があり、スタッフにも理解されやすい。しかしながら、他にも診断や理解が難しい障害が存在する。例えば、前頭葉へのダメージは、基本的な運動や認知には影響しないかもしれないが、知的機能の最も高度な中枢を壊してしまうかもしれない。同様に、非優位半球（言語野のない方の大脳半球、通常は右半球）の損傷は、注意深く検査しないとわからないような、視空間機能の微妙な障害を引き起こすかもしれない。どちらの場合でも、患者は自身を異質なものと感じ、もはや自分はかつての自分ではないのだと認識することによって、彼らの自己イメージは劇的に変化する。この不快な状態は、患者が経験していることを介護者が理解できない場合、さらに悪化する。こうした誤解により、障害そのものに加え、孤立と他者には認識も理解もされないことで途方に暮れた状態へと、患者を追いやることになる。こうした場合、何が起こっているかについての当事者の見方や感覚の状態についても注意深く聞き取ることが必須である。神経学的もしくは診断的態度というものは、こうした際には不十分である。なぜなら、患者の日常的適応にとって重要なのは必ずしも客観的所見ではなく、患者の個人的経験だからである。

介　入

一旦治療者が患者の現在の問題を評価し、個々の患者が苦しんでいる心理的反応を特定した場合、次の課題は、どのように介入するかである。もちろん、高齢者に対する効果的な介入というものは、

身体的診察や薬物治療と一体で行われる必要がある。しかしながら、精神療法的介入は、多くの不安症候群、抑うつ的引きこもり、そして、無知、誤った情報、回避、もしくは拒絶に対して、大きな援助となりうる。

薬物治療の併用がしばしば必要で有益である一方で、老年期における適応や対処の問題においては、介護者と患者の間の関係性が、最も有効な"薬"となりうる。どの年代の患者に対しても、特に施設に入所した高齢者に対しては、精神療法は、誰もが一個人として知られ理解されたいという基本的な人間的欲求を持っているという考えに基づいている。人間の発達における最終段階での病気や他の生活の変化は、すべてが相互に作用して、当惑し、認められず、そして未知であるという感覚を生み出す。

精神療法の技法

多忙な施設環境にあるスタッフにとっては、入所者に個別にいつも長い時間をとるわけにはいかない。たいていは短く、実際的な問題点に焦点を合わせたものとなる。入所者とより多くの言語的触れ合いが特に必要とされる場合には、介護スタッフは、既に述べたように、それぞれの入所者に対し10分〜15分の時間を取れるようスケジュールを組むよう前向きに努力するべきである。この種の短時間の介入により、入所者とスタッフの双方に、入所者が困っていることについてより深い理解をもたらし、自己評価を大きく向上させる。外来患者に対する、短時間の集中的な個人精神療法に関する研究によれば、週に一度、3〜4ヵ月間の面談を行うことで、多くの症例において症状が改善したと示唆されている[17]。悲嘆を扱う作業、もしくは他の形態の治療も同様に効果的かもしれないが、治療は長期的なものとなるだろう。

もし定期的に精神療法を実施するのであれば、邪魔が入らないとお互いに安心できる、特別な時間を取るべきである。これは、セッションがたとえ短時間であったとしても重要である。他のスタッフには、緊急事態を除いて、セッションを妨げてはならないと伝えるべきである。治療は、可能であれば、入所者の部屋以外の環境で行うのが最も効果的である。もしその患者が寝たきりであるなら、ルームメートが移動可能であれば部屋を離れるよう依頼すべきである。もしそうしたことが不可能であれば、治療者はその状況に対して細やかな配慮を払う必要がある。内密の話や率直な話ができなくなるかもしれないからである。

入所者に会うのは、治療者の責任である。施設に入所した高齢者は、スタッフが彼らに会いたくないのではないか、そして自分が重荷になっているのではないか、といった感覚に非常に傷つきやすい。治療者は、入所者に会いたいのだとはっきりさせるべきである。もしも入所者が約束の時刻に来られなかったら、治療者は何が起こったのか聴取して、次の約束をはっきり決めなければならない。セッションの規則正しさと確実さは、精神療法における最も重要な要素の一つであるが、十分な注意が払われていないことがしばしばある。

どの技法が施設に入所した高齢者にとって効果的か？

精神療法の正式な訓練を受けていない治療者であっても、施設に入所した高齢者への精神療法的対処において、実際よく用いられる三つの基本的アプローチが存在する。これらは、支持的療法、回想療法、そして認知療法である。

支持的精神療法

支持的療法は、すべての患者に対して有効であるが、脆弱な高齢者にとっては特に重要である。この治療法を使用するにあたって、治療者が積極的に介入を行うことが最も効果的である。治療者

は、セッションにおいて積極的に役割を果たし、実際的な情報よりも感じていることを表現するよう促す質問をして患者に取り組ませる。例えば、「昨夜は眠れましたか？」と単純に質問する代わりに、「眠れないときにどう感じましたか？あなたは、夜眠れず目覚めている間、何を考えたり、何をしたりしますか？」と治療者は尋ねる。支持的精神療法を行う場合、定期的に治療することも求められる。治療の目標は、詳細に説明することが可能な場合もある。例えば、治療者は、患者が自分の問題について話すことを助けるよう努め、それらにうまく対応できるようにするといったことである。入所者にとっては、しばしば支持的療法は環境における変化の必要性と関係している。その変化のためには、スタッフの支援が必要かもしれない。

　支持的療法の重要な構成要素として、単に自分の感じていることを話すということがある。「娘さんから電話がないと怒りを感じますか？」「関節炎のために朝目覚めるとこわばっているときの不満の感じについて話してください。」「息切れすると死ぬのではないかと怖くなりますか？」などといった、特定の問題点に関する非常に単純な質問をすることで感じていることについて語ることを促すことができるかもしれない。

　精神療法の中で、頻繁に繰り返される特定のテーマが存在する。軽度もしくは中等度の認知機能障害が存在する場合は特にそうである。反復は時に、同じ悩みの原因に何度も繰り返し取り組もうとする結果かもしれないし、セッションの内容を次の時まで記憶していられないことの結果かもしれない。こうした反復は許されるべきで、むしろ積極的に促されるべきである。なぜなら、この同じ感覚を繰り返す過程はしばしば治療的となりうるからである。

　患者がたった今話したことを、違う言葉に置き換えて繰り返すだけでも助けになる場合がある。この単純なフィードバック技法は、患者の自己評価を大いに向上させる。これは、治療者にとっても、思考や問題の解決法について代わりの方法を示す助けとなる。

　患者の自主性は尊重されるべきであり、自分の問題を解決するために自分自身のアイデアを出すよう促すべきだが、一方で治療者は、それらに対する現実的な介入法について議論することをためらうべきではない。残念なことに、施設に入所した高齢者の場合、一人でできる行動は限られており、したがって問題解決の範囲もかなり限られている。しかしながら、その人が自身の抱える困難さについて考えることができ、何らかの解決法を思い付くことができるだけで、運命をコントロールできたという感覚が生じ、精神的健康によいだろう。高齢者は、周囲の人、特に若い人々が、高齢者自身の生活に直接関連する問題に関してさえ、高齢者の意見を尊重、評価、もしくは聞こうとすることがないとしばしば感じている。

安心させる言葉の役割とは何か？

　安心させる言葉は、現実的な希望を伝えるものでなければならない。非現実的な言葉は、治療者の気分を良くし、ほんのしばらく患者を勇気付けるかもしれない。しかしながら、安心させようとする言葉が、治療者による問題を"無視"しようとする試みとなりうることを、患者はしばしばはっきりと気づく。実際、安心させる言葉は、患者の恐れや不安に近付きたくないという治療者の願望に由来するものかもしれない。安心させる言葉は、患者の生活における現実の問題点と、それらに対して彼らが感じている感情の双方への十分な理解から生じるときに最も効果的なものとなる。「何もかもうまくいくだろうと確信しています。」と、確信なしに述べることは、患者との距離を遠ざけ、患者が治療者に率直に話すことを避けることにつながってしまうかもしれない。

回想療法

　回想療法の目的は、老化のおそらくは正常な過程、すなわち人生の回顧を促すことによって、患

者の自己感覚を強めることである。たいていの高齢者は、回想を行うことによって、過去のより健康で適応力があった自分の一部と情緒的そして知的接触を保ちたいという強い欲求を持っている。この過程により、喪失を乗り越え、その人の現在を一生にわたる展望の中で捉えなおすことができる。この治療法は、ほとんどすべての入所者に対して有効であるが、不安が高く、過去の悪い記憶にしか注意を向けない場合や、強い心的外傷を抱えていたり、重度の抑うつや他の理由によって現実認識がゆがんでいたりする場合は、注意が必要である。

　回想療法の技法はさまざまである。これらのうち最も解りやすく単純なものは、個人に過去について生々しく情緒的な言葉遣いで語ってもらうことである。入所者に、彼らの人生について録音テープを作ったり、記録を書き記したり、時にはビデオを撮影することを依頼するのも良い。もし家族も関われば、この過程はより一層意味深いものとなるだろう。入所者が積極的に参加することが不可能な場合は、家族の一員もしくは家族全員が、その人物の人生の記録を作成することに興味を示すかもしれない。それは、家族自身にとっても、介護スタッフにとっても有益である。もし入所者や家族が、回想の助けとなるものを提供してくれればより進むだろう。写真のアルバム、彼らの書き物、もしくは絵画、スケッチ、そして他の創造的作品といったものである。

認知療法

　認知療法は、高齢者に対し修正が加えられて使用されており、気分変調性障害、及びうつ病に対して最も有効であると言われている[18]。この治療法は、思考が感情を生むのであり、その逆ではないという考えに基づいている。さまざまな状況が、自身に関するゆがんだ考えを引き起こし、それが抑うつ的な結論につながり、絶望や自己評価の喪失を生む。治療的アプローチは、この過程への段階的な介入である。第一段階は、患者が抑うつ的葛藤の主な原因を同定できるよう援助することである。例えば、「私は以前のようにはできないから悪者で役立たずです。」という言葉の中には、その人物が以前のようには物事をこなすことができないかもしれないという事実の要素が含まれているが、彼らが悪者で役立たずであるというゆがんだ要素も含まれている。この言葉を検討することで、治療者は第二段階へと移行する。すなわち、患者とともにその考えについての正しい点と間違っている点、そして現実と空想はどれかを評価するのである。この過程により、患者がゆがみを修正し現実を認識することを助けることができる。例えば、「あなたが感じるこの一面は事実かもしれないが、おそらくこの他の要素は違うでしょう。」といった具合に。認知療法において学習していく過程を強化するためには、新しく得た見方が真実かどうかを試してみる宿題を与えてもよい。例えば、施設においては、自分は無価値であると確信している入所者に対し、集団の場面や家族と一緒の時に、自身についてどう思っているか思い切って尋ねてみるよう求めるのも助けとなるかもしれない。

　支持的療法、回想療法、そして認知療法という三つの形態の治療法は、理論上は別個のものであるが、実際には、同時に使用され効果的であったり、時には洞察志向性のアプローチと結び付けて用いられたりする。これら三つの基本的な治療法は、ここで述べたような簡易型であれば施行するのは困難ではなく、特定の問題点に焦点を当てた短時間の介入のためであれば、大がかりな訓練は必要としない。スタッフと治療者が、患者を理解し温もりのある治療関係を構築しようと努める限り、すべての技法は安全で有意義である。

対人関係療法

　対人関係療法（IPT）は、元々Myrna WeissmanとGerald Klermanによってうつ病の治療のために開発された技法であり、後に高齢者を含むすべての年齢層の多様な障害の治療のために用いられ

るようになった[19,20]。これは、対人関係の問題が、うつ病の原因であったり悪化させる要因であったりするという一般的理論的法則に基づいている。治療の鍵は、四つの領域から発生する問題点を同定し、解決することである。その領域とは、対人関係の葛藤、不十分な社会的援助、役割による葛藤、そして対人関係の喪失である。

あいにく、マニュアル化され試用されてきたIPTの技法は、主として、短期間で取り組むことができる、比較的焦点を当てやすい問題を持つ外来患者に適している。IPTは、本質的には短期的治療法の一つであるが、より長期間の治療においても使用されている。

高齢者にIPTが施行されることはあまりなく、長期介護施設の入所者に適用されることはほとんど皆無である。高齢者におけるIPTの有効性については、Raynoldsと彼のグループの研究で報告されている[21,22,23]。

彼らは、うつ病の治療研究においてIPTを使用し、薬物療法単独と、薬物療法とIPTを組み合わせたものとの間で効果を比較した。これらの研究では、治療法を組み合わせたほうが薬物療法単独よりもいくらか有効だった。これ以上の研究が存在しないため、IPTを単独で施設入所の高齢者に使用することを奨励する根拠となる報告は存在しない。

これを踏まえたうえで、IPTの原理は、施設に入所した高齢者の問題を捉えるのに、直観的には有用なように思われる。スタッフに依存せざるをえないこの環境では、結果的に対人葛藤が生じたり、感じられたりする。自分が無力で傷つきやすいと感じると、抑うつ、怒り、もしくは不安といった反応が悪化する。治療者は、患者が現在の環境下での葛藤や緊張の原因を同定することや、対人関係のコーチとしてそれらにともに取り組むこと、対人関係のとり方を変え、適応的な方法で状況に立ち向かうこと、必要な援助を得ることができるよう手助けすることなどを通じて、大きな助けとなりうる。こうした戦略により系統だてて、関係性の問題に取り組むことができる。各々の関係性を順に見ていくことで、情緒的反応を再検討したり、現実の状況を調べたりして、患者が問題点を理解するための枠組みをつくることができる。その後、出来事や感情を再構成できるよう援助する。その上で治療者は、より適応的な方法を教える。言うまでもなく、この技法は、認知機能が保たれた人にのみ適している。

他の治療法

社会リズム療法は、個人的関係性や日常生活のスケジュールの不安定さや混乱が、24時間周期のリズムを不安定化し、脆弱な人々にうつ病のような感情障害のエピソードを引きおこすという仮説に由来している[24]。IPTに追加して行われる場合、社会リズム療法では、悲嘆、対人関係の争い、役割の変化、あるいは喪失といった点で起きてくる問題を、個人や対人関係のスケジュールを一定にすることで予防しようとする[25]。治療は、社会的役割や関係性の質や規則正しさと気分の間の関係に焦点をあてる。患者は、スケジュールを評価して、より一定にするようデザインされた図を作成するよう求められる。患者は、1週間にわたって、決められた活動をした時間を記録する。それには、食事時間、就寝時間、予定された社会的交流、家族の面会、趣味への取り組み、もしくは余暇時間の気晴らしなどが含まれる。各々の活動には点数が割り振られていて、一定して行うほど得点が高くなる。患者と治療者はその上で、日課やリズムを乱す原因を見つけて取り除く作業を行うのである。対人関係の問題を解決し、将来的な問題を防ぐ努力もまた重要視されている。

問題解決療法は、指示的かつ短期的であり、通常、6回のセッションにわたる。治療セッションの中で、リストが作成され、宿題が指示される。患者は、問題を具体的に挙げ、優先順位をつけるよう指示される。問題とは、思考、疲労感、不安、抑うつ、もしくは対人関係の困難でもよい。患者と治療者で、問題を取り巻く状況を評価し、患者は実行可能な解決法を考え出すよう促される。

可能性のある解決法を書いたリストが、患者と治療者によって作成される。各々の解決法について、賛成意見と反対意見が書き出され、効果が最もなさそうなものから最も得られそうなものまで、優先順位をつける。

悲観（「うまくいったためしがない」）や動機付けの欠如（「練習するのを忘れました」）について、問題解決アプローチを用いて焦点が当てられる。ただし、あくまで患者が最初に同定した問題に限定して焦点を当て続ける。その狙いは、患者と治療者が現実的な解決法を探すべく努力するようにすることである。このアプローチは、課題に着手したり、やり抜いたりするのに困難を示す実行機能障害をもつ患者に特に有用であるとされている[26]。

現実見当識訓練（Reality Orientation：RO）には、24時間見当識刺激（見やすいカレンダー、時計、そして伝言板をスタッフが補助するといった）、もしくは教室での集団で行われる介入を含むさまざまな方法がある。行動、社会的交流、そして生活機能において、まずまずの改善が見られるかもしれないが、その改善は、ROによる介入が継続されれば一部の患者で効果が持続するようだが、それ以外の場合、たいてい一時的なようである。バリデーション療法は、個人的アイデンティティーを高めることを目指す。バリデーション療法の目標は、"言語的、および非言語的交流とエネルギーを刺激し、過去の社会的役割を想起することによって、グループの各メンバーのアイデンティティーの感覚を増進する"ことである。バリデーショングループには、回想、治療者からの能動的支援、そして議論や歌唱といった活動が含まれる。

ペットセラピーは、介護施設において、高齢者の体験を増やすために用いられてきた。しかし、ペットの世話を行うことは、施設では問題があったり不可能であったりするため、LiebinとCohen-Mansfieldは、豪華なおもちゃのロボット猫を用いて実験を行い、その効果を本物の猫の効果と比較した[27]。有意差は存在しなかったため、非薬物的介入の幅を広げることとなり、認知症でみられる焦燥は、快適さや接触を求めるコミュニケーションと考えることができるという理論的立場を支持する結果となった。

なぜ多くの介護者は施設に入所した高齢者の治療を避けるのか

高齢の入所者も含め多くの人々が、時に治療者を理想化し、非現実的な期待を抱く。こうした魔術的思考は、治療者や他のスタッフに不安を感じさせる原因になるかもしれない。なぜなら彼らは、その人物に対してできることが限られていると認識しているからである。高齢者の問題はしばしば慢性的であり、治療によって容易に解決できるものではない。スタッフと治療者は、この慢性であることに対して過度に絶望的とならないように注意しなければならない。

施設に入所した高齢者との治療契約は漠然としている。個々の治療では良い経過をたどったとしても、彼らの問題の性質上繰り返し再燃しやすい。治療者は、もう一度定期的な治療を行わなければならないかもしれない。

すべての高齢者、特に入所者は、必然的に衰え続ける。精神療法の成果は、対象者を根本的に変えようと努力するよりも、その人物の感情的心理的機能を最良のレベルに回復させるという視点から見なければならない。不安をいくらか軽減する、睡眠パターンを改善する、もしくは対人関係を増やすといったことが、達成可能で適切な目標かもしれない。

スタッフと治療者は、治療するにあたって、罪悪感、怒り、挫折といったものが、彼らが当然持つ感情であることに気付かなければならない。そして、こうした感情が、彼らの努力の妨げとならないようにしなければならない。同様に、家族はしばしば困り果てており、治療者に多くを要求し

てくる。こうした要求は、場合によっては、治療者が逃げ出したくなるようなものかもしれない。

どのような治療的アプローチであれ、患者の認知能力もしくは脆弱さに関わらず、治療者は固定観念にとらわれた"ルール"を避けるべきであり、常に患者のニーズに技法を合わせて用いる努力をすべきである。例えば、脆弱な高齢者には、スタッフが接触し、近くに座り、大きな声で話すことがよいと、よく言われる。しかしながら、こうした人々が、この種の親密な係わりをどの程度許容するかには幅がある。入所者の、接触したいという気持ちと、自分の空間を守りたいという気持ちを同時に評価しなければならない。入所者は、時には親密な接触や親しい関わりがないことを寂しく思うが、彼らはこうした親密さや侵入行為に対して、怒ったり狼狽したりさえする場合もあるかもしれない。同様に、親しみを込める（ファーストネームで呼ぶ）ことも、注意深く行われるべきである。介護スタッフが、脆弱な高齢者を"かわいらしい"あるいは他の言葉で子供っぽいと見なしていることによって、子供相手のような打ち解けすぎた関わり方を押し付けられ、品格を傷付けられたと感じたと表明する入所者もいる。こうした構えは、徐々に弱っていく肉体や精神の中に残る"人間性"を考慮に入れていない。

認知機能障害による特別な問題

　認知機能を障害された高齢者の場合は特に、現実見当識訓練の技法がよく使われる。こうした人々は、コミュニケーションにおいて、しばしば非論理的、非現実的で、不適切に感情的である。こうしたことから、治療者が患者の行動の意味を解釈することは難しいかもしれない。こうした時、スタッフはどのように介入するか、患者のゆがんだ理解を訂正するかどうか、もし訂正するのであればどのように行うか、といったことにしばしば悩む。一部の入所者は、介入を受け入れ、スタッフが教える現実を"借りる"ことが可能である。訂正されることによって、患者は、拒絶されたもしくは恥をかかされたと感じるに至る場合もあるかもしれない。信じてもらえなかったという経験は、妄想もしくは他の現実に対する病的誤解を悪化させうる。このため、患者の主観的な現実を訂正する場合は、患者の過敏性について知識を得た上で行うべきである。

　入所者の妄想的信念は、特に施設のスタッフにとって問題となる。妄想は、指導する形のフィードバックでは訂正することができない。このような状況では、妄想の性質を理解するようあらゆる努力を行うことが第一歩となる。例えば、ある入所者は、衣類を盗まれると確信しており、夜間に訪室する看護師を、衣類を盗みに来た泥棒だと誤解するかもしれない。こうした具体的な妄想は、認知症患者にはよくあることであり、凝り固まって取り除くことが不可能になるかもしれない。こうした状況下では"現実を取り戻す"ことを試みるよりも、より実際的な方法として、妄想に巻き込まれていないスタッフが、介護のより親密な側面を担当するようにスケジュールを組むほうが、より適切であろう。生活環境を可能な限り予測可能で、構造化された、単純なものとすることもまた重要である。

　入所者が、非現実的信念の結果として非常に動揺した際には、彼らの注意をそらすことが簡単な介入となる。上で述べた物盗られ妄想の場合には、スタッフは、紛失物を捜し出すのをすぐに手伝うから、と入所者を安心させ、同時に一方で別の活動を勧め、一時的に注意をそらせることができる。

　もちろん、どんな技法によっても、ゆがんだ現実理解や認知機能の障害と関連した強い不安を防止することはできないことが多い。補助的な薬物療法が必要となるかもしれない。こうした薬物治療は、しばしば、入所者が対人関係的な介入の技法を受け入れやすくするので、適切に使用される

べきである。

　認知機能の障害された入所者を個々に扱う際、一定の基本的アプローチが特に重要である。上で述べたように、最初の段階では、しっかりとした共感的な関係性を築く必要がある。それに加えて治療者は、入所者の言語の理解、記憶、そして自己を検討する能力を測定して、コミュニケーションの障害の性質を評価するよう努めなければならない。しばしば、理解力の問題や重度の不安や恐怖といった他の因子によって、言語的理解ができなくなっていることがある。最も重要なのは、治療者とスタッフが、意思疎通の能力を評価しなければならないということである。人によっては、他人との接触で落ち着くことが難しい。一方で、馴染みのスタッフが存在すると簡単に落ち着く人もいる。実際のところ、おそらく後者がより多く見られる状況だろう。この落ち着く能力が、認知症の入所者に精神療法的介入が有効かどうかを判定する際に最も重要になる。

　認知機能障害の患者への精神療法、もしくは、こうした入所者に対するあらゆる介入は、患者との非言語的コミュニケーションに至るまで気を配らなければならない。声のトーンや体のポーズによっては、怒りや拒絶として受け取られることがある。例えば、スタッフが部屋を出て行きながら肩越しに入所者に声を掛けたり、無意識に威張ったようなトーンで話すことで、相手を動揺させ、結果的に共感的な関係性を壊してしまうかもしれない。

参考文献

1. The American Geriatrics Society and American Association for Geriatric Psychiatry. (2003). Consensus Statement on Improving the Quality of Mental Health Care in U.S. Nursing Homes: Management of depression and behavioral symptoms associated with dementia. Journal of the American Geriatrics Society, 51:1287–1298.
2. Jongenelis, K., Pot, A.M., Eisses, A.M., Beekman, A.T., Kluiter, H., Ribbe, M.W. (2004). Prevalence and risk indicators of depression in elderly nursing home patients: The AGED study. Journal of Affective Disorders, 83:135–142.
3. Reichman, W.E., Coyne, A., Borson, S., Negrón, A.E., Rouner, B.W., Pelchat, R.J., et al. (1998). Psychiatric consultation in the nursing home: A survey of six states. American Journal of Geriatric Psychiatry, 6:320–327.
4. Akerlund, G.M., Norberg, A. (1986). Group psychotherapy with demented patients. Geriatric Nursing, 7:83–84.
5. Cox, K.G. (1985). Milieu Therapy. Geriatric Nursing, 6:152–154.
6. Lazarus, L.W. (1976). A program for the elderly at a private psychiatric hospital. Gerontologist, 16:125–131.
7. Leszcz, M., Sadavoy, J., Feigenbaum, E., Robinson, A. (1985). A mens' group psychotherapy of elderly men. International Journal of Group Psychotherapy, 33:177–196.
8. Linden, M. (1953). Group psychotherapy with institutionalized senile women. Studies in gerontologic human relations. International Journal of Group Psychotherapy, 3:150–170.
9. Sadavoy, J., Dorian, B. (1983). Management of the characterologically difficult patient in the chronic care institution. Journal of Geriatric Psychiatry, 16:223–240.
10. Sadavoy, J., Robinson, A. (1989). Psychotherapy and the cognitively impaired elderly. In D.K. Conn, A. Grek, J. Sadavoy, (Eds.), Psychiatric consequences of brain disease in the elderly: A focus on management (pp. 101–135). New York: Plenum Press.
11. Hilton, C., Moniz-Cook, E. (2004). Examining the personality dimensions of sociotropy and autonomy in older people with dementia: Their relevance to person centered care behavioral and cognitive psychotherapy. Behavioural and Cognitive Psychotherapy, 32:457–465.
12. Goldfarb, A.I. (1974). Minor maladjustments of the aged. In S. Ariet, E.B. Moody, (Eds.), American handbook of psychiatry (2nd Ed., pp. 820–860). New York: Basic Books.
13. Cheston R. (1998). Psychotherapy and dementia: A review of the literature. British Journal of Medical Psychology, 71:211–231.

14. Scott, J., Clare, L. (2003). Do people with dementia benefit from psychological interventions offered on a group basis? Clinical Psychology and Psychotherapy, 10:186–196.
15. Tobin, S.S. (1989). Issues of care in long-term settings. In D.K. Conn, A. Grek, J. Sadavoy, (Eds.), Psychiatric consequences of brain disease in the elderly: A focus on management (pp. 163–187). New York: Plenum Press.
16. Cohen, G.D. (1989). Psychodynamic perspectives in the clinical approach to brain disease in the elderly. In D.K. Conn, A. Grek, J. Sadavoy, (Eds.), Psychiatric consequences of brain disease in the elderly: A focus on management (pp. 85–99). New York: Plenum Press.
17. Lazarus, L.W., Groves, L., Gutmann, D., Ripeckyj, A., Frankel, R., Newton, N., Grunes, J., Havasy-Galloway, S. (1987). Brief psychotherapy with the elderly: A study of process and outcome. In J. Sadavoy, M. Leszcz (Eds.), Treating the elderly with psychotherapy: The scope for change in later life (pp. 265–293). Madison, WI: International Universities Press.
18. Gallagher, D.E., Thompson, L.W. (1983). Endogenous and nonendogenous depression in the older adult outpatient. Journal of Gerontology, 38(6):707–712
19. Sholomskas, A.J., Chevron, E.S., Prusoff, B.A., Berry C. (1983). Short-term interpersonal therapy (IPT) with the depressed elderly: Case reports and discussion. American Journal of Psychotherapy, 37:552–566.
20. Weissman, M.M. (1997). Interpersonal psychotherapy: Current status. Keio Journal of Medicine, 46:105–110.
21. Taylor, M.P., Reynolds, C.F. 3rd, Frank, E., Cornes, C., Miller, M.D., Stack, J.A., et al. (1999). Which elderly depressed patients remain well on maintenance interpersonal psychotherapy alone? Report from the Pittsburgh study of maintenance therapies in late-life depression. American Journal of Geriatric Psychiatry, 7:64–69.
22. Reynolds, C.F. 3rd, Frank, E., Perel, J.M., Imber, S.D, Cornes, C., Miller, M.D., et al. (1999). Nortriptyline and interpersonal psychotherapy as maintenance therapies for recurrent major depression: A randomized controlled trial in patients older than 59 years. Journal of the American Medical Association, 281:39–45.
23. Miller, M.D., Wolfson, L., Frank, E., Cornes, C., Silberman, R., Ehrenpreis, L., et al. (1997). Using interpersonal psychotherapy (IPT) in a combined psychotherapy/medication research protocol with depressed elders. A descriptive report with case vignettes. Journal of Psychotherapy Practice and Research, 7:47–55.
24. Kennedy, G.J., Tanenbaum, S. (2000). Psychotherapy with older adults. American Journal of Psychotherapy, 54:386–407.
25. Ehlers, C.L., Frank, E., Kupfer, D.J. (1988). Social zeitgebers and biological rhythms: A unified approach to understanding the etiology of depression. Archives of General Psychiatry, 45:948–952.
26. Alexopoulos, G.S., Raue, P., Arean, P. (2003). Problem-solving therapy versus supportive therapy in geriatric major depression with executive dysfunction. American Journal of Geriatric Psychiatry, 11:46–52.
27. Libin, A., Cohen-Mansfield, J. (2004). Therapeutic robocat for nursing home residents with dementia: Preliminary inquiry. American Journal Alzheimer's Disease and Other Dementias, 19:111–116.

推薦文献

1. Conn, D.K., Grek, A., Sadavoy, J. (Eds.). (1989). Psychiatric consequences of brain disease in the elderly: A focus on management. New York: Plenum Press.

著者らは、高齢者に見られる神経精神疾患についてさまざまな異なる視点から解説している。4, 5, 6, 8章では特に精神療法に焦点をあてている。

第15章　グループと集団精神療法

Ken Schwartz
中村佳永子　訳

> **キーポイント**
> - 介護施設では多くの種類のグループ活動が試みられており、社会的・レクリエーション的・認知的な刺激を提供している。
> - 認知面の障害がより軽度な入所者については、特有の感情と関心を扱うような集団精神療法により、意欲と生活の質（QOL）を大きく改善させることができる。

はじめに

　介護施設で提供する介護の質は、入所者の感情と興味と関心を考慮してさまざまなグループ活動を提供することができれば、もっとも良くなる。使える資源は限られ、ニーズばかりが増える中で、グループ活動は社会的・レクリエーション的刺激を一度に多くの入所者に提供することができる。集団精神療法は入所者が入所してきた時期に生きる意味や解決策を見つける助けとなる効果的で効率的な方法でもある[1]。

　個人の価値を確かめ合うことは、特に認知機能障害がある場合、集団療法の基本である[2]。しかしながら入所者の認知機能障害や感覚障害の程度に応じてグループ活動のこれまでのやり方を修正することが必要である。グループのリーダーは脆弱で認知機能障害がある参加者に対してはより臨機応変で支持的・指示的・構造的であらねばならず、直面化することは減らさなければならない[3]。逆に言うと介護施設のグループが失敗する原因はいくつかあり、グループを始める前の計画が不十分だったり、グループをリードし支持する技能が不十分だったり、スタッフ間のコミュニケーションが不足していたり、グループの目標と組織化の手段が一致していなかったりといったことが含まれる[4]。

　ソーシャルワーカー、レクリエーション療法士、看護師、理学療法士、作業療法士、老年精神医学のコンサルテーション医などさまざまな分野のスタッフがグループをリードしうる。高齢者の施設介護に関する文献では、さまざまな種類のグループについて[5]報告されている（表1参照）。

　米国の304ヵ所の介護施設を対象とした調査では、その多くで教育的・支持的・治療的グループ活動を入所者に提供していることが報告されている[1]。教育的・支持的グルー

表1　介護施設におけるグループ活動の種類

- リアリティオリエンテーション
- 再動機付け
- 詩
- 社会化
- 教育的
- 話題で特化したもの
- 参加者で特化したもの
- 回想
- 支持
- 成長
- 治療

プは家族が必要としている情報やエンパワーメント、バリデーション（訳注：認知症患者とのコミュニケーション法の一種）、社会資源を扱うものが多い[1]。

　家族支援グループは家族が介護施設に入所させたことについて抱く感情、特にこの決断に関する罪悪感を扱ったり、愛する人が医学的にも認知機能面でも衰えていくのを見て起こす感情反応を扱ったりする[3]。家族向けの治療的グループはあまり一般的ではない。家族に病気や障害をもつ人がいることがわかってしまうようなグループに参加することに対して家族が抵抗を示すためである[6]。カナダのオンタリオ州では、脆弱な入所者の介護にあたって、管理者と協働して権利擁護にあたる家族評議会が現在では必須のものとなっている。

グループの種類

　リアリティオリエンテーショングループは認知障害を持つ入所者に現在の生活環境の詳細を把握できるよう確認するものである。過度の刺激を避けた小さな構造化された状況で、治療者が辛抱強くグループの各メンバーに日付や天候など周囲の状況について質問するのである。肯定的な応答があれば強化する。入所者が、例えば家族はどこにいるのかなどもっと個人的な詳細なことを言い出した場合には混乱させないように配慮しなければならない。例えばその人は配偶者の死を覚えていない場合もあるからである。

　再動機付けグループはグループの種類としてはあまり一般的ではないが慢性の統合失調症患者のようなよりひきこもりがちな入所者の注意を再び引こうとするものである。

　詩のグループは入所者の孤立を防ぎ抑うつを減らし、または成人した子供が老いた両親の抱える問題を知る助けにもなる[1]。

　介護施設で最も一般的なグループ活動はレクリエーションスタッフやアクティビティスタッフが主導して行う社会活動グループである。入所者がグループの時間中座っていることができれば、認知機能の程度に関わらず参加できる。社会的、認知的、レクリエーション的刺激を与えることによって各入所者の生活の質（QOL）を良くするためにデザインされたグループ活動には、ビンゴ、討論、雑学、音楽などが挙げられる。

　時間を区切った心理教育グループでは、入所者が自分の医学的問題に関する知識を増やすことができる。1例としては、糖尿病のグループで、ダイエットを促し、運動量を増やし、病気によって実際に生じているか生じる可能性のある損失について理解を深め対処できるようにするというゴールを設定するといったことである[7]。他には、脳卒中やパーキンソン病を患う入所者のグループの例がある。このようなプログラムは米国でよく用いられているようである。米国では現在介護施設入所の目標が地域社会に戻ることである場合が多いのに対し、カナダでは今も介護施設は伝統的な長期介護を提供している。

　回想、人生の振り返り、支持、そして精神療法グループはより治療指向型のグループである。これらのグループへの参加にあたっては、認知・気分・行動・不機嫌な感情に耐える能力を臨床的に評価する必要がある。不安や抑うつ、行動面や対人面での問題を抱えており、自己洞察能力と他者と率直に分かち合える能力を備えている入所者が候補となる。中等度から高度の認知機能障害を持つ入所者は、議論していることを注意して聞くことができないので除外される。

　妄想的であったり攻撃的であったり、過鎮静の状態にある入所者も除外される。他罰的で他者をこきおろす困難な人格障害のある入所者もグループには入れない。

　回想グループは、形式ばらない討論の形をとり、あらかじめ選んでおいた話題に焦点を当てて行

うが、その話題は入所者の過去に関連したもので過去の成功につながるようなものを選ぶ[4]。話題の例としては、休日や初めて学校に行った日や仕事、結婚などの特別な個人的な出来事などである。絵も、議論を活発にする助けに用いられる。

　人生を振り返るグループは認知面での障害が軽い入所者に対して、能力があって高齢者の心理に精通した治療者によって行われるがあまり一般的ではない。人生の振り返りは普遍的で正常な過程であり、自然にあるいは意図的に思い出すことによって過去の経験を再統合する助けとなり、受容と知恵に結びつく[8]。人生の振り返り法を用いた高齢者のグループワークで最もよく取り上げられる三つのテーマは喪の作業と介護、統合である[9]。

　支持的グループは心理教育グループと類似しており、入所者が同じテーマに基づいて参加することが求められるが、リーダーの指示が少ない分、参加者たちの相互作用がより大きくなる点が異なる[7]。支持的グループの目的は参加者たちがストレスの多いライフイベントや入所に対処することを助けることである[5]。例えば16週間に期間を区切ったグループで、新規入所者が介護施設への入所に適応できるよう援助するグループがある。支持的グループの目標には感情表現を促すこと、対処法を分かち合うこと、入所者がその状況で孤立しているのではないという感覚を強めることなどが含まれる[7]。

　介護施設の入所者がさまざまな変化や喪失のために混乱している時期には、毎週60分から75分のグループミーティングに参加することで一貫性と安定性の感覚を得られる[7]。新規の参加者は介護施設での生活にすでにうまく適応した他の参加者と同じグループに属することによっても恩恵を受ける[10]。

　期間を区切らない精神療法グループの理論的立場はスタッフのトレーニングの程度によって異なる。認知行動的、発達的、対人関係的、精神力動的アプローチが利用されるが、過去10年間にわたって5ヵ所の介護施設でグループの運営に携わってきた著者たちの経験では、これらすべてのアプローチを組み込んで統合した集団精神療法のモデル[11]が最も効果的なようである。

　精神療法の統合モデルでは、参加者の現在の生活に関係するような過去の出来事や回想について討論する。その記憶は自然に引き出されたものでも治療者がグループの参加者をよく知っていて引き出したものでも良い[12]。参加者の非機能的な認知的信念（齢をとって施設に入ったのだから価値がないと感じるような）に対して、過去の成功体験や以前の不幸な出来事に対処した能力を用いて立ち向かうようにする。参加者がグループ内で互いに与えたり受け取ったりするケアやフィードバックは、彼らが再び有用で価値があると感じるのに役立つ。

　時には、参加者は現在の困難が過去と結びついていることを理解するよう求められることもある。例えば脳梗塞による身体障害のために介護施設に入所していた女性はその後アルツハイマー病になることを心配していた。彼女は自分がまだ子供の時に、いつも記憶力を誇りにしていたことを思い出すことで、他の人にとっては本当にちょっとした認知障害に過ぎないことになぜ自分がこんなに不安になるのかを理解できた。不安が減少すると彼女は自分のできることとできないことを受容することができた。このようにして参加者は人格や感情面での成長はどんな年齢でも可能であることを理解するのである。同様に、参加者がグループの内外で他の入所者との間で経験する対人関係の葛藤もセッションで取り上げる。

介護施設における集団治療はどのように効果をあらわすか

　Yalom[13]は、集団精神療法の治療効果が11の独立した要素から成ることを示している（**表2**参照）。

希望をもたらすこと、普遍性、情報の伝達、社会技能の獲得、相互交流による学習、グループの凝集性（メンバー間の結びつき）、実存的因子といった要素は介護施設におけるグループで最も重要なものである。

表2　Yalomの集団精神療法の治療的要素

- 希望をもたらすこと
- 普遍性
- 情報の伝達
- 愛他主義
- 初期家族関係の修正的繰り返し
- 社会技能の獲得
- 模倣行動
- 相互交流による学習
- グループの凝集性
- カタルシス（感情の発散）
- 実存的因子

希望をもたらすこと

介護施設では希望がもてず絶望してしまうことがよくあり、希望をもたらすことが変化を生む基盤となる[14]。希望を持った楽観的な治療者と入所者がいると、特にうまく適応した入所者たちが自助グループにいると、新規入所者たちに良い生活の質（QOL）が得られるという希望を与えることができる。

普遍性

入所者は、自分の絶望感は自分だけのものと思いながら介護施設に入所してくることが多い。自分たちや他者について受け入れがたい思考や感情を自分だけが抱いているという感覚である[14]。グループは参加者が「みんな同じ船に乗っている」と理解することによって快適で安心できる感覚をもたらす。

情報の伝達

リアリティオリエンテーションや心理教育のグループではリーダーが参加者に情報を提供する。精神療法のグループでは参加者同士がフィードバックして参加者同士の相互作用がより大きいのが特徴である。

社会技能の獲得

入所者たちはグループに参加することによってこれまでの社会技能を再び使えるような安全でしっかりした環境を得る。介護施設のグループが他と異なる特徴は、参加者たちのグループ外での自由な交流が奨励される点である。社会的孤立は多くの入所者の生活の質を低下させるものだが、これはそれを和らげるためである[10]。

相互交流による学習

グループは社会的環境をもたらし、フィードバックや自己観察によって参加者たちは他の入所者や職員と関わる時の行動について学ぶが、これは共同生活にうまく適応するために必須である[3]。

グループの凝集性

凝集性のあるグループは共通の目標と目的を持っており、その参加者たちは自分が関心をもたれており尊敬され価値があると感じることができる。凝集性のあるグループは参加者たちが仲間との間で価値のある社会的役割を引き受けたり回復したりする機会を作り出す[13]。それにより、グループと自分たち自身を尊重する参加者たちが自分たちの生活環境をより良く感じ始める。

精神療法のグループでは、認知機能障害の軽い入所者に特有の感情や興味をよりうまく扱うために、参加者の認知機能障害の程度や心理面への関心がなるべく均一であることが、グループの凝集性を高める上で重要である。

認知面の問題がない入所者や心理面に関心のある入所者が少ないグループでは、治療者がこれらの参加者が声に出して述べることが難しいことを言語化し、彼らの思考や感情を統合する援助をする必要がある[15]。このためには、隠されたメッセージを聞かなければならない。例えば、関係ないように見える話をすることで、感情的接触と周囲からの注目を求めていた場合がある。

実存的因子

長期間にわたって共に過ごしてきた、認知障害が軽度な参加者による高機能のグループは、参加者の感情的・発達的成長の機会を提供することができる。参加者の一部には周囲をかき乱し辛らつで、人生後期に特有の「誠実対絶望」の課題[16]とうまく向き合えない人もいる。彼らに対しては、失敗に終わった発達早期の課題に再度取り組むのに必要な援助をする[17]。そうして初めて、これらの入所者は依存と病気、そして必然的に訪れる死に関連した人生後期の実存的課題をより上手に処理できるようになるのである。

集団精神療法を始める

どんなグループでも、どんな方向性で行うにしろ、開始前に管理者側の援助を得ることが不可欠である[7]。さもないと困ったことが起きたときに、グループの重要性がいつの間にか損なわれ、参加者たちが敬意を払われていないことや他者の手で世話されていることをあらためて経験する場になってしまう。

入所者がよく知っていて尊敬されている職員が、管理者の許可を得て精神療法のグループを補助することが大切である。そのような共同治療者が高齢者と施設生活の心理面をよく知っていることも重要である。共同治療者はセッション中もその後もお互いを支えあうことが求められる。なぜなら一部の入所者の訴えや欲求不満に治療者1人だけで対応するのが難しい場合があるからである。

入所者数人からなる小規模のグループが最もよいと言われてきたが[18]、10人以上からなる大規模なグループも、参加者の一部が病気や他の用事で出席できなくなったときでも十分な数の参加者が確保できるという点で有利である。グループが大規模であったり、グループ参加者に外部との接触があったりすることは社会的孤立を軽減する助けとなる。

統合集団精神療法で一般的に扱われる課題の例

介護施設におけるグループの最初の数セッションは、信頼、自律、劣等感といった問題と取り組むことに費やされる[10]。多くの参加者は、集団あるいは個人精神療法を受けた経験がない。感情について語ることが弱さとしてとらえられる雰囲気があると、個人的な問題について話しにくくなる。多くの参加者は、介護施設への入所に抵抗を感じたり職員や管理者側が彼らの心配をまじめに聞かないときに欲求不満を経験したりすることがしばしばあり、グループに入ることに複雑な感情を抱く。彼らはグループが自分の感情や不安を話すことができる場になるだろうと期待しているが、共同治療者や他の参加者がグループの体験を良いものにしてくれると完全に信頼することもできないのである。

事例提示

　Aさんは初期のグループセッションで食物に関する苦情を訴えた。別の参加者のBさんはやかましく怒りっぽい人で、入ってくると「我々はもっとお金を割り当てられるべきだ」と言った。別の参加者は「私は苦情を言っているのだけれど誰も聞いてくれない」と述べた。無力感と落胆の空気がその場に広がった。そのときCさんが共同治療者の方へ向き直り「あなた達2人のリーダーが管理部門へ行って私たちの代理として話してきてもらえない？」といった。その時彼女は職員と管理部門に自分がグループ内で発言したことを知られるのが不安になった。参加者たちは彼女にグループの外では誰ともグループ内での出来事について話さないと伝えた。

解説

　共同治療者たちは入所者たちの苦情の原因と要求を理解していたが、管理者の所へ行くことは秘密とグループの健全さを損なうことを知っていた。「グループ内での発言はグループの中にとどめる」という保証なしに個人的な内容を話すことは危険だからである。施設管理者を巻き込むことは参加者たちが外部の援助を必要としており自律的に機能できないというメッセージを強めることにもなる。従って、共同治療者たちは参加者たちに、グループは彼らの悩みの種や施設を改善させるためにあるのではないけれど、相互理解があり批判的でない場所で参加者が訴えや感情を分かち合うことができれば役に立つものだと参加者たちに思い出させた。

　共同治療者たちはそれから、参加者たちの訴えに共感しながら、彼らがかつて生活を楽しんでいた時のようには対応してもらえない時に感じる混乱や無力さ、欲求不満、怒りなどの感情について話すことを促してグループへの信頼を示した。

事例提示

　最初は試しに、参加者たちは失ったものへの悲しみやさらに喪失することへの恐怖を語り始めた。怒りっぽくてやかましいBさんは元々大きなデパートの販売員だったが、誇りを持って、しかし涙ながらに、自分に対して敬意や信頼を抱くようになった顧客をどうやって助けてきたかを語った。彼女は自分がグループの中で感情を表現することができて驚いていた。Bさんは、共同治療者や他のメンバーが、彼女が話すことに関心を持ち気にかけていると信じるようになったからそれができるようになったのだという意見に同意した。彼女は、視力を失って混乱しているDさんがどんなに自分が助けを待ち続けているかを話したとき注意深く聞いていた。Dさんは「人間性を奪われたように感じました。もう少しで失禁しそうでした。動物のほうがましな扱いを受けるでしょう」と述べた。彼女はグループの参加者たちの支持を受けたが、参加者の1人が「このことを話しましたか？」と尋ねた。Dさんはもし話したら虐待されもっと放っておかれるようになるのではないかと思ったと話し、さらに「文句は言わないように育てられたんです」と言った。主張することができる参加者たちは、Dさんと他の受け身な参加者たちに「他人は自分の心を読めない」のだから感じたことを他人に知らせるようにと勧めた。共同治療者たちはこれに賛成し、彼女たちがグループ内でおそらく初めて話そうとすることができたのだろうと指摘した。勧めに従って自分の気持ちを伝えるようにすることで、こうした人たちは他者から介護を受け注目を向けられるようになった。

解説
　グループ参加者の多くは徐々に個人的な感情を分かち合えるようになる。彼らはより満足するようになり、他の参加者たちの自己表現の仕方について役に立つフィードバックができるようになる。

事例提示
　グループがより支持的で互いを信頼するようになるにつれて、グループの内容も変化した。例えば76歳のEさんは食堂の状態を訴え始め「私ならこんなやり方は絶対しない」と言った。他の参加者の何人かが食堂の状態についてそれぞれ批判を口にした。すると別の入所者がEさんに以前の仕事について質問した。Eさんは驚いたが明らかに喜んで自分の過去について話した。以前の自信や能力を思い出すことによって彼の怒りは晴れた。

解説
　グループの参加者は主に介護施設への不満を通して結束していたのが、共通の興味や互いへの関心を通してより結束が強まるようになった。これは重要な変化だった。このことは、入所者が今では互いを、施設への入所から始まったり、そこで終わったりする人生ではなく、過去のある個人として認識するようになったことを示しているからである。
　参加者たちはホールにいる老いた灰色の髪の人間というだけではないとみなされるようになったのである。共同体の感覚がグループの中で発展し、多くの入所者にとってはこの感覚はグループの外にも広がった。

事例提示
　これらの凝集的なグループの参加者たちに、依存、病気、死に対処する人生後期の問題についてコントロール感や尊厳を失うことなく扱う場が準備された。例えばHさんは「杖を使うことは老いた証だけれど私は齢をとってなんかいないと最初は思っていました。でも私は歩行器を使わなくてはならなくなりました。その時私はみんなが私を見てかわいそうに思っていると考えました。今では私は車椅子が必要で自分がかわいそうと思わないように一生懸命努力しています」と言った。車椅子の参加者が、特に以前は非常に活動的だったので同様の悩みがあると語った。別の参加者が彼女を励まして「自分ができることに目を向けてできないことは見ないようにしたらいい。言い換えると、あなたに残された能力で、視力や記憶に障害のある人たちの助けになることができる」と言った。Hさんはこの助言に感謝し、「こんな場所で車椅子を使っていても自分がまだ役に立つことができて人に頼らずにいることができるかしらと思っていたの」と話した。

解説
　グループの参加者は無価値感や尊厳を失うこと、扱いにくく手がかかるようになっていくことへの恐怖感を分かち合った。こういった恐怖はすべて人生のコントロールや自律を失うことに関連したものである[9]。精神療法のグループでは、援助を探し求めることや受け入れること両方への悩みを分かち合うことができる。なぜなら参加者の多くは受け取るよりも与

える方が得意だからである。必要なときに援助を受け入れることをもっと気楽にできるようになりたいと望んでいることを参加者が受け入れられるようにするには、他者の負担になることへの恥や罪悪感、そのような資格がないという感情が表出され、妥当性を検討されたり、理解されたりする必要がある。

事例提示

介護施設では死が必然的に起こるものなのでグループは人生について扱うだけでなく死についても扱う場となった。入所者は、喪に服すことができるように仲間の死について聞きたがり、職員が情報を秘密にしておくと不満を抱いた。例えばOさんは「部屋に入って来ると同室者がいなくなっていたの。彼が亡くなったとわかるまで丸1日かかったわ。これが果たして家とか共同体だと言える？」と述べた。

解説

多くの参加者は死について語ることができるとほっとした様子を示す。このことについて家族とは話せないからである。Lさんが「私が心配しているのは死ぬことではないの。私は長い人生をたどってきた。私が恐れているのは死の苦しみが長引くことと、自分が誰なのかわからなくなることだわ」と言ったとき、参加者たちは同意した。死については語りにくいと思っている入所者たちはグループが陰気になりすぎるという心配を分かち合うことができた。

普通、「人生の一部である死について語ることは、グループの中でそのことばかり話し合うのでなければ構わない」という合意に達して終わることが普通である。死について話し合うセッションは「生き生きした」話し合いになることが多く、虚無感や絶望ではなく適度な悲しみの雰囲気になる[10]。

介護施設で集団精神療法を行う難しさ

グループが提供できるものは多いということが受け入れられているにもかかわらず、この領域の仕事はいまだ一般的ではない。入所者の精神面のニーズに応える意欲や資源が欠けている施設で行うのは難しいからである[10]。例えば聴覚障害者を助ける拡声システムが設置されていない。ミーティングの時間や競合する活動との調整、ミーティングルームが車椅子の参加者にとって適当でアクセス可能か、大きな声で話せない入所者をどうするかといったことに関連した施設面の問題などすべてが困難なのである[18]。職員の中には、介護施設での抑うつは避けられないとか、高齢者は変わることができないと信じていてそれが態度に反映していることもある[19]。

訴えに対して、共同治療者は施設で暮らすことに関する入所者の不満に共感しなくてはならない。また、施設で暮らすことの利点や、入所者たちが以前の家に住んでいたら直面したであろう困難を、現在の医学的な問題とともに指摘しなくてはならない。共同治療者はグループの価値を保つために、時には管理的な問題について参加者と話し合う必要があるが、管理者は施設に関するこれらの批判を必ずしも喜んで聞くわけではない。したがって治療者は、参加者たちと管理者、職員との新しい関係の持ち方の利点について話し合うことが勧められる。さもなければ管理者や職員は受動的で声

を上げない入所者を良しとするであろう[14]。

職員の共同治療者が直面する特有の問題は、ソーシャルワーカーと共同治療者という二重の役割のバランスを取ることである。職員の役割は権利擁護と問題解決だが、グループでは傾聴し理解することが第一だからである。グループの中で持ち上がった問題を同僚のスタッフたちと話し合いたいという誘惑を断ち切らなくてはならない。

治療者は、グループ内での混乱や落胆の程度が変動すること、それは特定の環境的、心理的ストレスに関連していることが多いことを念頭におかなければならず、治療者にとってグループワークは感情的にやりがいはあるが難しい課題である。幸いこれらの感情は精神療法的介入に反応する[20]。入所者が決してできないだろうとかつて考えたこと、つまり介護施設に入所後も人生を受容し好きになることを援助することは、最終的にグループの参加者と治療者の双方が達成感を分かちあうことにつながるのである。

文献

1. Mazza, N., Vinton, L. (1999). A nationwide study of group work in nursing homes. Activities, Adaptation and Aging, 24(1):61–73.
2. Feil, N. (1989). Validation: An empathetic approach to the care of dementia. Clinical Gerontologist, 8:89–94.
3. Molinari, V. (2002). Group therapy in long term care sites. Clinical Gerontologist, 25(1–2):13–24.
4. Cohen, C.S. (1995). Making it happen: From great idea to successful support group program. Social Work with Groups, 18:67–80.
5. Toseland, R.W. (1995). Group work with the elderly and family caregivers. New York: Springer-Verlag.
6. McCallion, P., Toseland, R.W. (1995). Supportive group interventions with caregivers of frail older adults. Social Work with Groups, 18:11–25.
7. Ruckdeschel, H. (2000). Group psychotherapy in the nursing home. In: V. Molinari (Ed.), Professional psychology in long term care: A comprehensive guide (pp. 113–131). New York: Hatherleigh Press.
8. Butler, R.N. (1963). The life review: An interpretation of reminiscence in the aged. Psychiatry, 26:65–76.
9. Silver, M.H. (1995). Memories and meaning: Life review in old age. Journal of Geriatric Psychiatry, 28(1):57–73.
10. Schwartz, K. (in press). Remembering the forgotten: Psychotherapy groups for the more cognitively intact nursing home resident. International Journal of Group Psychotherapy.
11. Leszcz, M. (1997). Integrated group psychotherapy for the treatment of depression in the elderly. Group, 21(2):89–113.
12. Schwartz, K.M. (2004). Concurrent group and individual psychotherapy in a psychiatric day hospital for depressed elderly. International Journal of Group Psychotherapy, 54(2):177–201.
13. Yalom, I.D., Leszcz, M. (2005). The Theory and Practice of Group Psychotherapy (5th Ed.). New York, Basic Books.
14. Ronch, J.L., Crispi, E.L. (1997). Opportunities for development via group psychotherapy in the nursing home. Group, 21(2):135–158.
15. Tross, S., Blum, N.E. (1988). A review of group therapy with the older adult: Practice and research. In: W. MacLeman, S. Saul, M. Bakur Weiner (Eds.), Group Psychotherapies for the Elderly. American Group Psychotherapy Monograph, No. 5 (pp. 3–29). Madison, CT: International Universities Press.
16. Erikson, E.H. (1950). Childhood and Society. New York: Norton.
17. Liptzin, B. (1985). Psychotherapy with the elderly: An Eriksonian Perspective. Journal of Geriatric Psychiatry, 18(2):183–202.

18. Speer, D.C., O'Sullivan, M.J. (1994). Group therapy in nursing homes and hearing deficit. Clinical Gerontologist, 14(4):68–70.
19. Zweig, R.A., Hinrichsen, G.A. (1996). Insight-oriented and supportive psychotherapy. In: W.E. Reichman, P.R. Katz (Eds.), Psychiatric Care in the Nursing Home (pp. 188–208). New York: Oxford University Press.
20. Leszcz, M. (1989). Group psychotherapy of the characterologically difficult patient. International Journal of Group Psychotherapy, 39:311–335.

推薦文献

1. Atchely, R.C. (1982). The Aging Self. Psychotherapy, Theory, Research and Practice, 19(4):388–396.
   この論文は高齢者の自尊心の問題について論じている。

2. Fernie, B., Fernie, G. (1990). Organizing group programs for cognitively impaired residents of nursing homes. Special Issue: Mental Health in the Nursing Home, Clinical Gerontologist, 8:123–134.
   この論文は介護施設の均質なグループの長所について論じている。

第16章　精神科的問題の評価と治療のガイドライン

David K. Conn and Maggie Gibson
成本　迅　訳

> **キーポイント**
> - 介護施設における精神科的問題の評価と治療に焦点をあてたカナダのガイドラインが2006年5月に発表された。
> - これらのガイドラインの目的は、精神疾患をもつ入所者に対する包括的アプローチをスタッフやコンサルタントに提供することである。
> - 一般的なケアの問題が扱われており、最良のケアにより、行動症状の出現を減らすことができるとしている。環境を治療的視点に立って改善することなどの施設管理の問題やスタッフのトレーニングの必要性についても強調している。
> - 行動障害やうつの症状を持つ入所者に対するスクリーニングと評価について書かれている。
> - マネジメントについては、適切な評価とさまざまな非薬物療法、そして向精神薬投与の利点と危険性に焦点をあてている。

　カナダ老年精神医学連合（Canadian Coalition for Seniors' Mental Health: CCSMH）は、高齢者の精神医学に関する多くの重要な領域で国の根拠に基づく最良の実践のためのガイドラインを開発するために、カナダ公衆衛生局から2005年に資金を得た。ガイドライン策定の四つの領域は下記のとおりである。
1. せん妄の評価と治療
2. うつ病の評価と治療
3. 介護施設における精神科的問題の評価と治療（気分と行動の症状に焦点をおいて）に関する指針
4. 自殺の危険の評価と予防

　それぞれの領域で作業部会がつくられた。各作業部会は、すでに存在するガイドラインを評価し、文献を調査して解説とともに指針をまとめた。
　この四つのガイドラインは2006年5月に発行され、www.ccsmh.ca から全文がダウンロードできる。
　介護施設における精神科的問題の評価と治療（気分と行動の症状に焦点をおいて）は、介護施設に入所している高齢者の精神科的問題（精神障害を含む）の解決を目標にしている。うつ病と行動症状に特に焦点をあてている。
　そのメンバーは下記のとおりである。Dr. David Conn（責任者）、Dr. Maggie Gibson（責任者）、Dr. Sid Feldman（グループメンバー）、Dr. Sandi Hirst（グループメンバー）、Ms. Sandra Leung（グループメンバー）、Dr. Penny MacCourt（グループメンバー）、Dr. Kathy McGilton（グループメンバー）、Ms. Ljiljana Mihic（グループメンバー）、Ms. Karen Cory（コンサルタント）、Dr. Ken Le

Clair（コンサルタント）、Dr. Lynn McCleary（コンサルタント）、Ms. Simone Powell（コンサルタント）、Ms. Esther Roberts（コンサルタント）、Ms. Faith Malach（プロジェクトディレクター）、Ms. Jennifer Mokry（プロジェクトコーディネーター）、そしてMs. Kimberley Wilson（プロジェクトマネージャー）。

　ガイドラインの基礎となるいくつかの前提については以下の通りである。
1. 介護施設における精神保健と精神疾患の両方に焦点を当てる必要がある。
2. 介護施設にはさまざまな入所者がいて、それぞれに個別的なケアを提供する必要がある。
3. 有効な精神科的マネジメントを提供するには、多職種が協働する必要がある。
4. 入所者、家族、そしてスタッフの関係は精神科的ニーズに応えるための中心となる。
5. 環境（社会的、物理的環境）は、精神的健康にとってプラスにもマイナスにもなりうる。

　介護施設入所者の精神的健康を支えるには、精神科的問題や疾患があろうとなかろうと、次のような原則を必要とする。施設全体での個別化されたパーソンセンタードケアの推進、家族のきずなの尊重、ケアプランにおける生物心理社会的枠組み、生活の質（QOL）を優先するケアの文化、ニーズの変化に応じた社会的、物理的環境、治療と同様早期介入と予防を重視すること、インフォームドケア、適法なケアを提供できるようスタッフをトレーニングすること[1〜3]。
　このガイドラインは、二つの大きなカテゴリーについて推奨を出している。(1) 一般的ケア、(2) 症状や疾患の治療。ひとつ目のカテゴリーでは、すべての入所者に対して精神的健康を促進するような方法でケアを提供することについて書かれている。二つ目のカテゴリーには、うつと行動症状に対する評価と治療について書かれている。また、ケアの提供の仕方について、施設全体やシステムのレベルにおいても推奨が出されている。この章は、ガイドラインの全文とともに読むことが望ましい。

介護施設ガイドラインの策定：方法

　介護施設における気分と行動症状の評価とマネジメントに関する研究文献を包括的かつ戦略的に調査した。ガイドライン計画の文献検索に関するコンサルタントとCCSMHにより、関連する根拠に基づくサマリー、すなわちガイドライン、メタ解析、そして総説やこれらの元となる文献には含まれなかったものもコンピューターにより検索された。検索方法は、ガイドラインに掲載されている。加えて、根拠に基づく実践に関するウェブサイト、ガイドライン策定者、そしてこのガイドラインのグループメンバーによる推薦で選ばれたウェブサイトのリストも加えられた。さらに、これらはグループの統括責任者により、ガイドラインの趣旨にあっているか、そしてオンラインや文献、あるいは開発者に連絡することにより入手可能かについて検討された。この方法により、10のガイドラインが、今回の計画の基礎となる文献として選択された[1,3,4〜11]。さらに、いくつかの重要な総説論文を選択した[12〜15]。補足の文献検索が行われ、200以上の文献が参考文献として選択された。根拠のカテゴリーが4点式スケールで評価され、根拠のレベルに応じて指針はAからDまでにランク付けされている。レベルAの指針は、無作為化対照試験やメタ解析に基づいている必要がある。それぞれの推奨の度合いは表1に列挙している。

推奨：一般的ケア

　行動症状は、しばしば入浴や更衣といった個人的ケアの時に現れる。一般的ケアで推奨されてい

る方法により、これら行動上の問題のうちいくつかは予防できるかもしれない。興奮や落ち着きのなさ、攻撃性、そして闘争的な態度は、しばしば彼らのニーズ（例えば、空腹、のどの渇き、あるいは排泄欲求）が満たされていないことの表現であることがある。ケアする側としては、これらのニーズがいつ生じるかを把握するよう努め、このようなニーズが満たされないことにより生じる行動症状を予防し、できるだけ減らすよう試みるべきである。同時に、その他の行動症状出現に関連しそうな要因（例えば、精神科的問題や障害、そして身体的障害や疾患の可能性）について注意深く評価することが不可欠である。一般的ケアの推奨については、**表1**に掲載した。

表1 推奨：一般的ケア

それぞれの推奨の度合いはAからDにランク付けされている。Aが最高で、Dが最低。

家族の関与
- 高齢入所者の施設内での生活について、場合によっては、意思決定の過程についても、家族に教育したり参加してもらったりすることを奨励し、サポートする。[C]

ケアプラン
- ガイドラインや指針を参考に個別化したケアプランを作成する。[D]

交流
- スタッフと入所者の交流を促進する方策を取り入れる。[B]

服装
- 入所者の服装について補助する場合は個別化するようこころがける。[B]

入浴
- 入浴中にいやな思いをさせず、幸福感が得られるようそれぞれの入所者に個別化した方法を取り入れる。[A]

活動
- 入所者が1日を通して活動に参加できるよう配慮する。[B]

食事時間
- 栄養摂取を促進し、栄養摂取や社会的なニーズを妨げるような行動を予防できるよう食事時間中の介護について配慮する。[D]

推奨：評価

評価の項目では、施設の運営指針と法律を順守した評価手順にのっとって評価が行われることを想定している。この推奨では、評価手順の各要素について説明されている。ガイドラインの全文で詳細に説明されているように、スクリーニングを補助するための多くのツールが文献の中で紹介されている。臨床場面では、非典型的、あるいは複雑な行動を適切にスクリーニングするために、標準化された尺度に加えて、もしくは代わりに修正した行動観察技法を用いる必要がある[16, 17]。評価手順には、臨床家がさらに詳細な評価が必要かどうか判断できるよう、意思決定の手続きが含まれている必要がある[5, 18]。行動観察や自己申告のデータ、他の人々から得られた情報、心理学的データにより評価の焦点を絞る必要があるが、うつと行動症状の準備、維持、増悪因子となりうるより目立たない因子や診断について見逃すことのないよう十分気をつける必要がある。医学的、心理学的状態や障害の中で詳細な評価に含まれる必要があるのは、例えば、疼痛、せん妄、睡眠障害、そして自殺の危険である[19]。

表2 推奨：精神科的問題と精神障害の評価

それぞれの推奨の度合いはAからDにランク付けされている。Aが最高で、Dが最低。

スクリーニング
- 各施設の評価手順では、うつ病と行動症状のスクリーニングが、入所後早期と、その後は定期的に、それから何らかの重大な変化があった時に行われるよう定められるべきである。[C]
- スクリーニングがしやすいように、入所者の特性や状況にあったさまざまなスクリーニングツールを用意しておくべきである。[D]
- ツールは状況に合わせて選ぶべきである（例えば、入所者の自己申告の能力や問題の性質）。[D]
- スクリーニングの結果、一定の条件で詳細なうつと行動症状の評価が行われるよう定める必要がある。[D]

詳細な評価
- 詳細な評価の中核となるのは、病歴と身体検査、血液検査や心理検査、社会的そして物理的環境、そしてこれらの評価により示唆される診断の確定のためのテスト、治療歴とその効果である。[C]
- すべての関連する因子を考慮に入れることが重要である。可能性のある因子（例えば、せん妄、慢性疼痛）の評価については、それぞれの臨床ガイドラインに沿って進めるべきである。[D]
- 診断と鑑別診断は、客観的評価によるべきである。[D]
- 詳細な評価の最終目的は、治療の必要性、種類、そして必要とされる程度について決定することである。[D]

継続的評価
- 治療プランでは、臨床的結果と治療効果の継続的な評価のタイミングと方法について定めるべきである。[D]
- 継続的評価には、標的となる症状のこれまでの経過と変化の評価を含めるべきである。[D]
- 予期しない臨床的結果と治療効果が見られた場合、再評価とうつや行動症状の準備、維持、増悪因子についての再検討が必要である。治療による副作用の可能性も評価されるべきである。[D]

評価される必要のある社会的因子と物理的環境の特徴には、例えば入所者の社会的、あるいは家庭状況の変化、そして物理的環境に関する因子としては、部屋の変更などがあげられる[1,5]。うつと行動症状は、介護施設の入所者によくみられる精神疾患を反映しているかもしれないし、あるいは同様によくみられる身体疾患と関連しているかもしれない。関連する診断基準に注意し、理解した上で評価は行われなければならない[20]。治療の必要性、種類、そして必要とされる程度は、医学的そして身体的所見、心理社会的所見、評価尺度の点数、行動分析、リスク評価、診断名、そして入所者や家族の価値観や希望といった情報に基づいて決定される。

入所者の脆弱性や併存疾患の多さ、そして症状が増悪した時の速さを考えると、継続的な評価は介護施設において不可欠である。同様に、介入の目的が入所者自身のゴールに沿っているかという点を確かめるためにも、継続的評価は重要である。評価の指針は表2に掲載している。

指針：うつ症状とうつ病の治療

うつ症状とうつ病の治療においては、非薬物療法と薬物療法の両方の有用性を検討することが常に重要である。これらのガイドラインにある、心理学的、そして社会的介入の指針は、それぞれの望む効果やゴールによりグループ分けできる。この方法は、最近のさまざまな介入の「共通因子」に関する理解を反映しており、おそらくこの分野でもっとも発展性のある方法であろう[21]。介護施

設の複雑さと独自性を考慮に入れて、精神科の臨床家だけでなく、他の介護職や家族、そしてボランティアでもできる介入方法を含めた。それぞれの介護施設は、設備やサービスが異なり、それぞれの入所者も家族や友人がどの程度ケアに関わってくれるかという点で異なっている。この項では、できることとできないことがあるという現実を認識しつつも、うつ症状を治療するのに役立つ心理社会的介入を探すにあたって、より上を目指すアプローチをとった。それぞれの介入の有効性は、認知症の進行の段階によってさまざまであり、認知症ケアに関する文献から得られる情報に基づく個別化した評価とケアプランの作成が不可欠である[22]。入所者の介入についての理解力と進んで参加できるかどうかについて十分考慮することが、興奮や苦痛を高めてしまうなどの意図せぬ結果を招いてしまわないようにするために必要である。適切な抗うつ薬の選択は、(a) 入所者の病歴と経験、(b) 他の併存する疾患、(c) 抗うつ薬の副作用プロフィール、そして (d) 薬物間の相互作用に基づいて決定されるべきである。双極性障害では気分安定薬を用いる必要があることから、病歴を確認することが重要である。うつ病に伴う精神病症状は、抗うつ薬だけでは改善せず、抗精神病

表3 推奨：うつ症状とうつ病の治療

それぞれの推奨の度合いはAからDにランク付けされている。Aが最高で、Dが最低。

治療計画作成全般について
- 治療計画の作成にあたっては、うつ病のタイプと重症度を考慮する。[B]

心理社会的介入
- うつ症状を軽減する目的であれば、自分の存在価値をより感じられるような社会的接触を増やす介入が考慮される。[C]
- 入所者を活動に参加させることが目的であれば、構造化されたレクリエーション活動が考慮される。[C]
- うつ症状を軽減することが目的であれば、精神療法が考慮される。[B]
- 自己価値感や全体としての幸福観を増すことが目的であれば、自己肯定的な介入（例えば、バリデーションや回想法）が考慮される。[C]
- 治療計画を作成するにあたっては、併存する認知症の影響を考慮する。[C]

薬物療法
- 大うつ病の診断基準を満たす場合の第一選択薬は、抗うつ薬である。[A]
- 抗うつ薬の第一選択薬として適切なのは、選択的セロトニン再取り込み阻害薬（SSRI）（例えば、シタロプラム＊やセルトラリン）、ベンラファキシン＊、ミルタザピン、そしてブプロピオン＊である。[B]
- 精神病像を伴う大うつ病に対しては、抗うつ薬と抗精神病薬の併用が望ましい。[B]
- 抗うつ薬治療によく反応した初回大うつ病患者には、最大用量のまま少なくとも12ヵ月の治療継続を要する。少なくとも1回の既往歴を持つ患者の場合は、最低2年間の投与継続を要する。[A]
- 双極性障害の既往のあるうつ状態の患者の場合は、炭酸リチウムやバルプロ酸ナトリウム、あるいはカルバマゼピンといった気分安定薬を用いるべきである。[B]
- 薬物療法に反応しない重症のうつ病の場合、電気けいれん療法を考慮すべきである。（この場合、精神科病床への入院が必要であろう）[B]
- うつ病にしばしば伴って見られる症状（例えば、無気力やエネルギーの減少）には、精神刺激薬（例えば、メチルフェニデート＊＊）が有効である可能性がある。[C]

＊本邦未発売　＊＊本邦では適応外

薬の追加投与を必要とすることが多い。うつ病の薬物療法に関する説明は、本ガイドラインの姉妹編である高齢者のメンタルヘルスのためのガイドライン：うつ病の評価と治療[23]にある。うつ症状とうつ病の治療に関する推奨は表3に掲載した。

推奨：行動症状の治療

一般に、薬物療法の前に、心理社会的介入を試みるべきであるが、緊急の場合や症状が重度の場合は、薬物療法と非薬物療法を同時に始めても構わない。

症状が中等度の場合も、薬物療法が有効である可能性がある。特定の行動的介入を選択する場合は、十分な行動分析に基づいて行う必要がある（例えば、先行事象、行動、そして結果事象を評価するABCアプローチ）。さらに、行動分析の過程そのものの中で、理解が増すことによりスタッフの行動が変化し、良い効果をもたらす可能性があることも重要である[17]。

表4 推奨：行動症状の治療

> それぞれの推奨の度合いはAからDにランク付けされている。Aが最高で、Dが最低。
>
> **心理社会的介入**
> - 社会的接触を増やす介入は常に考慮されるべきである。特に、感覚遮断や社会的孤立を軽減したり、気分転換できるものや身体的接触を提供したり、リラックスさせたりすることが目的の場合。[C]
> - 感覚／リラクゼーションによる介入（例えば、音楽、スノーズレン、アロマテラピー、光線）は、目的が行動症状を減らしたり、感覚を刺激したり、リラックスさせたりすることである場合考慮されるべきである。[B/D]
> - 入所者の活動への参加を促す目的の場合は、構造化されたレクリエーション活動が考慮されるべきである。[C]
> - 行動症状（不適切で、邪魔になり、破壊的で、有害になりうる行動）をマネジメントする目的の場合個別化された行動療法を考慮するべきである。[C]
>
> **薬物的介入**
> - 薬物的介入の利点と害を及ぼす可能性とを注意深く秤にかける必要がある。[A]
> - 精神病像を伴う重度の行動症状に対する第一選択薬は非定型抗精神病薬である。[B] 抗精神病薬は、その症状によるリスクや機能低下、そして苦痛が大きい場合にのみ用いられるべきである。[C]
> - 精神病像を伴わない重度の行動症状に対する第一選択薬には、(a)非定型抗精神病薬[B]と、(b)トラゾドンやSSRI（例えば、シタロプラム*やセルトラリン）といった抗うつ薬[C]である。
> - 重度の行動症状に対する薬物療法には、(a)カルバマゼピンなどの抗てんかん薬[B]、そして(b)短時間作用型のベンゾジアゼピン系薬剤[C]が含まれる。
> - 重度の性的脱抑制には、(a)ホルモン療法**（例えば、メドロキシプロゲステロン、シプロテロン*、リュープリド）、(b)SSRI、あるいは(c)非定型抗精神病薬が用いられる。[B]
> - 前頭側頭型認知症における行動症状への薬物療法は、トラゾドンかSSRIが用いられる。[B]
> - パーキンソン病やレビー小体型認知症に関連した行動症状や精神病症状には、(a)コリンエステラーゼ阻害薬[B]、あるいは最終手段として(b)非定型抗精神病薬で錐体外路症状の悪化を来すリスクの少ないもの（例えば、クエチアピン）[C]が用いられる。
> - 認知症に関連した行動症状や精神病症状の薬物療法においては、定期的に（例えば、3～6ヵ月毎）減量か中止を検討するべきである。副作用の継続的モニターが必要である。[A]

訳注）本邦において認知症の行動症状に対して現時点で承認されている薬剤はなく、すべて適応外使用となる
*国内未発売
**国内では性的脱抑制に対するホルモン療法は行われていない。

薬剤については、介護施設における無作為化対照試験の結果から、精神病症状を伴う場合もそうでない場合も、重度の行動症状に対して非定型抗精神病薬を投与することが支持されている[1, 24]。医師は、向精神薬投与の危険性と利益を十分評価したうえで、インフォームドコンセントをとるべきである。危険性を考慮して、多くの専門家は、認知症患者に対する抗精神病薬の投与について、興奮や精神病症状による危険性や苦痛、あるいは機能低下が重度の場合に限っている[25]。投与量については、有効な最小限の量に抑えるべきである。行動症状に対する抗うつ薬の効果に関する根拠は限られているが、広く用いられており、一部の患者には有効なようである。重度の行動症状に対して単剤で十分量を投与しても効果がない場合は、併用療法が必要かもしれない。

ある種の行動は薬物療法に反応しないことに注意することが重要である（例えば、徘徊、外へ出ようとする行動、そして過剰なうるささ）。行動症状への治療の指針は**表4**に掲載している。

推奨：組織やシステムの問題

組織の問題は、施設内の方針や手順、例えば人事管理などに重点を置いている。一方、システムの問題は、集団という観点や協力関係に重点を置いている。ガイドラインは、適切な計画、必要とする資源の適切な配分、組織的、管理的な面からのサポートがなければ導入できない。組織に関する指針は、ガイドラインの導入による影響をモニターし、評価する手段について提言している。組織やシステムの問題に関する推奨は**表5**に掲載している。

表5　推奨：組織やシステムの問題

それぞれの推奨の度合いはAからDにランク付けされている。Aが最高で、Dが最低。

組織に関する問題
- 物理的、社会的環境をデザインの原則を意識して治療的環境として開発するべきである。[D]
- 気分症状や行動症状を持つ高齢入所者のケアに必要なスタッフの配置について明文化された取り決めが必要である。[D]
- うつ病や行動面に注意を要する入所者のニーズに関連した教育プログラムを持つべきである。理想的には、だれかスタッフを指名して、この領域のリーダーとすべきである。[C]
- 専門家以外のスタッフによる薬剤投与に関して明文化された取り決めが必要である。[D]
- 身体拘束の使用に関して明文化された方針が必要である。[D]

システムに関する問題
- 老年精神医学に精通した専門家や多職種チームからのサポートを受けるべきである。[D]
- 管理者は高齢者入所者の福祉を促進するべく、その地域や国の政策決定者、そして財源の決定機関に対して代弁者となるべきである。[D]
- 高齢入所者の倫理的、法的権利をきっちりと守る手続きが必要である。[D]
- ガイドラインの導入に関して、適切な計画、必要な資源の配置、そして組織的、管理的サポートが必要である。[D]
- ガイドラインで提言されている指針を導入しているかについてモニターし、評価すべきである。[D]

結　論

　精神科的問題を抱える入所者のケアは、しばしば困難である。ケアの質に関して世界的に懸念が広がっており、最近国際老年精神医学会（IPA）に、介護施設における精神科的サービスに関する作業部会が組織された（www.ipa-online.org）。初期の議論から、同じような問題が世界中で見られることが示唆されている。すなわち、不十分な人員配置、精神科的問題に関するスタッフ教育の不足、老朽化し、設計に不備のある施設、適切なタイミングで入所者を評価できないでいること、向精神薬の不適切な使用、そして精神科へのコンサルトができないことなどである。このガイドラインでは、推奨のすべてを導入することが難しいとしても、また上で述べたような困難があったとしても、できるだけ多くの推奨を実現させるよう努めるべきであると記している。

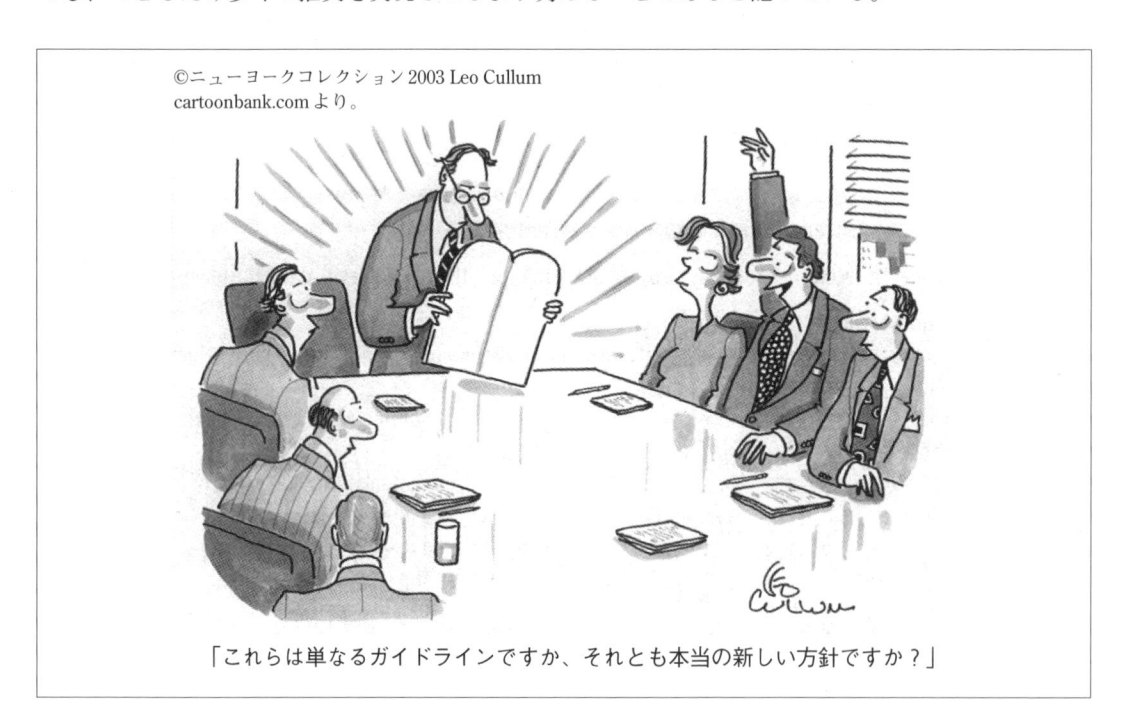

©ニューヨークコレクション 2003 Leo Cullum
cartoonbank.com より。

「これらは単なるガイドラインですか、それとも本当の新しい方針ですか？」

参考文献

A full list of references used in the guideline may be found with the full-text document: Canadian Coalition for Seniors' Mental Health (CCSMH). National Guidelines for Seniors' Mental Health: The Assessment and Treatment of Mental Health Issues in Long Term Care Homes. Toronto: CCSMH; 2006. Available at www.ccsmh.ca.

1. American Geriatrics Society and American Association for Geriatric Psychiatry (AGS/AAGP). (2003). Consensus statement on improving the quality of mental health care in U.S. nursing homes; management of depression and behavioral symptoms associated with dementia. Journal of the American Geriatrics Society, 51(9):1287–98.
2. British Columbia Ministry of Health. (2002). Guidelines for best practices in elderly mental health care in British Columbia. Victoria, BC: British Columbia Ministry of Health.

3. Registered Nurses Association of Ontario (RNAO). (2004). Caregiving strategies for older adults with delirium, dementia, and depression. Toronto: Registered Nurses Association of Ontario. Available at www.rnao.org/Storage/11/573_BPG_caregiving_strategies_ddd.pdf.
4. Alexopoulos, G.S., Jeste, D.V., Chung, H., Carpenter, D., Ross, R., Docherty, J.P. (2005). The expert consensus guideline series: Treatment of dementia and its behavioral disturbances. Postgraduate Medicine: A Special Report. Minneapolis, MN: McGraw-Hill.
5. American Medical Directors Association (AMDA). (2002). Depression: Clinical Practice Guidelines. Columbia (MD): AMDA. Available at www.amda.com.
6. Doody, R.S., Stevens, J.C., Beck, C., Dubinsky, R.M., Kaye, J.A., Gwyther. L. (2001). Practice parameter: Management of dementia (an evidence-based review). Report of the Quality Standards Subcommittee of the American Academy of Neurology. Neurology, 56(9):1154–1166.
7. Futrell, M., Melillo, K.D. (2002). Evidence-based protocol: Wandering. The University of Iowa Gerontological Nursing Interventions Research Centre: Research Dissemination Core; Available at www.guideline.gov/summary/summary.aspx?doc_id=3250&nbr=002476&string=iowa.
8. Gerdner, L. (2001). Evidence-based protocol: Individualized music. The University of Iowa Gerontological Nursing Interventions Research Center: Research Dissemination Core. Available at www.nursing.uiowa.edu/centers/gnirc/protocols.htm.
9. McGonigal-Kenney, M.L., Schutte, D.L. (2004). Nonpharmacological management of agitated behaviors in persons with Alzheimer's disease and other chronic dementia conditions. Iowa City (IA): University of Iowa Gerontological Nursing Interventions Research Center, Research Dissemination Core. Available at www.guideline.gov/summary/summary.aspx?doc_id=6221&nbr=003992&string=iowa.
10. Registered Nurses Association of Ontario (RNAO). (2003). Screening for delirium, dementia and depression in older adults. Toronto: Registered Nurses Association of Ontario. Available at www.rnao.org/Storage/12/645_BPG_DDD.pdf.
11. Thiru-Chelvam, B. (2004). Bathing persons with dementia. Iowa City (IA): University of Iowa Gerontological Nursing Interventions Research Center, Research Dissemination Core. Available at www.guideline.gov/summary/summary.aspx?doc_id=6220&nbr=003991&string=iowa.
12. Cohen-Mansfield, J. (2005). Nonpharmacological interventions for persons with dementia. Alzheimer's Care Quarterly, 6(2):129–45.
13. Forbes, D.A., Morgan, D.G., Bangma, J., Peacock, S., Pelletier, N, & Adamson, J. (2004) Light therapy for managing sleep, behavior, and mood disturbances in dementia. Cochrane Database of Systematic Reviews, 2:CD003946.
14. Hemels, M.E., Lanctot, K.L., Iskedjian, M., Einarson, T.R. (2001). Clinical and economic factors in the treatment of behavioral and psychological symptoms of dementia. Drugs and Aging, 18(7): 527–550.
15. Tilly, J., Reed, P. (2004). Evidence on interventions to improve quality of care for residents with dementia in nursing and assisted living facilities. Chicago (IL): The Alzheimer's Association.
16. Lundervold, D.A., Lewin, L.M. (1992). Behavior analysis and therapy in nursing homes. Springfield (IL): Charles C Thomas Publishers.
17. Rewilak, D. (2001). Behavior management strategies: An update. In D.K. Conn, N. Herrmann, A. Kaye, D. Rewilak, B. Schogt (Eds.), Practical psychiatry in the long term care facility: A handbook for staff, 2nd edition (pp. 199–221). Toronto: Hogrefe & Huber Publishers.
18. Morris, J.N., Hawes, C., Murphy, K., Nonemaker, S. (1995). Long term care resident assessment instrument user's manual, Version 2.0. Baltimore (MD): Health Care Financing Administration.
19. Canadian Coalition for Seniors' Mental Health (CCSMH). (2006). National guidelines for seniors' mental health: The assessment of suicide risk and prevention of suicide. Toronto: CCSMH. Available at www.ccsmh.ca.
20. American Psychiatric Association (APA). (2000). Diagnostic and statistical manual of mental disorders, 4th edition, text revision. Washington: American Psychiatric Association.
21. Niederehe, G. (2005). Developing psychosocial interventions for depression in dementia: Beginnings and future directions. Clinical Psychology: Science and Practice, 12:317–320.
22. Teri, L., McKenzie, G., La Fazia, D. (2005). Psychosocial treatment of depression in older adults with dementia. Clinical Psychology: Science and Practice, 12:303–316.

23. Canadian Coalition for Seniors' Mental Health (CCSMH). (2006). National Guidelines for Seniors Mental Health: Assessment and Treatment of Depression. Toronto: CCSMH. Available at http://www.ccsmh.ca.
24. Ballard, C., Waite, J. (2006). The effectiveness of atypical antipsychotics for the treatment of aggression and psychosis in Alzheimer's disease. Cochrane Database of Systematic Reviews, 1:CD003476.
25. Weintraub, D., Katz, I.R. (2005). Pharmacologic interventions for psychosis and agitation in neurodegenerative diseases: Evidence about efficacy and safety. Psychiatric Clinics of North America, 28:941–83.

第17章　精神医学教育プログラムの作成

Susan Lieff and Ivan Silver
成本　迅　訳

> **キーポイント**
> - 介護施設のスタッフのための教育プログラムは、それぞれの職場に応じて個別化される必要がある。
> - プログラムが受け入れられ成功するには、管理者のサポートが不可欠である。
> - 介護施設における教育プログラムは、現場での臨床教育的サポートがあれば、より効果的となる。
> - 教育的介入は、対象者のニーズと、対象者自身が気づいていないニーズを評価したうえで始めなければならない。
> - 教育プログラムは、学習者ができるかぎり能動的に参加し、講師とコミュニケーションをとることができるよう企画されるべきである。内容は、学習者の役に立つものであるべきである。
> - 教育プログラムはその効果についての評価が不可欠である。評価の過程で集められた情報は、プログラムの有効性を示すだけでなく、より対象者のニーズに合うようプログラムを改訂するための資料ともなる。
> - 学習は楽しくなければならない。

　高齢者向けの在宅ケアサービスが発展するにつれて、介護施設でケアされる必要のある対象者はより重篤で複雑な精神科的、身体的問題を抱えているようになった。結果として、スタッフは、これらの状態や相互関係を理解し、適切なケアプランを作成することが必要とされるようになった。入所者や家族の精神障害を評価し治療することについての継続的教育の必要性が最優先事項となってきている。

　介護施設勤務のソーシャルワーカーの学習ニーズに関する最近の研究では、彼らの業務で最も重要なのは、入所者の社会的、精神的ニーズを評価することで、この業務を行う上で最も妨げとなっているのは、教育とトレーニングの不足であることが明らかとなった[1,2]。同様に、介護施設で働くスタッフにとって、加齢に伴う生物心理社会的過程が教育上最も優先度の高い事柄であった[3]。カナダ老年精神医学会による最近の調査によれば、介護施設で働くプライマリケア医が精神医学教育の最も優先度の高い対象者であった[4]。この章では、介護施設における精神医学教育を計画するときに鍵となるいくつかの要素についてとりあげる。

教育環境としての介護施設

　介護施設における教育プログラムを計画するにあたっては、対象者の働く環境に合わせて準備することが重要である。それぞれの施設には、それぞれの構造や管理形態があり、教育プログラムを成功させるのには理解しておく必要がある。新しい教育を始めるにあたっては、24時間のシフト体制や管理者からのサポート、時間の有効利用、スタッフの参加しやすさ、参加者への資金面のサポート、意欲、そして意欲を高めるための報酬といった事柄について考慮に入れる必要がある。

　まず最初のステップは、教育担当者とスタッフの関係を構築することである。これは、教育に不可欠の要素である、コミュニケーションを増やしたり、信頼を構築したりするためである。理想的には、教育担当者はその施設からの相談を受けている精神科の臨床家であることが望ましい。これにより、個別であれグループであれ、実際に教育担当者が診ているケースについてうまくチャンスをとらえて教育する機会を増やすことができる。自分たち自身が関わっているケースを学習の材料とすることで、学習の効率を高めることができる。加えて、学習した原則を"ベッドサイド"で専門家のアドバイスを受けながら実際に適用してみる機会はかけがえのないものである。多くの研究で、その場で相談を受ける精神科医[5,6,7]、あるいは専門看護師[8,9]が、施設の常勤の医療従事者と協力して、個別のケースから学ぶことのできる原則を教えたり、対応が難しい行動の理解の仕方を伝えたり、知識や技術、あるいは態度を変化させることでケアの質を改善させたりといった役割を果たすことができると報告されている。

　施設管理者がトレーニングをサポートする役割を果たすことは重要である。精神医学のトレーニングの成功率は、管理者によるサポートの程度に関連していることが示されている[10]。管理者は、看護師長に教育プログラムのサポートをするよう奨励したり、プログラムを広報したり、プログラムの価値を伝えたり、参加するよう奨励したり、業務から離れられるよう代わりの人員を用意したり、プログラムを修了したものに証明を発行したり、ニュースレターに取り上げたりといったことで、教育プログラムを推進することができる。ある研究では、毎週業務目標を達成したすべてのスタッフを対象にくじを引かせて、食堂で使える無料昼食券や仕事に30分遅れてきてもよい権利や、30分早く帰れる権利、あるいは一つのシフトあたり1回多く休める権利などを賞品として与えた[11]。

　政府による介護施設の教育プログラムに対する資金援助や私的な団体からの援助が受けられるかもしれない。米国では1980年代に私的な団体が介護施設における教育プログラムにより、介護施設と看護学校を結びつける試みがなされた。このプログラムにより、これらの施設でのケアの質を向上させることができたし、入所者のニーズに関する研究を推進することができた。このプログラムは、主に学生を対象としていたが、介護施設をよりアカデミックな場とすることで、ケアの質も改善することができた[12]。

　介護施設のケアスタッフは、さまざまなバックグラウンドや教育歴、そして学習スタイルを持つ成人の学習者であるので、モチベーションを高め、注意を持続させ、相互交流や振り返りを促進するためにさまざまな形式を用いる必要がある[13]。安全で、教育的かつ楽しい学習環境を作るには、熱心な教育者、ゲームやシミュレーション、肯定的な態度、生徒に対する建設的なフィードバック、そしてユーモアが必要である[14]。

教育プログラム計画のキーポイント

　介護施設におけるすべての教育活動は、規模が大きいものであれ小さいものであれ、次のキーポイントに従って計画するのがよい（**表1**参照）。(a) ニーズの調査、(b) プログラムの開発、そして (c) 評価。

表1 教育プログラムを計画するためのキーポイント

(a) ニーズの調査		- 誰が望んでいるのか？ - 何を望んでいるのか／何を学ぶことが必要か？ - どこで、いつ行うべきか？ - どのような形式が好まれるか？
(b) プログラムの開発		- ターゲットとなる参加者は誰か？ - カリキュラムはどんなものがよいか？ - どこで、いつ行うのがよいか？ - どのように提供するか？ - 誰が教えるか？
(c) 評価		- 参加したか？満足したか？ - 何かを学んだか？（知識、技術、態度） - 行動が変わったか？ - 介護施設の入所者は良くなったか？ - 経費と利益は？

ニーズの調査

　教育カリキュラムを作成する際には、対象者が気づいているニーズ、気づいていないニーズ、そして間違ってとらえられているニーズを区別しておく必要がある。気づいているニーズは、ケアスタッフが意識的に気づいているニーズのことである。たとえば、どのように拒否的な患者を入浴させるかについて学ぶ必要性を感じているかもしれない。気づかれているニーズを探るには、自由記載形式の質問を用いた調査がよく行われる。スタッフに現在助けを必要とする臨床的問題について話してもらうことで、非常に役に立つ情報が得られる。この種の質的評価により、どのような問題が対象者の参加意欲を高めるか（すなわち、だれがその教育プログラムを必要とし、それはなぜか）についても情報を得ることができる。一方、質問項目を決めた調査では、調査者がどの程度ニーズを予想できるかによって得られる情報が制限される。

　気づかれていないニーズや間違ってとらえられているニーズは、精神科の嘱託医から見れば必要だが、実際のケアスタッフは必要と感じていないニーズのことである（たとえば、興奮に対する頓用薬の使用や精神科的問題の誤診）。これらは、カルテを調べたり、向精神薬の使用実態を調査したり[15]、介護施設における精神科疾患に関する文献にあたったりすることや、嘱託医自身の臨床経験から見つけ出すことができる。これら三つのタイプのニーズはすべて包括的かつ実用的な教育プログラムを作成するには不可欠である。その他の必要な情報としては、時間、場所、そして好まれ

る学習法といったことがあげられる。

プログラムの作成

　ニーズの評価は、学習の内容についてだけでなく、だれを対象とするかについても参考になる。これらの要素は、どのような種類の教育プログラムを作成すべきかということについての目安となる。もし優先順位の高い学習内容が、すべての職種に関連のあることであれば（たとえば、叫んでいる患者の行動マネジメント）、多職種の参加者を対象に行うことに意味があるかもしれない。もし、特定された学習ニーズが特定の職種に限られたことであれば（たとえば、認知症における興奮の薬物療法）、より職種を限定した参加者を対象に行うことが適切であろう。特定の職種を対象とするものや、直接ケアに関わる職種だけでなく、清掃やメンテナンス、そして事務職員をも含むような多職種を対象としたものなど、さまざまな精神医学教育プログラムが開発されている[10,12,13]。すべて参加者の知識や能力が向上したと報告している。多職種に対するプログラムはどの職種に対しても良い効果があると報告されている。プログラムが成功するかどうかは、参加者のニーズに合わせることがどれだけできるかにかかっているようだ。できるかぎり、対象となるグループに合わせて個別化しなければならない。

　プログラムを作成する前に、学習の目的を明確に定義するべきである。目的は、概念的には、知識、技術、あるいは態度に分かれる。目的は、期待される結果を示す行動により明文化される必要があり、最後に達成度を測定できるものでなければならない。たとえば、次のように述べることができる。「プログラム修了時には、参加者は入所者に見られる興奮を評価しマネジメントできるようになるだろう」。

　実際のプログラムの実行計画では、参加者の数、参加しやすさ、スケジュール、そして個別の教育やトレーニングセッションにかける時間を考慮に入れなければならない。たとえば、現場で働く介護スタッフを対象に行う場合には、1時間のグループプログラムをシフトの交代の1時間半前に始めるか、交代の1時間半後に終わるように行うかが都合がよいだろう。あるいは、個別に作成した学習プログラムでフィードバックを与えながら進める方が、ニーズに合わせることができるかもしれない。職場で開催され、参加しやすく（たとえば、代替のスタッフが業務をカバーできたり、シフト交代の時間からずらして開催したり）、参加を義務付けてあるとより参加しやすくなる。教育係を教育するという方法が、大多数のスタッフに対して職場でのトレーニングが行えない場合は有効である[16]。この方法は、「リーダー」として選ばれたスタッフに対して、同僚に教育できるようなエキスパートになれるよう訓練するものである。期間を決めない継続的な教育プログラムが、スタッフの行動や患者の改善に、より持続的な効果をもたらすことができるようだ[17]。1回の教育的介入では、一時的に知識は増えるだろうが、スタッフの行動に変化を与えることはできないようだ[18]。

　プログラムは、成人の学習理論に基づいて作成されるべきである。この学習の概念化で不可欠なのは、参加者が知識や技能、態度を身につけた上で来ているという認識である。このため、プログラムの形式や過程は、もともと参加者が身につけているものを新しい形に修正したり発展させたりできるよう作成されるべきである[19]。これは、次にあげる効果的ティーチングや学習の原則に従うことで可能となる[20]。教育者にとって必要なのは：

- 教えるテーマについてよく知っておくこと。
- 参加者に積極的に参加させるようにすること。
- 教える側と参加者の相互交流を最大限増やすこと。

- 参加者に学習について責任を持ってもらうこと。
- さまざまなティーチング法を使用すること（たとえば、ワークショップ、ロールプレイ、個別課題）。
- 教材を参加者のおかれている状況に合わせて作ること（たとえば、症例をあげる）。
- 建設的で、肯定的、そしてわかりやすいフィードバックを用いること。
- 共同作業、あるいは協力する雰囲気を作り出すこと。

　これらの原則に従ってさまざまなワークショップやセミナーの形式が作られている[21]。目的に応じて方法を選択するべきである。たとえば、技能の向上が目的であれば、フィードバックを与えながら実技を練習させなければならない。問題の理解を目的とする場合は、問題や症例に基づくセミナーがより適切だろう。講義は、必要な情報を与えたり、反応を起こしたり、議論を活性化させたりする目的の場合は有用である。あらかじめ関連する教材を読んでおいてもらうことは、もし参加者が本当に読んでおいてくれれば学習を促進することができる。また、学習する事項に関して焦点をしぼった質問を用意しておいたり、同僚や学習グループに教材の概要を説明しておくよう指示したりすることは有用であろう。だれかに教える経験をしておくことで、学習内容をもっとも明確にすることができる。

　デモンストレーションは、その後で参加者がフィードバックを受けながら実技練習をする機会があれば、技能習得に有用であろう。これは、ロールプレイをさせてみることやビデオ、あるいは模擬患者を使うことで可能となる。もし、グループ内での技能が焦点となっている場合は、ひとつの小グループを大グループで囲む方法がある。この「金魚鉢」法では、中のグループがある方法を練習し、周囲の人が建設的なフィードバックを返すようにする。

　小グループで参加者からの自由な反応を受けながら進める方法は、参加者を積極的に関わらせることができるという利点があり、互いに学んだり、参加者がそのテーマに関してどのような関わりを持っているかを知ることができる。これらの方法には次のようなものがある：

- ブレインストーミング―与えられたテーマについて参加者ができるだけ多くのアイデアを出す（たとえば、認知症患者の興奮の原因を思いつく限り出す）。重要なルールとして、出されたアイデアは価値や実用性について検討することなくすべて受け入れることがある。
- バズ*グループ―2人から6人の小グループに分かれて、時間限定の課題に取り組む（たとえば、「次の10分間、患者さんのうつ病についてどのように患者さんの家族に説明するかについて話し合いましょう」）。
- 考え／ペア／共有―参加者はまず各自数分間ある問題について考えるよう指示され、ついで、ペアになって考えたことを共有するよう指示される。これに引き続いて、議論をさらに深めるためにより大きなグループとなって議論したことを共有する。
- 「立ち上がり数えられる」方法―参加者はまず1人かペアになってある臨床的問題について考えるよう指示される。次に、リカート尺度（「強く賛成」から「強く反対」までの間でいくつかのポイントに割り振られた尺度）のうち自分の意見に最も近いところに立つよう指示される。そして司会者が違ったポイントに立っている人にインタビューし、互いに議論するよう促し、最後にまとめる。
- ゲーム―チームに分かれて学習目標を含むゲームで競い合う。学習ゲームはモチベーションを高め、楽しく学習することができる。

---

*バズは蜂という意味で、各グループが話し合う様子をたくさんの蜂が飛んでいる様子にたとえている。

症例、あるいは問題に基づく学習は、医学教育で一般的になりつつある。このモデルはさまざまな形で応用可能である。構造化されたものでは、症例をグループに提示し、5分から10分議論させる。次に、教官が各グループをまわってそれぞれの解決策や方法に対してフィードバックを与えるか、互いの意見を聞いてグループごとの議論を発展させることができるよう他のグループからのフィードバックを求める。もうひとつの方法として、議論すべき問題点をあらかじめ示したうえで症例を提示し、あとは同様に進める方法がある。あるいは、ロールプレイングは、状況を再現し解決法を「試す」のに有用である。症例に基づく学習は個人学習プログラムでも使うことができる。

より柔軟なプログラムを必要とする学習者や臨床の仕事から離れる時間を確保できない学習者にはインターネットやCD-ROMを用いたプログラムの方があっているかもしれない。E-mailは、学習プログラムやフォローアップの一環として、生徒と先生の間をつなぐコミュニケーションの手段となるだろう。

最後に、もっとも重要なことは、学習が楽しくあるべきだということだ。学習環境が刺激的かつ活動的で、得るものが多く、楽しめるものであれば、現在から将来にわたって学習は促進され、モチベーションが上がる。

長期間にわたって、さまざまな教育法を用い、知識を応用したり、技能を見学したり練習したりする機会を与えるようなプログラムが、参加者の行動や、患者の結果を変化させるのに一番有効であることが示されてきた。先にふれた介護施設における研究では、典型的な場合、専門看護師がいて教育プログラムのフォローアップを行っていた。さまざまな教育法を用いて行われた教室での1週間のプログラムの効果を評価した研究では、6週間後に専門看護師がフォローアップに訪れた際に、知識やコミュニケーション技能、そしてチームワークが向上していた[22]。もうひとつの、現場での教育と専門看護師によるコンサルテーションを組み合わせた研究では、6ヵ月以上にわたって入所者の抑うつ得点が改善していた[23]。

評価

教育プログラムの評価は、プログラムの有効性を測定するだけでなく、学習者のニーズや期待に沿うようにプログラムを修正するための役割を持つ。教育プログラムの効果を評価するときには、通常いくつかの項目を選んで用いる。これらには、(1) 参加者の満足度やプログラムの印象、(2) 参加者の知識や技能、態度の変化、(3) 参加者の臨床現場における実際の働きや行動、(4) ケアを受ける側の精神状態の変化、そして (5) プログラムに関連したコストと利益の割合が含まれる[24,25]。

もっとも簡単に測定できる結果は、教育プログラムに対する参加者の満足度や意見である。満足度や意見の測定には、演者、ワークショップ、施設、そしてスタッフに関する質問が含まれる。プログラムの効果を正確に評価するためには、数週間か数ヵ月後に満足度を測定するのがより有用である。能力や学習度の測定には、知識や技能、態度に変化があるかどうかをテストもしくは、学習環境下で評価される。これには、プログラム前後のテスト、タッチパッドを用いたテスト、質問紙、あるいは、言語的フィードバックといった手法が用いられる。強調しておく必要があるのは、知識や技能のレベルが向上していることは、必ずしも実践の場での行動変化につながらないことである[26]。このため、実際の臨床現場における行動を評価するような方法を用いることが重要である。そのような測定法により、トレーニングプログラムの結果としておきた変化をより正確かつ高い信頼性でとらえることができる。たとえば、ある研究では、コミュニケーション技能と精神障害を持つ入所者への対応法に関する教育プログラムの効果を、参加者が現場に戻ってから評価している[10]。患者やヘルスケアの結果尺度は、教育プログラムを修了したスタッフによりケアされている患者か入所者の変化を評価している。ケアの受け手に実際に起きた変化は、参加者の仕事の能力に対する

教育プログラムの効果をあらわしていると考えられる。

ある研究では、教育的介入の効果を、入所者のうつのレベルで評価している。その介入に参加したスタッフがいる施設の入所者だけで、うつ病スコアの改善がみられた[23]。コストと利益の評価は、教育的介入のヘルスケアコスト全体に対する経済的効果の観点から評価される。向精神薬の使用、けがによる長期欠勤、そして検査のオーダーは教育的介入の効果をはかる指標となるコストの例である。

参考文献

1. Brown, M. (1999). Psychosocial functions and training needs of social workers in nursing homes: A survey. Continuum Jan-Feb, 19:7–13.
2. Green, R.R., Vourlekis, B.S., Gelfand, D.E., Lewis, J.S. (1992). Current realities: Practice and education needs of social workers in nursing homes. Journal of Gerontological Social Work, 18:39–54.
3. Hirst, S.P., Metcalf, B.J. (1986). Learning needs of caregivers. Journal of Gerontological Nursing, 12:24–28.
4. Conn, D.K., Silver, I.L. (1998). The psychiatrist's role in long-term care. Canadian Nursing Home, 9:22–24.
5. Bienenfeld, D., Wheeler, B.G. (1989). Psychiatric services to nursing homes: A liaison model. Hospital and Community Psychiatry, 40:793–794.
6. Sakauye, K.M., Camp, C.J. (1992). Introducing psychiatric care into nursing homes. The Gerontologist, 32:849–852.
7. Streim, J.E., Oslin, D., Katz, I.R., Parmelee, P.A. (1997). Lessons from geriatric psychiatry in the long-term care setting. Psychiatric Quarterly, 68:281–307.
8. Smith, M., Mitchell, S., Buckwalter, K.C. (1995). Nurses helping nurses: Development of internal specialists in long-term care. Journal of Psychological Nursing, 33:38–42.
9. Smith, M., Mitchell, S., Buckwalter, K.C., Garand, L. (1995). Geropsychiatric nursing consultation as an adjunct to training in long-term care facilities: The indirect approach. Issues in Mental Health Nursing, 16:361–376.
10. Chartok, P., Nevins, A., Rzetelny, H., Gilberto, P. (1988). A mental health training program in nursing homes. The Gerontologist, 28:503–507.
11. Stevens, A.B., Burgio, L.D., Bailey, E., Burgio, K.L., Paul, P., Capilouto, E., Nicovich, P., Hale, G. (1998). Teaching and maintaining behavior management skills with nursing assistants in a nursing home. The Gerontologist, 38:379–384.
12. Mezey, M.D., Mitty, E.L., Bottrell, M. (1997). The teaching nursing home programme: Enhancing educational outcomes. Nursing Outlook, 45:133–140.
13. Phillips, R.M., Baldwin, B.A. (1997). Teaching psychosocial care to long-term care nursing assistants. The Journal of Continuing Education in Nursing, 28:130–134.
14. Inglis, A.D., (1992). Ten common sense teaching strategies for effective inservice presentations by staff nurses. The Journal of Continuing Education in Nursing, 23:263–266.
15. Conn, D.K., Ferguson, I., Mandelman, K., Ward, C. (1999). Psychotropic drug utilization in long-term care facilities for the elderly in Ontario, Canada. International Psychogeriatrics, 11:222–233.
16. Smith, M., Mitchell, S., Buckwalter, K.C., Garand, L., Albanese, M., Kreiter, C. (1994). Evaluation of a geriatric mental health training program for nursing personnel in rural long-term care facilities. Issues in Mental Health Nursing, 15:149–168.
17. Davis, D., Thomson O'Brien, M.A., Freemantle, N., Wolf, F.M., Mazmanian, P., Taylor-Vaisey, A. (1999). Impact of formal continuing medical education. Journal of the American Medical Association, 282:867–874.
18. Cohen-Mansfield, J., Werner, P., Culpepper, W.J., Barkley, D. (1997). Evaluation of an inservice training program on dementia and wandering. Journal of Gerontological Nursing, 23:40–47.
19. DeLay, R. (1996). Forming knowledge: Constructivist learning and experiential education. Journal of Experiential Education, 19:76–81.

20. Tiberius, R., Tipping, J. (1990). Twelve principles of effective teaching and learning for which there is substantial empirical support. Unpublished paper.
21. Tiberius R., Silver I.L. (1998). Guidelines for conducting workshops and seminars that actively engage participants. Unpublished paper.
22. Feldt, K.S., Ryden, M.B. (1992). Aggressive behavior: Educating nursing assistants. Journal of Gerontological Nursing, 18:3–12.
23. Proctor, R., Burns, A., Stratton Powell, H., Tarrier, N., Faragher, B., Richardson, G., Davies, L., South, B. (1999). Behavioural management in nursing and residential homes: A randomized controlled trial. The Lancet, 354:26–29.
24. Dixon, J. (1978). Evaluation criteria in studies of continuing education in the health professions: A critical review and a suggested strategy. Evaluation and the Health Professions, 1:47–65.
25. Casebeer, L., Raichle, L., Kristofe, R.E., Carillo, A. (1997). Cost benefit analysis: Review of an evaluation methodology for measuring return on investment in continuing education. Journal of Continuing Education of the Health Professional, 17:224–227.
26. Parker, K., Parikh, S.V. (1999). Application of Prochaska's transtheoretical model to continuing medical education from needs assessment to evaluation. Annals of the Royal College of Physicians and Surgeons of Canada, 32:97–99.

推薦文献

1. Chartok, P., Nevins, A., Rzetelny, H., Gilberto, P. (1988). A mental health training program in nursing homes. The Gerontologist, 28:503–507.
   この論文では、多くの介護施設における多職種による精神科的教育介入の結果を報告している。

2. Tiberius, R., Silver, I.L. (1998). Guidelines for conducting workshops and seminars that actively engage participants.
   ワークショップ形式の研修の解説。Association for Academic Psychiatryのホームページ（www.aapsych.org.）からダウンロード可能。Resources for Teachingをクリックして、Teaching Skillsをクリック。

3. Dixon, J. (1978). Evaluation criteria in studies of continuing education in the health professions: A critical review and a suggested strategy. Evaluation and the Health Professions, 1:47–65.
   医療分野での教育の評価の概念に関する古典的で、よく引用される文献。

4. Hamilton, P., Harris, D., Le Clair, K. (2005). Putting the P.I.E.C.E.S. together: Learning program for professionals providing long-term care to older adults with cognitive/mental health needs.
   カナダの指導者研修の資料。（office@piecescanada.comか、www.piecescanada.com）

第18章　スタッフへの援助：老年精神医学専門コンサルタント看護師の役割

Alanna Kaye and Anne Robinson
成本　迅　訳

> **キーポイント**
> - 単独、もしくは他の精神科の専門職と共同して、老年精神医学専門看護師は、スタッフが入所者、特に、精神科的あるいは行動的問題を抱える入所者を理解したり、ケアしたりする過程を援助する。精神科的経験、教育、そして共同作業を行うスタイルが、その役割の効果を高める。現場のスタッフが、コンサルタントに理解され、支持され、尊重されていると感じることが重要である。
> - 援助の種類
>   - 危機管理を援助する
>   - ケアの一貫したモデルを提示する
>   - 継続したサポートの用意
>   - スタッフの悲嘆への対応
>   - 教育のニーズとシステムの問題の発見
> - 直接の介護者を援助するためには、長期間にわたる関与と問題が持続する限り支援し続ける必要がある。

　質の高いケアの提供と職員の仕事への満足は、すべての施設に共通の二つのゴールである。カナダの統計によれば、急速な高齢者人口の増加は2031年まで続き、最終的に人口の23〜25％が65歳以上に達する。これは、現在の13％の2倍にあたる[1]。介護施設における診断可能な精神障害は増加傾向にあり、行動障害の比率は76％にものぼっている[2]。ケアスタッフは介護職のほとんどを占め、かれらの仕事は肉体的にも精神的にもハードである。他のヘルスケア関連の職種と異なり、勤務時間中ずっと入所者と一緒にいて、行動障害を持続的に示す入所者から逃れることはできない。これにより、ストレスレベルは上がり、サポートの必要性が高くなる。他のメンタルヘルスの職種がケアスタッフを助けることが可能であるが、この章では、老年精神医学専門コンサルタント看護師の特別な役割について、特に臨床教育とスタッフサポートの提供を通じて患者のケアの質を高めることに焦点をおいて説明する。

　看護師の役割が発展して、現在はさまざまなリーダーシップを発揮する役割に広がっている。たとえば、コンサルタント、教育者、臨床リーダー、コーチ、メンター、臨床家、専門看護師（clinical nurse specialist: CNS）、アドバンスドプラクティスナース*、ナースプラクティショナー**、そしてリーダーシップを期待される登録看護師（registered nurses: RNs）。オンタリオ看護協会[3]では、

---

*　大学院修士課程を修了し、国家試験に合格したもの。診断や医療行為が可能で開業することができる。
**　看護師として一定の経験を積んだもので専門職大学院で学位を取得の上国家試験に合格すると得られる上級の看護師資格。

リーダーシップを登録看護師の標準的な仕事の一部であるとしており、実際、施設では人的資源をより有効に活用し、看護師の役割の自律性を向上し、リーダーシップに関して現在の標準レベルをクリアするために、老年精神医学コンサルタント看護師の役割の一部を登録看護師の仕事に含めている。しかしながら、このリーダーシップに関する役割を拡大することについては、多くの考慮しておくべきことがある。公式、非公式の教育やクリティカルシンキングの推進が、上記の役割に含められ、実践の四つの領域を統合する。Woodwardら[4]は、これらの領域をエキスパートプラクティスとして説明している。すなわち、プロフェッショナルなリーダーシップ、コンサルタントとしての役割、教育、トレーニング、そして実践とサービスの改善である。教育の準備は、変化のマネジメントの経験とともに、さまざまな役割を統合するために重要であることを彼らは示唆している。さらに、Woodwardらは、これらの看護師の役割は、多職種チームの中で簡単に受け入れられるわけではないことを主張し、組織の問題について交渉する力を持つ必要があることを述べている[5]。我々の立場としては、この役割を果たすには、メンターやコーチに必要な個人の性質と臨床経験、教育が複雑にまざりあって必要となることと、ケアの提供に影響を与えるシステムの問題について管理者のサポートが不可欠であることを主張したい。

　Pajarilloらは、コンサルテーション・リエゾン看護師を「高いレベルの認定された精神科看護師でヘルスケアシステムの中に入ってきた患者の感情面、スピリチュアルな側面、発達、認知、そして行動面での反応に焦点をあてて対応する」と定義している[6]。この定義では、老年精神医学コンサルタント看護師の役割は、他の職種や看護師に対してコンサルタントとして、あるいは共同作業や教育といった役割を果たす。施設に雇われた場合、コンサルテーション、業務改善、研究といった管理的な分野に属する役割も果たすだろう。

　Stolz Howardは、老年精神医学コンサルタント看護師の役割について、現場の看護師と精神科コンサルタントの役割を総合したものと定義している[7]。これらの機能には、次のものが含まれる：
- 特定の看護介入を行うにあたっての援助の要請にこたえる。
- 問題をより深く理解するために看護評価から得られた情報をスタッフが抽出しまとめる助けをする。
- 行動には意味があるという観点から入所者の行動を理解する手助けをする。
- ケアプランカンファレンスや教育プログラム、それから問題が存在する間、スタッフや入所者と一緒に取り組むことを通して、スタッフを取り囲む難しい臨床的問題について援助する。
- システムに関連していて臨床現場に影響を与えている問題を同定する。これらの問題がスタッフや入所者に及ぼす影響を少なくするために、問題解決のための会議を持つことは、この役割の重要な一部である。
- 毎週入所者に対して定期的に支持的なカウンセリングを行い、スタッフが入所者自身の境遇に沿った配慮ができるよう援助する。
- 認定看護助手、認定看護師、そして他の多職種チームのメンバーに対して、生物心理社会的モデルに沿った対応ができるよう講義を行う。
- スタッフが隠れた精神疾患を見つけたり、疑ったりできるよう援助する。
- 困難な状況であっても、スタッフと家族がパートナーとして立ち向かえるよう援助する。
- どの入所者が精神科医や心理士への紹介が必要かを判断できるよう援助する（実際には、このようなコンサルテーションが多くの施設では困難であることは知っている）。

　精神科独特であるが、リエゾンというのは「患者、疾病への適応、相談者、そして病院や病棟の環境の間にある関係を促進する過程」と定義される[8]。リエゾンは、老年精神医学コンサルタント

看護師の中心的な役割である。スタッフが働く中で抱える葛藤やストレスについてよく知っておくことで、信頼関係の形成の過程でスタッフの間でコンサルタントに対する認識と連帯感が高まり、それが効果的なリエゾンに不可欠である。臨床経験と理論的な知識を支持的なかたちで伝えることで、老年精神医学コンサルタント看護師の信頼性が高まる。これは、危機的状況の時には冷静にならせる効果があるし、自分たちの仕事が価値があるものだと伝えるべきである。

> **事例提示：「なんで彼女はあんなことを私に言えるの？」**
> 　Bさんは、79歳の女性で、夫を亡くしている。中等度の認知機能障害があり、施設に入所してきた。家族や友人はいない。スタッフは時々彼女が「ふさぎこんでいる」と記録していたが、あまり関心は払わなかった。しばらくするうちに、Bさんは攻撃的な言葉を発するようになった。スタッフは、看護コンサルタントに、攻撃に対処してケアを提供するのが難しくなってきていることについて援助を求めた。彼女は簡単な会話は可能であるが、時間、場所、人の見当識障害があり、近時記憶の障害があった。衝動性が高いとも記録されていた。スタッフは、6週間にわたって彼女の状態を評価し、ケアの提供方法について考えることに同意した。最初の3セッションでは、スタッフは感情的であった。彼らは、彼女の卑猥で攻撃的な言葉に悩まされていた。彼らは、なぜ彼女が気にかけてくれる人に対して攻撃するのかわからず、怒ったり当惑したりしていた。認知機能障害が進行していることが脱抑制の原因とは受け入れられず、「でも、たいてい話ができるし、私とわかっているんです。彼女の認知機能はそんなに悪くないです。」と訴えた。これらの反応は、自分の愛する家族が取り返しがつかないほど変わってしまったということを信じることができない家族メンバーの場合でも起こりうるものである。この症例を看護コンサルタントとともに振り返った際には、さまざまな場面のロールプレイングを通してスタッフの感じている怒りや無力感が明らかとなった。怒りは、一旦表出されると、消えてなくなり、続いてスタッフはBさんの行動の変化を報告し始めた。侮辱される回数が減って、ケアするときに卑猥な言葉を投げかけられても耐えられるようになったことを記していた。
>
> **解説**
> 　臨床のサポートグループは、感情の表出と探索をうながし、スタッフが高いレベルのケアを提供する助けとなる。変化はゆっくりとしており、しばしば頭でわかっていることと本当に理解することとの間に隔たりを生じる。看護コンサルタントにより知識の共有と相互サポートが促進され、結果としてスタッフの態度や反応に変化が生まれる。

なぜスタッフは助けを必要とするのか？

　介護施設の看護師は、独特の立場に置かれている。彼らのやるべきことははっきりしているが、しばしばぼんやりとした満足しか得られない。看護師の満足感は、しばしば繊細かつ親密で治療的な環境のもとで知識や経験を提供することから得られる。しかしながら、これらの肯定的で元気の出る感覚は、容赦ない人種差別的な中傷や、攻撃性、非難、性的脱抑制、そして管理者からの横やりなどでひどくそこなわれうる。これらについては、うつ病、認知症、疑い深さ、そして性格的に

難しい入所者の章で説明した。看護師はこれらの状況について一つ一つ取り組むわけではないことに注意する必要がある。これらの行動が出現する頻度を考えると、1回のシフトで1人の看護師が8人以上のこれらの行動を呈している入所者をケアすることはまれではない。

加えて、看護スタッフは、多くの家族メンバーと交流したり、援助したりする。家族内力動、対処スタイル、そして能力がコミュニケーションに影響するので、続出する「十分なことをしてもらっていない」という不満や怒り、非難にうまく対処しなければならない（19章「家族を理解し援助する」を参照）。状況は、しばしば家族とスタッフでまったく逆の捉え方をされる。現実に、臨床的なケアと意思決定の過程はあいまいさに満ちている。倫理的、道徳的、法律的、職業上の、そして個人的な問題がしばしば混ざり合って複雑な様相を呈する。看護師は、それゆえ、さまざまな身体的、感情的要求や期待、そしてあいまいさに同時に対処できるだけの高い耐久性を必要とする。これらのはぐくまれるべき強さと能力は、社会や勤めている施設からはほとんど正当には評価されない。看護という職業は、伝統的に包括的で思いやりのある高齢者ケアを提供するために必要ではあるが、あまりはっきりしない個人的性質よりは、技術的なことやより高い教育の必要性が強調されてきた。もし老年精神医学専門の看護師を発展させ、ケアするスタッフを惹きつけ残ってもらおうとするならば、態度を変える必要がある。このような態度の変化を起こすには、特定のサポートが必要となる。

事例提示

Qさんは、92歳の女性で、夫に先立たれている。心筋梗塞の後、身体的な活動性が低下した結果入所となった。親しみやすく、社交的で、「威勢のいい」女性で、治療チームとすぐに親しくなって、彼女の人生や旅行の面白い話を披露するようになっていた。少しうるさい入所者が入ってきた時に、Qさんへの対応が難しくなった。彼女は、すぐにひどく彼を嫌うようになり、施設の他の場所に移すよう要求した。それが難しかったため、彼女の方に部屋が空いたら施設の他の場所に移ってはどうかという申し入れがなされた。彼女は、この男性によって不便を強いられることに激怒して、よりイライラするようになった。彼が場所を移らなければ彼を殺すと脅した。看護コンサルタントは、彼女に定期的にしばらくの間会っていたのだが、怒りをマネジメントするために彼女と担当のスタッフに関わることにした。暴れるのをコントロールする必要性があることを説明され、代わりにできることをするよう勧められた。これらの努力にもかかわらず、Qさんはその男性に対して怒り、遠くから彼めがけて物を投げようとした。受け入れられる行動の範囲をきっちりと明確に定めることが必要になった。それから、スタッフと一緒に自己コントロールするという目標に向かって取り組む機会を彼女に与えた。選択肢としては、自己コントロールができるようになるまで精神科病棟へ入院となる可能性があることが彼女に知らされた。2日後、Qさんは「おまえを殺すぞ！誰が何と言おうと」と叫びながら缶詰をその入所者に投げつけた。精神科病棟への短期入院の手続きがとられ、転院までの間、常時見守りがついた。限界設定を守る必要があったが、スタッフは落ち着かなくなり、精神科への入院を罰ととらえてその決定の妥当性に疑問を呈した。マネジメントの方向性を理解してもらうために、スタッフとの何度かの話し合いがもたれ、Qさんは転院した。彼女が戻ってきた時、個人の尊厳と快適さを守るために限界設定が必要であるという考えをより理解するようになっていた。Qさんは、コントロールを失うことなく施設の中で暮らせるようになった。明確で詳細な期待される行動とその結果を定めたマネジメント計画により彼女はセルフコントロールができるようになった。

> **解説**
> このような状況では、特定のケアプランにそったすばやい対処が必要となる。この症例でみられたように、Qさんは自分の状況やその結果、そしてある程度行動に対するコントロールについてよく理解していた。外からのコントロールとスタッフのサポートや教育を組み合わせて用いることが成功のための重要な要素である。こういった働きかけですべての関係者の尊厳が保たれた形でケアプランが実行され、彼女が戻ってきた時にスタッフとの暖かい関係が継続できた。

援助の種類

危機管理を援助する

施設でおきる問題の一つに、入所者や家族がコントロールを失った時にどうするかということがある。理解だけでは不十分である。受け入れがたい行動を抑えるために必要な明確さ、一貫性、そして完遂性は、すべてのスタッフに罰としてとらえられるかもしれない。スタッフが、共感的なアプローチを維持しつつ一貫した態度をとれるよう援助することが重要である。コントロールできないという主観的な感覚は、不快で、尊厳を損ない、援助関係を損なうかもしれない。

ケアの一貫したモデルを作る

介護施設でケアを提供することは、急性期のケアとは異なる。これは明らかなようだが、これらの違いは、しばしば入所者、スタッフ、家族、そして管理者の間での相互の誤解の原因となる。そのような問題を避けるには、これら四つのグループすべてにゴールの違いについて知ってもらう必要がある。コンサルタントは、生じてくるいくつかの問題を明らかにすることで援助できる。「ケア対キュア」の違いというモデルが、入所者（あるいは代理意思決定者）の意思決定に参加したいという希望が増えていることとあわせて、さまざまな問題が生じる原因となる。

> **事例提示**
> Hさんは、重度の認知症の女性で、たとえ短い時間でも1人でおいておかれると、大声で絶え間なく泣き叫んだ。彼女のニーズに応えようと試みられたが、叫び声は簡単には減らなかった。少量のフェノチアジン系抗精神病薬が試され、極端な興奮は減らすことができた。しかしながら、Hさんの娘は、この薬物療法について嘱託医を責めるようになり、医師や看護スタッフは「母のそばにいるというもっとも簡単な課題もこなすことができない能なし」だと言った。母親の認知機能障害に我慢できず、彼女は薬が減るまでスタッフを責め続けた。ケアチームは、この状態から距離をおくようになり、Hさんの娘を操作的で、「自分勝手」だと考えるようになった。叫び声は再びエスカレートし、他の入所者の家族が「何とかする」ように管理者へ言うようになった。コミュニケーションがうまくとれていないことと、非現実的な期待から、Hさんのマネジメントはますます混乱した。看護コンサルタントは、治療

チームと管理者のすべてのメンバーと連絡を取り、問題をはっきりさせて、現実的なゴールを設定するようにした。一旦これができると、チームは同じような入所者のいる階に移すことの必要性と興奮を減らすために薬物療法が必要なことを娘に理解して受け入れてもらうよう働きかけることについて、サポートを受け、権限を与えられたと感じるようになった。

解説

この症例でも、スタッフにとってプロとしての行動という観点から、厳しい状況で感情的な反応をすることが許されるかどうかという問題が提起される。慢性期のケア施設で出会う問題がその性質上長期にわたるという事実を見過ごすことはできない。急性期治療と異なり、入所者は"治癒"して家に帰ることはできない。というのは、施設がかれらの家だからである。結果として、関係者が互いに知り合っており、共感的であることが介護施設に関わる人の信条や期待のより重要な側面となっている。

スタッフの悲嘆にアプローチする

入所者と家族の喪失感と悲嘆についてはよく議論されるが、スタッフが経験する悲嘆についてはあまり注意が払われてこなかった。際限なく繰り返される喪失体験に圧倒されて、十分に仕事で機能を果たせなくなる可能性がある。スタッフには強い情動的な負荷がかかり、喪失体験について十分認識して対処されないと「燃えつき症候群」が起きうる。最近の喪失体験についてスタッフミーティングで話し合うことは、有効な解消法である。

事例提示：現場でのサポートを継続する

Ｙさんのケースは、スタッフのサポートだけでなく、多くのニーズを抱える入所者のケアに対する毎日の介入が必要であることを理解させてくれる。

Ｙさんは、80歳の女性で、夫に先立たれている。彼女は多くの身体的問題の結果として能力の低下をきたし高齢者住宅へ入所した。彼女は、強く、成功した女性であったが、第二次世界大戦中に多くの喪失体験とトラウマを経験した。彼女は、病弱になったことで、無力で依存的で、「ケアされること」を要求するようになった。スタッフが自立できるように働きかけようとすると、それを拒否やケアしてもらえていないと受けとった。これにより、彼女は破たん反応をきたし、ますます要求がましくなった。

彼女はしばしば興奮し、非常に不安な様子でいつも身体的問題を訴えた。スタッフは、彼女の絶え間ない要求にもはや耐えられなくなり、どの症状が本当に対応を必要とするのかわからなくなった。

看護コンサルタントは、Ｙさんの不安のマネジメントを援助してほしいと頼まれた。介入とケアの計画には、個人的なカウンセリングとスタッフへのサポートを増やすことが盛り込まれた。週に1～3回の支持的なカウンセリングが施行された。何ヵ月も、何年にもわたって、コンサルタントから注目が得られることを彼女は喜んだ。信頼関係が生まれるにつれ、不満を言うことが少なくなり、スタッフへの要求も減った。加えて、過去から現在まで経験した多くの喪失に対する悲しみを認めることができるようになった。過去に達成したことに

ついて話すうちに、いくらか強さを取り戻し、それに満足した。

　スタッフとのサポート会議を通して、かれらはYさんの行動を理解できるようになり、自立と依存のバランスをとり、欲求不満と"彼女を喜ばすことはできない"という感覚を共有することができた。一貫したケアが導入された。何年にもわたって、Yさんはプログラムと外出に参加することができた（かなりの説得に応じてではあるが）。スタッフは、彼女の行動の微妙な変化もわかるようになり、それにより医学的治療が必要な生理学的変化を知ることができた。彼女が亡くなるまでの4年以上にわたって、長期の相互サポートによりYさんのために必要なケアを提供し、生活の質（QOL）を最大限向上させることができた。

解説

　この症例は、介護施設で遭遇する問題は短期的であることがめったにないことを示している。ひっきりなしの要求や個人的な侮辱にさらされながら質の高いケアを維持するためには、問題が存在する限りスタッフへのサポートが必要である。

事例提示

　Mさんは81歳の男性で、高齢者住宅に住んでいる。彼は何年もそこに住んでおり、暖かくウィットに富んだ人柄で愛されていた。何年かたって、スタッフは、要求が多くなり忘れっぽく、依存的になったことに気づいた。ますます彼を世話することが難しくなり、スタッフは、彼をよりスタッフの配置が多い階へ移すことを考えるようになった。看護コンサルタントとの話の中で、Mさんが徐々に悪くなるのを見ることの辛さや階を移ってもらうことを提案することの罪悪感を共有した。これらの話し合いの数週間後、スタッフは彼を移動させずケアを続けることを試みることにした。自分たちの感情をオープンに話し合い、再認識したことが、その決定に関係していることを彼らは認めた。Mさんと親密な関係が築かれ、彼らは彼が死ぬまでケアしサポートしていくだろう。

解説

　高齢者と関係を築くことのひとつのリスクは、最終的に失うという現実である。"プロとしての距離を保つ"ようにすると、入所者を避けてしまったり、急に移動させたりといったことが起こるかもしれない。安全が保証されている自助グループの中で、悲しみをオープンに分かち合うことで、このチームは入所者の実際のニーズに基づいた決定を下すことができた。

教育のニーズの把握

　最近の傾向では、介護施設に入所する人は、以前に比べて、より高齢で脆弱、そして認知機能障害が強くなってきている。このため、包括的ケアを提供するためには、認知症の知識がより必要とされるようになっている。看護マネージャーによりニーズが把握されたら、看護コンサルタントはこれらの必要性に応える施設での教育プログラムを導入することができる。たとえば、認知機能障害がどのように施設での行動に反映されるかを理解できるよう講義による教育セッションを企画するといったことである。マネジメントの方法を説明し、症例を用い、そしてロールプレイをコミュ

ニケーションの技術を高めるために用いる。

まとめ

　著者の経験では、老年精神医学専門看護コンサルタントは、援助することとスタッフの顔をたてるのをバランスよく両立できないとうまく役割を果たせない。スタッフに、コンサルタントが関わってくれており、現場の仕事を尊重してくれていると感じてもらう必要がある。直接介護しているスタッフを対象にコンサルテーションを行っている人は、しばしば入所者からの強い抵抗にあうことなど、直接ケアすることがどんなに大変かも知らずに批判されているとスタッフに受け取られてしまうというジレンマを抱えている。スタッフと看護コンサルタントの関係は時間とともに発展し、互いに学び合う経験となる。このように、老年精神医学専門看護コンサルタントは、入所者への支持的カウンセリングのかたちで直接ケアに関わったり、入所者とケアスタッフの間にあるシステム上の問題を見つけて解決するのを援助したり、非公式／公式の教育を行ったり、入所者が呈する老年精神医学的症状にクリティカルシンキングを適用できるようにコーチングしたりといったことを通してスタッフをサポートする。Tobin が的確に指摘しているように、「スタッフの耐性を維持するのは容易なことではない。それは、スタッフがストレスに持ちこたえることができるよう管理者側がサポートして初めて可能となる」[9]。

参考文献

1. Statistics Canada. (December 15, 2005). The Daily. Retrieved on October 22, 2006 from www.statcan.ca.
2. Santmyer, K.S. (1991). Geropsychiatry in long-term care: A nurse centered approach. Journal of the American Geriatric Society, 39:156–159.
3. College of Nurses of Ontario. (2002). Compendium of standards of practice for nurses in Ontario. Professional standards for registered nurses and registered practical nurses in Ontario (pp. 14–16). Toronto: College of Nurses of Ontario.
4. Woodward, V.A., Webb, C., Prowse, M. (2005). Nurse consultants: Their characteristics and achievements [Electronic Version]. Journal of Clinical Nursing, 14(7):845–54.
5. Woodward, V.A., Webb, C., Prowse, M. (2006). Nurse consultants: Organizational influences on role achievement [Electronic Version]. Journal of Clinical Nursing, 15(3):272–280.
6. Pajarillo, E.J., Sers, A.J., Ryan, R.M., Headley, B., Nalven, C. (1997). Consultation-liaison psychiatric nursing in long-term care. Journal of Psychosocial Nursing and Mental Health Services, 35:24–30.
7. Stoltz Howard, J. (1978). Liaison nursing. Journal of Psychosocial Nursing and Mental Health Services, 4:35–37.
8. Lewis, A., Levy, J. (1982). Psychiatric liaison nursing: The theory and clinical practice (pp. 4–15). Reston, VA: Reston Publishing Co.
9. Tobin, S. (1989). Issues of care in long-term settings. In D.K. Conn, A. Grek, J. Sadavoy (Eds.), Psychiatric consequences of brain disease in the elderly: A focus on management (pp. 181–182). New York: Plenum Press.

推薦文献

1. Pajarillo, E.J., Sers, A.J., Ryan, R.M., Headley, B., Nalven, C. (1997). Consultation-liaison psychiatric nursing in long-term care. Journal of Psychosocial Nursing and Mental Health Services, 35:24–30.

介護施設におけるコンサルタント看護師の役割についての読みやすい解説で、症例も効果的に取り入れられている。

2. Stoltz Howard, H. (1978). Liaison nursing. Journal of Psychosocial Nursing and Mental Health Services, 4:35–37.
やや古い文献ながら、精神科リエゾン看護師の役割を確立する過程を解説しているものとしては古典的な文献である。明快で読みやすい。

3. Santmyer, K.S. (1991). Geropsychiatry in long-term care: A nurse centered approach. Journal of the American Geriatrics Society, 39:156–159.
精神科コンサルテーションリエゾンチームに関連した問題と対人関係と環境への適応に主眼を置いた治療的介入について解説している。

第19章　家族に対する理解と援助

Etta Ginsberg-McEvan & Anne Robinson
福島さくら　訳

> **キーポイント**
> スタッフが"入所者の家族"を理解するためには、以下のことが必要である
> ●家族全体をクライアントであると見なす。
> ●慢性的な疾患や施設への入所が、どれだけ家族のシステムに混乱をもたらすかを認識する。
> ●家族に疾患について、その経過や、患者や家族自身に与えうる影響について教える。
> ●認知症、もしくは反応に乏しい入所者に面会する時にどうしたらよいかといった、家族にとって経験のないことについて教えることによって、家族をサポートする。
> ●介護の計画立案と提供、そして、介護や生活の目標設定に家族が参加することを促す。

　介護施設における介護のモデルを、入所者のみに焦点を合わせたものから、入所者、及びその家族を考慮したものへと変更することは、家族の構成員もまたケアを必要としていると見なすことを意味する。急性期治療の病院とは異なり、長期介護施設は個人が生活を行う場である。このため、他人には知られていなかった家族生活の内密の事情が、施設の知るところとなるのである。施設入所が家族生活に与える影響や慢性疾患による負担になんとか対処しようと家族がするなかで、家族の交流のスタイルが明らかになってくる。スタッフは、家族が適応するための苦闘に、観察者そして参加者として関与することとなる。ケアが家族の構成員も対象としたものになり、彼らが介護に貢献していることをスタッフが評価していることがわかると、しばしば、家族の心配、罪悪感、そして不安が軽減する。
　Gatesは、ケアに関する認識を、家族全員を対象にしたものへと転換することで、全般的な介護の質を高めることにつながると示唆している[1]。このように焦点を変えることで、他人に介護をゆだねるにあたっての複雑な思いや苦痛、そして、自分の家族が年老いて病気であるという認識を受け入れる苦悩について、スタッフがより理解できるようになる。
　Burnsideは、スタッフと家族の双方が参加することは、お互いにとって慣れないことであると述べている[2]。各々が共に働き介護計画を立案することに苦労しているため、誤解や意見の相違が生じる。ソーシャルワーカーと看護スタッフが協働することで、家族をより良くケアすることができ、施設入所に伴う困難を軽減することができる。家族が家族史を伝えたり、日々の触れ合いを観察することによって、スタッフは、入所者や家族と関わっていると感じることができる。

施設入所：生活の新たな段階

　我々は生まれ、学校に通い、職に就き、結婚し、子供を持ち、孫を持ち、引退する。そして我々は、穏やかな死を望むのである。我々は、人生のこれらの章を生きてゆくが、それらは、前の世代の人々や、ライフサイクルの重要な瞬間を刻む多くの儀式によって準備されたものである。施設入所は、最近になって現れた生活段階である。それは、人々の寿命が延び、慢性疾患を抱え、家族が自宅で介護を提供することがしばしば不可能になるにつれて、一つの生活様式となりつつある。家族全体の構成が、再編されることになる。1人の人間がこれまでの生活から強制的に移動させられ、見知らぬ状況に置かれるのである。施設生活に進んで入る人は少ない。ほとんどの場合、病気が悪化し他に方法が無いため入所するのである。この段階に備えるための儀式など存在しない。それに、なんという段階だろう！

施設での新しいアイデンティティーの発達

　施設入所にあたって、家族は全く新しい発達段階を迎え、ゆっくりと慎重に恐れを抱き、そして動揺しながら行動する。それは危機の時である。それは病気の家族にとっての最終章である。**表1**は、家族のだれかが施設に入所するときに、家族が直面する問題点の一部を列記している。家族という単位が、アイデンティティーの危機に陥るかのようである。夫、妻、息子、娘といった、家族にとっては馴染み深い役割が、施設のスタッフには容易には理解されないようである。施設に入所した家族の一員は、"患者としての振舞い方"のレッスンなど受けたことがない。Prestonは、アイデンティティーが適応のために必要不可欠であると論じている。"それは、社会的な観点から、人に自分が何者であるか、自分がどれだけ尊敬に値し何をなすべきかということを教える"[3]。施設入所に当たって、入所者とその家族は"新しい"アイデンティティーを引き受けるのである。そこには、内面的な混沌、当惑、そして懸念の感覚が存在する。ついに介護の負担が軽減されるという安心感も存在するかもしれないが、家人にとっては何を期待したらよいのかはっきりしないのである。

　時に、家族は施設の柔軟性に欠ける反応に遭遇するかもしれない。言語的また非言語的メッセージによって、家族は、退け、部屋から出ろ、帰宅しろ、明日午前11時に戻って来い、そして午前11時以前はだめだ、もしくは、午後8時までいろ、そしてそれ以降はだめだなどと告げられるので

表1 家族のだれかが施設に入所する際、家族が直面する問題点

1. 家族を他人に"引き渡す"ことへの、後ろめたさや怒りの感情
2. 妻や夫、息子や娘、母や父といった役割の部分的喪失
3. 家族の支持的な構成員の喪失、例えば、親の情緒的サポートや知恵、配偶者の情緒的、社会的、そして経済的サポート、そして身体的愛情
4. 家族が今にも死んでしまうのではという恐れ
5. 患者本人からの拒絶や怒りへの恐れ
6. 施設、医療、そして看護のケアについての知識不足と、質問することへの恐れ
7. 経済的負担

ある。スタッフが患者を直接介護している間、家人は部屋から出なければならない。何年にもわたって主たる介護者であった家人は、締め出されたように感じる。できることなら、ある程度の柔軟性が存在し、施設の規則について協議や交渉ができることが望ましい。

患者は、ほぼ全面的に依存した立場に置かれるかもしれない。彼は、ヘルスケアチームが勧めることすべてに黙って従い、自身をゆだねるのである。彼は眠り、目覚め、個人的ニーズを満たし、食事をする。そして"病気の世界"の規則の中で生きることに苦労するのである。

"病気の世界"においては、人はファーストネームで呼ばれ、「おまえ」「いい子」などと呼ばれる。人は頭を撫でられ、笑うよう言われ、励まされるのである。スタッフや家族は快適さや安心を欲しているのだが、その代り、知らず知らず恩着せがましくなるかもしれない。時には白いガウンを着せられることがあるが、それは現実世界においては、死者を包む白布を象徴するものである。ある意味において、その人の一部は死んだように感じられる。もし病気によって体がねじれたら、もし虚ろな視線を向けたら、もし全く不可解な言葉を口にしたら、もし大声で叫んだら、全員が目をそらすか、すぐに何もかもうまく行くだろうと安心させるために言うのである。しかし、本人も家族も、すべてはうまくいっていないことを知っているのである。奇妙な環境である。見知らぬ人が新しい言語を話している。「していい」そして「してはいけない」という施設の言語である。プライバシーは消え去り、家族は公の領域の一部となったのである。

患者は家族という単位の一部であり続ける

病人が家族とともに施設に入所する。こう言うと、まずは大変で不合理なことに聞こえるかもしれない。もちろん、家族全員が施設に"住む"わけではない。家族の一生にわたる関係性、価値観、葛藤、遺物、そして忠誠心が、施設に入所するのである。こうした豊富な家族史が、患者に影響する。個人史は、介護や治療にとって重要であるので、スタッフはこれを無視すべきではない。施設への適応がうまくいくかどうかは、その家族のあり方を維持できるかどうかにかかっている。スタッフの反応は、彼ら自身の家族背景を反映しているかもしれない。スタッフそれぞれが、個別のアイデンティティーを、各自の家族史の中に持っているのである。

"血縁関係、結婚、そして持続的な親しい間柄によるつながりは、我々の人生に特別な心理的かつ倫理的な絆をもたらす。家族という言葉は、現在のアメリカ社会においては正確に定義することがほとんど不可能であるが、こうしたつながりや絆で成り立っており、独特の社会的空間を構成し、そこでは、公の場や他人とのかかわりの中で通用するような一般的なものとはいくらか異なるルールがある"[4]。施設は公の場であり、スタッフの構成員はそもそも他人である。

"家族生活、それも特に家族の構成員が互いに持つ倫理的責任は、重篤な慢性疾患によって二通りの問題を抱える。第一には、慢性的な介護が家族にもたらす負担である。そして第二には、重篤な慢性疾患が、家族生活に関する伝統的な倫理観に危機をもたらしうるという事実による問題である"[4]。

"汝の母と父を敬え"と、十戒は明確に力強く述べている。有名な詩人であるEmily Dickinsonは、"あなたの両親を優しく抱きしめなさい、なぜなら彼らが去った時、世界は見知らぬ寂しい場所のようになってしまうから"と述べている[5]。

そして劇作家であるMarsha Normanは、"娘たちや息子たちにとっての問題の一つは、返済することのできない負債を抱えて人生に送り込まれることである"と述べている[6]。惜しみなく命を与えることによって、過去と未来の永遠に続くつながりが確立されるのである。そして、声高に述べられるかどうかは別にして、伝統的な結婚の誓いが存在する。"病める時も健やかなる時も、死が二人を分かつまで"。

事例提示

　Yさんが発症後10年になるパーキンソン病のため介護施設への入所を余儀無くされたとき、Yさん夫妻の結婚生活は50年間に及んでいた。彼がもはや身辺自立不可能となったため、過去5年以上、妻が夫に個人的介護を行っていた。入所後、妻は毎日夫を訪問し、昼食や夕食を通して留まり、彼に食事をさせた。スタッフは、当初妻の食事介助を喜んでいた。しかしながら、妻が毎晩夫の体をスポンジで拭い、パジャマを取替え、夫が入眠するまで留まるようになると、スタッフは混乱した。彼らは、妻が規則に従わず、通常の面会時間を超えて滞在していることを指摘した。スタッフは、妻の行為により、彼らの介護が何かしら不適切なものであると言われているように感じたのである。

解説

　この種の問題については、議論や交渉が行われなければならない。それにより、家族とスタッフは、可能な限り最良の介護にともに参加することができるのである。ただしスタッフは、Yさんに脅迫めいて受け取られる可能性があることを理解しなければならない。

家族のシステムと"施設における家族のシステム"

　家族のシステムというものは、"施設における家族のシステム"と互いに影響しあうものである。後者は非常に官僚的かつ政治的なシステムであり、スタッフでも理解するためには何ヵ月も何年もかかるものである。にもかかわらず、家族はものの数日間で新しいシステムに馴染むことを期待される。"施設における家族"のすべての構成員について考えてみよう。経営者、看護師、医師、ソーシャルワーカー、レクリエーション指導員、作業療法士、理学療法士、言語療法士、検査技師、レントゲン技師、栄養士、家事スタッフ、そして整備スタッフらである。患者とその家族は、突然全く新しい各種の関係者に囲まれるのである。

　そして家族のシステムは二つ存在することになる。元々の家族は、傷つきやすい人生の交差点に差しかかっている。病気になった当人は、負担となることで家族を失望させた、そして、非生産的となることで社会を失望させたと感じるのである。一方で、家族は、病気の家族を施設に入所させることで失望させたと感じるのである。家族のつながりが病気によって引き裂かれるのである。

事例提示

　マイラは43歳、独身である。75歳の母親、重度の卒中の後遺症で麻痺と発話障害を抱えるXさんを入所させる介護施設を探さなければならなかった。彼女の認知機能は保たれていた。母と娘はそれまでずっと同居しており、強い絆で結ばれていた。

　Xさんは若くして夫をなくし、マイラを育て上げた。彼らは同じ趣味を共有していた。マイラは、かつて同居していた自宅に似たものになるよう母の部屋を整えた。写真、枕、お気に入りの枕元の電気スタンド、毛布、小さな椅子、そしてマイラ自身が所有する数多くの動物のぬいぐるみを持ち込んだ。マイラは、彼女自身の衣服を何点か、母のクローゼットの中に並べて置くために持ち込んだ。スタッフは当惑し、マイラに対して私物のほとんどを持って帰るよう丁寧に依頼した。彼女は一、二枚の写真と、一、二個の動物のぬいぐるみしか残しておくことができなかった。スタッフの言い分としては、ここは施設なので、すべては整

然と清掃しやすいようにしなければならないというものだった。マイラは拒否し、スタッフの怒りとすべてを箱詰めにしろという脅かしにXさんは混乱した。

解説
　マイラは、これが彼女が母とともに過ごす人生の最終章であり、施設入所にあたって、感情的にも実際的にも母と離れることは苦痛が大き過ぎることに理解を示して欲しかったのである。相互理解を目的に数回家族ミーティングを行うことで、無難な歩み寄りに至ることが可能だった。スタッフは時には、介護について家族と協調するというよりも、力強くコントロールする役割を担う。家族が不安にかられて質問すると、スタッフは防衛的な反応をする場合がある。家族の心配について注意深く聞き、繊細さをもって話すことが、スタッフにとって助けとなる。質問は、家族の恐れや心配を意味するというよりも、挑発的なものと見なされがちである。

　"施設における家族"も同様に傷つきやすい。彼らは、ベッドを明け渡した入所者（たいていの場合亡くなった）を悼んでいる。スタッフは、時には丸1日たたないうちに、最初からやり直すことを求められる。そしてスタッフは、過ぎ去った家族を悼む間も無く、新しい家族に対してエネルギーを向けなければならない。

　元々の家族と施設における家族は、双方にとって危機的な時期に出会うのである。スタッフは支持的であることを期待され、家族は介護の負担が減ったと感謝することを期待される。双方のグループが、出会いの際にストレスが多いと報告している。**表2**に、スタッフと家族の間に葛藤を引き起こす可能性がある問題点のうち主要なものを列記した。

　スタッフは、家族の行動に否定的な判断を下すかもしれない。自己防衛的となり、そして時には職を失うことを心配するのである。スタッフは、家族というものは、その気になれば経営者側に掛け合うことのできる力を持っていると信じている。訴訟に持ち込むなどと脅された場合には困難であるが、家族が怒りを爆発させるのは無力感によるのかもしれないということを理解することが重要である。スタッフが防衛的ではっきりしない行動をとると、はたして患者に最良の介護が提供されているのかと家族がより心配することとなる。患者は、今や"数多くの病人"の中で生活し

表2　スタッフと家族の間に葛藤を引き起こす可能性のある主要な問題点

1. 家族関係を保つことよりも、施設の方針や手順のほうが優先順位が高い。
2. 洗濯、更衣、食事、入浴、そしてトイレの時間的に余裕のないスケジュールにより、結果的に柔軟性を欠くこととなる。
3. その家族にとって入所者が唯一無二の存在であることを理解していない。
4. 家族は施設の介護に感謝すべきであるというスタッフの感覚。
5. 日々の出来事に関するコミュニケーションの乏しさ。
6. 家族による個人的介護がしばしば妨げられる。
7. 面会時間を厳密に守らせること。
8. スタッフ同士が家族の"愛情"を巡って争うこと。

ており、各々が入浴、移動、トイレ、食事等々の順番を待たなくてはならない。そして大きな変化は、「誰が私の家族を優しく愛し、おやすみや、おはようのキスをしてくれるのか？」ということである。

行動を理解するということは、家族の行動だけに関連するわけではない。スタッフが彼ら自身の行動や反応について理解することが、同じように重要であり、時にはより大きな助けとなる。例えば、家族に対し過剰に決め付けたり、もしくは衝突したりすることは、スタッフ自身の自分の家族に関する否定的な感情のためである可能性がある。

家族とスタッフの関係性

家族内では妻によって行われていた介護は、夫の考えられるすべてのニーズに対応しようとする介護スタッフに引き継がれる。これには、身体的なニーズや、身体的介護に伴う親密さも含まれる。我々は"介護の担い手"が女性である妻を脅かすことに敏感でなくてはならない。現実には、夫の介護はスタッフの上司によって管理され、指示され、そして監督されているが、スタッフは主に女性である。看護師、ソーシャルワーカー、レクリエーション指導員、栄養士、検査技師、理学療法士、作業療法士、等々である。結婚後40年、50年とたつ妻が、自分が歓迎されていない客であるかのように感じるかもしれない。もし彼女があまり頻回に面会に訪れると、その関係性は"巻き込まれている"もしくは彼女は"支配的である"と受け取られる。もしあまり面会に来なければ、彼女は"拒絶的である"と受け取られるかもしれない。子供たちは、まるで"錨を失った船"のようにさまよっている母と、新しい事態になんとか折り合いをつけようと苦労している父の板挟みになる。妻は、夫の"愛情"を巡り、女性スタッフと潜在的に対立している。介護士やソーシャルワーカーといったスタッフは、何が起こっているのか理解していなければ、夫が攻撃的な妻の被害者であると見なしてしまうかもしれない。

スタッフの認識

入所者の介護についての会議で、入所者との同一化、文化的また民族的差異、そして入所者への期待といった観点から、スタッフが自身の反応について議論することはほとんどない。家族は簡単に否定的、もしくは肯定的な言葉によって描写される。チーム会議は、薬物療法や問題についてのみ議論するだけでなく、その人物やその家族生活についての理解を反映したものにする必要がある。我々はすぐに病理学者になりすぎる傾向がある。家族の行動の一つ一つが吟味され、議論され、そして記録されるガラス張りの状態となるのである。

施設のスタッフと家族の双方にとって、確信が持てなくとも良いのだということを認識すべき時である。施設を利用するようになった今の時代までは、家族が一般的に管理を行う主要な介護者だった。家族にまつわる問題の中心には、誰が管理を行うのかということがある。我々は協調関係へと移行する必要がある。我々は、社会的に介護者となった家族や、病気の人自身から学ばなければならない。老化は受胎に始まり、誕生から死までの連続した過程である。この世代の高齢者とその家族は、施設介護における先駆者である。我々は、人生のこの終わり方を、異常と見なすことがないようにしなければならない。

"高齢者を被害者として見ないこと、家族を敵として見ないこと、そしてスタッフを救済者として見ないことは、時に難しい。このような救済の幻想は、業務の妨げにしかならない。その代りに、家族全体を、配慮を要する単位として捉え、施設入所に関する家族の感情についての理解、もしも罪悪感が存在するならそれを和らげること、援助の展望を示すことに焦

点を当てなければならない。家族と施設はパートナーとして、苦痛を和らげるために必要なことを行うということである"[7]。

家族を援助する

　入所者のために基本的な身体的介護以上のものを提供するための予算は、優先順位が高くないことが多い。メンタルヘルスについての相談やケア、そしてソーシャルワーカーは、しばしば利用することができない。とはいえ、直接介護を行うスタッフは、しばしば、介護を提供する対象である人々について相当な知識を有している。家族との触れ合いの観察、異なる家人からの介護の要求、そして施設内の社交行事のすべてで、家族関係やスタイルを観察する機会がある。家族の間で意見が違っている！それを漏れ聞いたり、実際に聞かされたりすることは、スタッフにとって珍しいことではない：

娘その一：
お母さんは独立心が強いのよ。いつだって自分で物事を決めてきたわ。
娘その二：
いいえ、お母さんは病気よ。何もかもしてもらわなければならないのよ。

もしくは

娘：
あんたは何が起こっているのか理解できるほどしょっちゅう来ないじゃない。
息子：
そうだね。あんたのように出しゃばるうえに何の役にも立たないよりはましだよ。

もしくは

孫娘：
職員さんに、おばあちゃんが頼んだらいつでも起こしてあげてと言っといたわ。
娘：
なんですって！おばあちゃんは休まなくちゃいけないの。職員さんがベッドに戻さないなら別だけど。

　家族は彼らの新しい役割に適応しようともがいており、スタッフに対して、他の入所者を犠牲にしてでも自分の家族を優先するようにと、彼らが及ぼしている微妙なプレッシャーにしばしば気付いていない。例えば：

うちの母は他の人よりもっと助けが必要なのに、あなたはわかっていない。彼女はこれまで助けを求めたことなど無かったのだから、今それを求めているのだとしたら、あなたは彼女を助ける必要がある。
もしくは

いつも食事が冷めていると父が言っている。彼に先に食事をさせて。
もしくは
彼は起こしてもらうのがいつも最後だ。

　家族は、彼らの要求から生まれる結果を指摘されると驚くものである。彼らは、決して他の入所者を軽視して欲しいわけではなく、自分たちがしてやりたいような介護を患者に受けさせたいと欲しているだけである。

　かつて自立していた患者が今や依存していることに悩み、家族は時に、じっくり考えずに批判したり介護を要求したりする。家族が慢性の病気にかかったことに対処するには、それまで何年も持ってきたその人物のイメージを作りかえる必要がある。このことは苦痛に満ちている。なぜなら、自分の親のかつてのイメージを進んで手放す人はいないからである。家族にとって、かつての母や父、もしくは"病気によってかき消された人格"についてスタッフと共有することが重要である。家族は、介護を受けている人がかつては今とは大きく異なる人物であったことをスタッフに理解してもらいたいのである。このことが直接の介護者によって理解されなければ、葛藤や誤解が、スタッフと家族の間に発生するだろう。

　どうすればこの過程をより簡単にすることができるだろう？家族は、援助と、慢性疾患の与える影響を理解するための教育を必要としている。

マネジメント

　家族は、病気のこと、その進行、そして今後の数ヵ月や数年でどのようになるかについて理解するための助けを必要とする。
　例えば、認知症について：
- それは何か？
- どのように現れるものなのか？
- 患者は良くなるのか？
- 現在の病気の段階は？
- 誰もが同じ段階をたどるのか？

　患者の変化について、家族が理解し切り抜けるのを、この知識が助けるのである。そして情報は、彼らがまさに経験しそうな状況をわかりやすく説明するものである必要がある。彼らが知る必要があるのは：
- 患者は、記憶しているときもあれば、していないときもあるだろう（そしてこれは、意図的に忘れるのではなく、病気の結果なのである）。
- 物忘れの結果として、スタッフが金銭や衣類を盗む、もしくは食事を出してくれないと訴えることがあるかもしれない。
- 家人自身が、患者を放置し世話していないだとか、財産を盗んだり盗もうとしていると責められるかもしれない。

　病気の性質や、それがどのように現れるのかという知識を家族が身に付けることによって、見舞いに行く時の不安が軽減されるかもしれない。患者にどう対応したらよいかについて具体的に教え

ることで、特に患者が疑り深く非難がましい場合、家族の苦痛を軽減することができる。

家族のための面会の仕方
- こちらから話す－記憶が障害されている相手に質問しないようにする。
- すべての来訪者が名前を書いておくことができる、来訪者用のノートかカレンダーを用意する。
- できれば名前が書いてある家族の写真のアルバムを用意する（これは誰？もしくは、あなた覚えてる…？などと入所者に頻繁に尋ねないように）。
- 会話しなくとも、一緒に歩いたり座ったりするだけでよい。
- 馴染みの音楽を一緒に聞いたり、トランプで遊んだりする。
- 疑いを抱いていることがあるようなら、短時間きいてあげる－論争したり、論理的に主張を証明するよう試みたりしない。食堂や散歩に誘って気分を変えさせる。
- 何が気分を変えるのに有効だったか、スタッフに質問する。

来訪している間に、家人は家人ならではの情報を、しばしば直接のスタッフに伝える。この情報は大事に、スタッフが交替しても伝達され、介護計画に記入される必要がある。例えば：

> でも看護師さん、私は昨日の朝、職員さんに、うちの母はマニキュアをしたことがないと言いました。マニキュアは好きじゃないし、マニキュアのおかげで閉所恐怖症のように感じると、いつも言ってました。なのにどうしてマニキュアを塗らせちゃうんですか。私は職員さんに言ったんですよ！

事例提示

　Aさんは、妻の体調が悪化していくことに耐えられなかった。そして、彼は頻繁にスタッフに嚙み付き、あるスタッフを入室させなかったり、介護を提供する担当者を選ばせろと主張したりした。彼はおびただしい物品を要求し、すぐに医者を呼べと繰り返し言い張った。彼はスタッフが十分なことをしていないと訴えながら、スタッフが必要な介護を提供するのを許そうとしなかった。スタッフが何をしようとも、決して十分ではないというのである。この一連の敵対的な行動が繰り返されるにつれ、チーム全体が疲労し自信を失った。訴訟の脅し、無礼な態度、そして人種的な侮辱がおおっぴらに行われた。しばしば聞かれる脅しは、「お前の名前は？見てろよ、書いておいてやる。経営者に報告してやる。お前は仕事を怠けているんだ！」といったものだった。

解説

　Aさんの行動が、妻を救うことができないという、彼自身の絶望感を反映したものであることを理解することが重要である。こうした感情がエスカレートすると、彼は攻撃的になり手がつけられなくなる。スタッフは、自分たち自身のコントロールを保ち、受け入れ可能な行動の境界線をはっきりさせることで、彼が自制を取り戻す手助けを行うことができる。

こうした見落としが、家族の不安を高めてしまう。病気の陰に存在する人格は、本当に知られていないのだと。家族は用心しなければならないと感じ、スタッフはなぜ大騒ぎになったかわからず

驚く。家族は単に怒っているのではなく、患者の尊厳を保つために注意しているのだと理解することで、介護計画を立て、実行するために家族と協力する助けとなる。協力を進めるためには、日中のシフトと夕方のシフトの中で、それぞれ1人のスタッフをはっきりと決めて、そのスタッフと家族が数分間過ごせるようにするのがよい。この接触によって、家族は安心する。家族は患者について話す相手がおり、スタッフは家族による介護についてくわしく知ることができるだろう。これは人的資源や予算が限られている場合や、患者の施設入所に際して家族が適応に苦しんでいる場合に役に立つ。

家族の中には、患者を介護施設に入所させることに耐えられず、強い心配、怒り、そして不安を引き起こす人がいる。スタッフと家族は協力することができず、もがき苦しむことになる。これは例外的であろうが、彼らこそがルールであるかのように感じられることもある。

マネジメントのために

- 介護計画を作成して記録しておき、経営者を含む全員がそれを守らなければならない。そしてその計画は、家族を交えて検討されなければならない。
- 入所者の体調について、医師から毎週最新の情報が伝えられれば、Aさんの不安を和らげる助けになるかもしれない。
- ソーシャルワーカーは（もしいるのであれば）、夫を積極的に支援することができる。
- 各勤務時間帯で担当スタッフを決めて、Aさんが毎日短時間（5～10分間）会うことができるようにする。
- 無礼な態度を許すことは、Aさんの助けとはならない。彼はスタッフに嫌われるだろうし、妻の介護における参加者ではなく、むしろ敵対者として見なされてしまうだろう。彼が冷静になれば後でスタッフと話すことができると彼に静かに伝えて立ち去る。そして、後で必ず、その勤務時間帯の中で、彼が冷静になった時に戻る。同様のアプローチは、電話での無礼な態度に対しても使うことができる。

家族、入所者、そしてスタッフが、治療チームの目標や計画について、知らなかったり同意していなかったりすると、誤解が生じる。家族がこうした目標や、そこへの到達方法について理解し、将来的な目標をたてるのに参加することによって、(1) 家族は能動的な参加者となることができ、(2) よりスムーズに協力できる関係をつくる助けとなり、そして (3) 結果的に家族全員にとってより良いケアを得ることができる。

参考文献

1. Gates, K. (1986). Dementia: A family problem. Gerontion, 1/2:12–17.
2. Burnside, M. (1980). Psychosocial nursing care of the aged (p. 235). New York: McGraw Hill Book Company.
3. Preston, R.P. (1979). The dilemmas of care: Social and nursing adaptations to the deformed, the disabled and the aged (p. 38). New York: Elsevier North Holland.
4. Jennings, B., Callahan, D., Caplan, A.L. (1988). Ethical challenges of chronic illness (pp. 1–11). Hastings Center Report, February/March.
5. Luce, W. (1978). Belle of Amherst (A play based on the life of Emily Dickinson). Boston: Houghton Mifflin.
6. Gussow, M. (1983). Women playwrights – New voices in the theater. New York Times Magazine, 5(1):40.

7. Solomon, R. (1983). Serving families of the institutionalized aged: The four crises. In G.S. Getzel, M.J. Mellor (Eds.), Gerontological social work practice in long-term care (pp. 83–96). New York: The Haworth Press.

参考図書

1. Preston, R.P. (1979). The dilemmas of care: Social and nursing adaptations to the deformed, the disabled and the aged. New York: Elsevier North Holland.
   この本では、病気の人を介護するにあたっての心構えを説明している。健康な人から見た、"病気の人の世界"である。

2. Fischer, L.R. (1986). Linked lives. Toronto: Fitzhenry and Whiteside.
   母と娘の生涯にわたる絆を描いている。

3. Edelson, J.S., Lyons, W.H. (1985). Institutional care of the mentally impaired elderly. New York: Van Nostrand Reinhold.
   施設での生活をよりよくするための方法が、患者、家族、スタッフ向けに書かれている人間性と思いやりにあふれた書。

4. Goodman, R., Jackson, L. (2006). Visiting with elders, 2nd edition. Toronto: Baycrest Center for Geriatric Care. Available at www.baycrest.org/documents/baycrest_visiting_online.pdf.
   お互いに満足のいく面会にするための家族向けガイド。

5. Duncan, M.T., Morgan, D.L. (1994). Sharing the caring: Family caregivers' views of their relationships with nursing home staff. Gerontologist, 34:235–244.
   家族は技術的に十分な介護に加え、情緒的にも細やかな介護を求めていることを示す研究。

第20章　法的及び倫理的側面

Michel Silberfeld
富永敏行　訳

> **キーポイント**
> - 保護を要する人の尊厳を尊重するには、障害されている機能についてはサポートしながらも、自律性が保たれるよう注意する必要がある。
> - 入所者の同意を得ることと意思能力を評価することで、入所者を不当な介入から保護し、尊重することができる。
> - 代理人を任命し、自己判断能力のない人に代わって選択するための基準が設けられている。
> - 介護施設への非自発的（強制的）入所は、入所決定が完全に妥当であると判断された場合にのみ可能である。意思能力のある入所者が介護施設からの退所を希望したときは、多くの場合、退所することができる。
> - 非自発的介入は、生命保護、及び危険な状況から入所者を保護する場合にのみ認められる。近年、身体拘束は、かなり減っている。危険な行動を防ぎ、拘束を避けるために薬物療法が有効である。施設側は、拘束の使用に関する指針を定めるべきである。
> - 入所者の個人財産は、利害が衝突する可能性があるため、施設外の人が管理することが最も良い。
> - 介護施設内で生じる議論の多くは、個人レベルで取り組まれる。しかし、それと同時に、これは社会全体の問題でもある。強制栄養や蘇生処置の問題、そしてライフスタイルや異性間の問題も含まれている。
> - 当事者間で開かれた対話をすることによって、ほとんどの争いを解決することができる。コンサルタントは、仲裁役としての役割を果たすことができる。その他の方法では解決できない意見の対立は司法機関に委ねることができるし、また委ねなければならない。

　保護を要する人の尊厳の保護という問題に関して、専門家や介護者らから提起されることが増えている。このことは、介護施設の入所者にとって有益なことであろうし、喜ばしいことである。人格を尊重することは、慢性期ケアの重要な側面であり、入所者の福祉に直結している。施設の中には、この難しい倫理的な判断を合意に基づくものにするために、倫理委員会、あるいはそれと同等な審査機関を立ち上げることまで行った施設もある。

　人格を尊重するということは、その人の自律性が最大限に保護されることを意味しており、具体的には、その人の能力の限界まで自主選択することを勧めることである。尊重するには、機能が低下している面についてはサポートすることも必要である。入所者が最も良いと判断したことが、介護者の判断といつも同じであるというわけではない。介護者にとって、自分たちが良かれと思っている事が、介護を受ける側の望みと必ずしも同じではないことを認識することは容易ではない。介

護者は援助するために高い意欲を持っており、ケアを受ける側との関係から報われたと感じる。この相互関係は、何らかのことがらで意見が一致しないと、時に引き裂かれてしまう。これは残念であり誤ったことである。相互関係というものは、"同意しないことへの同意"によって、より確固たるものになる。すなわち、"同意しないことへの同意"により、相手を高い次元で尊重していることになるのである。

　同意を得るということは、自主選択を尊重するための手段であるが、中には、そのような自主選択を行うことができない人がいる。意思能力を評価することは、誰が、どのような状況で代理人を必要とするかを評価するということでもある。意思能力がない入所者の代理人は、自らの責任ですべてができるというわけではない。意思能力がない状態になった場合、代理人が好き勝手にするのではないかとよく懸念されるが、そうではない。代理人が判断する基準には、意思能力のない人を保護することが定められているのである。

　入所者の希望が強制的に止められる場合があるが、それは、入所者を保護するため、そして、より優先度の高い社会的規律を維持するために必要である。介護施設でよくみられるこのような状況のいくつかについて、本書でもとりあげ、このような議論の多い問題について現時点での解決策を明らかにする。これら問題の多くがまだ議論し尽くされないまま残されており、完全には解決されていない。

　入所者の希望が、意図されず軽率に止められていることもある。つまり、介護施設の規則によって、ライフスタイルが制限を強いられることがあり、それは、強制的な治療と同じくらい侵襲的である。施設でのライフスタイルの尊重という点については、まだ十分に注意が払われているという訳ではない。介護施設は、介護してもらうかわりに制限を受け入れなければならないかもしれないという入所者の心配を取り除かなければならない。

　こういった全般的な議論を、個々の問題を多く取り上げることで進めていく。

同　意

　何人も自己責任による選択は、尊重され、侵害されてはならない。同意を得るにあたり、介護者は、入所者を尊重しなければならない。このことは、不当な介入に対する防止策と警告として、法律で定められている。

　同意に関する法律は、暴力に関するコモンロー（英米の慣習法）に由来しており、相手の明確な同意がなければ、いかなる人もその人に触れることができない。医療の分野においては、明確な同意なしに治療や処置を行うことはできないとされている。この同意の本質をより明確にするために、法律は、合法的な同意を次のように定義している。すなわち、合法的な同意とは、同意を求められているという事態を理解していること、及び、同意した場合としない場合の両方の結果をはっきりと理解していることと定義しているのである。

　総論的な要点は次の通りである。人は、十分に説明を受けた上で選択し、自分自身の意志を明確にする機会が与えられなければならない。言いかえると、合法的な同意というものは、その人が自発的に、かつ、熟慮のうえで選択したときに有効となり、自発的な選択というものは、強要されることはないのである。相手の立場に立って説得することは、その人の自然な意向を踏みにじるものでないならば、通常のケアの範囲である。

　介護施設で、入所者が、自分自身で熟慮を重ねたうえでの選択であるかどうかの確認が困難であることがある。そのときは、介護者が注意深く観察すれば、意思能力があるうえで拒否しているこ

とに気づくことができ、本人の意思を尊重することになる。そればかりか、直接拒否をしていなくても、"意思能力のない人の同意"である可能性に気づくこともあろう。承諾（agreement）自体は、同意（consent）の証ではなく、意思能力があることの証でもない。もし仮にそうならば、単に、意思能力がある人というのは、我々に同意する人であり、そうでない人は意思能力がないと言っているに過ぎない。

　介護スタッフは、専門的見地から、専門家としての責任を果たすことが求められる。実質的に介護スタッフは常に、意思能力に関する評価者であり、疑いの余地があるかどうかを判断しなければならない。もし、何らかの疑いがあるならば、意思能力に関する正式な評価を受けるよう、専門家に意見を求める責任がある。意思能力に関してのきちんとした評価は、司法医学的な行為を要し、それには、法律等の要素が多く含まれている。意思能力の評価に関するガイドラインの概略は、図1に示す通りである。

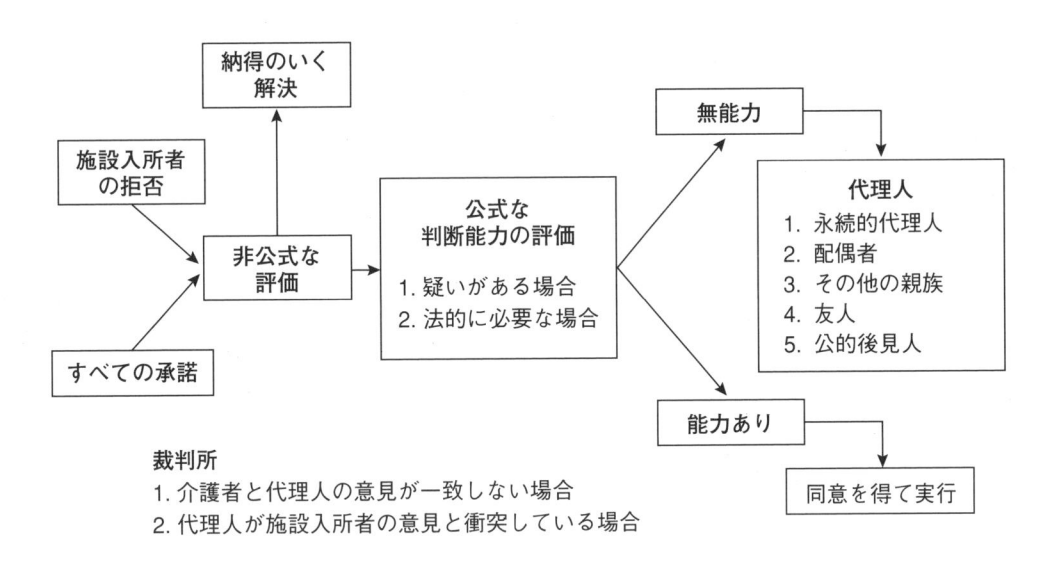

図1 一般的な決定に至るガイドライン

　ある人が、介護施設へ入所することに同意したとき、それによって日常的な身の回りのケアに対しても、暗黙の同意をしたとみなされることがある。本当にそうであれば、手術のような非常に大きな侵襲が加えられるときにのみ、明確な同意が必要ということになる。もしも日常的な身の回りのケアを拒否されたら、その同意と意思能力について検討するべきである。介護施設に入所するという決定には、日常的な身の回りのケアに対する暗黙の同意が含まれているとみなすことは、誤っており、ケアを提供するうえで問題になる可能性がある。従って、入所の際、提供される一般的なケアについて説明しておくことは、現時点では表面化していないが早期に意思能力の評価が必要かどうかを明らかにすることに役立つであろう。

代理人

　誰かが、意思能力がないと思われる入所者の代理選択をするように指名される場合、誰が指名されるべきか。近年、「意思能力がない入所者に最も近い者が、意思決定すべきである」という合意が形成されつつある。近い者とは、配偶者、家族、友人、介護者、他に誰もいないならば公的後見人が該当する。意思能力がない人にとって近い者は、その人の願望や社会的道徳に沿って、その人のことを家族のように気にかけること（愛することではないにしても）と意思決定することがともに可能であると考えられている。家族がこの責務とそぐわない希望を持っていることがあるが、その場合には、他の代理人が任命される。今後、判断能力を失った時の代理人を明記した指示書を残す人が増えるだろう。このような指示書があれば、それは最大限尊重されるべきである。時には、代理人と介護者の間に意見の対立が生じることもある。それが話し合いによって解決できなければ、より上位の法的機関に引き継がれるべきである。裁判所でのヒアリングを要求している地域もある。

　どのような基準で、代理人はその人に代わって選択するのであろうか。例えば、オンタリオ州では、「その人だったらこう選択したであろう」という選択をすることを代理人は求められている。しかし、このような判断は、指示書がなければ、自信を持って行うことは難しいであろう。判断するにあたって介護者や近い人たちの助けを得ることはできるものの、はっきりとわからない点も数多くあるだろう。代理人は、決定することが重荷となる。介護スタッフから助言を受けることもあるだろうが、介護スタッフは同時に、代理人の出現で自分達の権限が弱くなると感じるかもしれない。介護スタッフ自身が代理決定する責務を負っていることもあるからである。入所者にとって最善の利益をもたらすケアというものが、選択するにあたっての基準となる。当然ではあるが、利益に対する考え方はさまざまである。認識のずれを解決するにあたって、これまで裁判所は、専門的基準に照らして、選択の中でそのケアが明らかに必要かどうか、そして、その選択が合理的なものかどうかを判断している。

非自発的入所

　居住地を選択する能力がないと判断された人は、介護施設に強制的に入所させられることがある。多くの地域では、非自発的入所には、たとえ任命された代理決定人がいても、裁判所からの認定が必要となる。

　強制的な入所は最終選択であるべきという指針に基づいたガイドラインもある。適切な努力により、他のそれほど強制的ではない解決策が採られることもしばしばある。強制的に入所させられた者が、やがて、自ら満足して新しい環境に慣れてしまうこともしばしばある。それにも関わらず、非自発的入所は、関係者にとっては、しばしば苦痛を伴う。関係者がその苦痛を受容できるのは、入所決定が完全に正当な場合にのみである。

　強制的に入所させられた者と精神科施設に強制入院させられた者とを区別しておかなければならない。強制入院させられた精神科の患者は、行動の自由を失う。彼らには、治療を拒否する権利を含めたその他のすべての権利は残る（彼らが、その点に関して同様に意思能力のない者でない限り）。一方、住むところを選ぶ能力のない人々は、居住先に関する選択権のみを失う。その点に関しては、彼らは、親（代理人）に管理される未成年者（子供）のように扱われる。

自己退所

　介護施設の入所者が、以前の慣れ親しんだ環境に戻りたいという希望を口にすることはよくあることである。これは入所直後に最もよく起こることである。もし、入所者が退所希望し、施設側と話し合っても解決できなければ、その時は、退所希望者は、自由に退所することができる。しかし、二つの例外がある。
　第一に、退所によって重大な危険にさらされる人は、保護されなければならない。この義務は、法律（例えば、オンタリオ州の精神保健法）によって厳しく定められている。このような法律により、重大な危険がある際には、入所者を引き留めておく権限を発動させることができる。この権限の発動によって、その人は、通常、更に評価するために精神科病院に転院させられることになる。
　第二に、例えば、居住地を選択するといった、退所を決定する能力がない入所者の場合である。退所決定する能力がないと思われる入所者は、判断能力がないので退所希望しても応じられないことを告知され、入所者の意思能力を評価するために専門家が呼ばれるべきである。もし、その入所者に意思能力があり、非自発的入所が妥当でなければ、退所させることが正しい。もし、その入所者が意思能力のない状態であると判明したときは、代理選択のための代理人が任命されるであろう。地域によっては、ある入所者が意思能力のない状態であると判明すれば、裁判所への申請を求められたり、裁判所自体が決定を下したりする。裁判所が任命した後見人がいるならば、後見人は、居住先を決めることができる。しかし、裁判所に選任された後見人であっても、裁判所の許可がなければ、意思能力のない人の要求を無視することができない地域もある。法律の知識、判断能力の評価、非自発的入院に関する専門的知識の三つが必要とされる。しかし、多くの場合、介護スタッフ側は、裁判を避けるために率先して、非公式な解決策を見いだすものである。

非自発的な（強制的）介入

　非自発的な介入は、次の二つの場合にのみ行われる。すなわち、救命のためと危険な状況に陥らせないようにするためである。非自発的治療は、これらの状況下であれば、同意が得られなくても、行うことができる。しかし、それ以外でも、非自発的な介入は、公衆衛生的な理由のために行うことができる。伝染性疾患の拡大を防ぐための予防接種やその他の方策が行われる際には、非自発的な介入が行われる。通常、そこには暗黙の同意があると想定されている。
　救命処置を要する場面では、非自発的治療は、救急室で取り扱われているものと同じガイドラインに従って行われる。では、意思能力のある人は、救命処置を拒否できるのだろうか？緊急事態の状況下では、気が動転しており、その時の判断を後になって後悔する可能性がある。医療従事者は、救命のため専門家としての義務を負っている。それでも、救命処置をかたくなに拒否する人々がいる。エホバの証人のケースでは、オンタリオ裁判所は、生命維持のための輸血であっても拒否する権利を支持したものの、判決では、明確なガイドラインを示していない。総じて考えると、治療する方が望ましい。医師は、救命処置を行わない場合、専門家としての義務を怠ることを懸念する。さらに、医師が治療を進めたとしても、訴訟を起こされるかもしれない。実際救命処置を行った医師に対して、訴訟で罰金が科せられたことがある。裁判所が、医師は適切な行動をとったと判断を下したときでさえも、患者は、賠償を受けたのである。
　介護施設の入所者に携わる仕事をしていると、身体拘束を検討する場面がある。今日、ほとんど

の介護施設では、拘束を行わない方針になってきている。薬物療法によって、時に危険行動を抑えたり、拘束を回避することもできる。もちろん、スタッフの人手不足は、拘束を用いる理由に当たらない。施設は、この点に関して倫理委員会で承認された指針を掲げるべきである。小規模な施設ならば、同じ司法制度区域内の他施設から指針を借用することも可能である。保健機関によって制定されたガイドラインがあるところもある。

拘束は、非自発的な隔離と同じであり、同様の基準が適用される。その基準とは、身体を傷つける危険性が高い（自傷、他害、あるいはその両方）こと、及び、自制できないことである。拘束は、よりよい解決策が見つかるまでの一時的な方法であり、興奮が強い患者に対して、治療のために精査・診断するために用いられねばならない。拘束が行われた際には、一定期間ごとに審査される仕組みのもと一時的にのみに行われるべきである。

強制的な栄養

介護施設の入所者には、衰弱のために自分で食べることができず、介助を必要とする者が多い。中には、摂食を希望しているかどうかが判然としない者すらいる。従って、食事介助は、経口摂取が可能である場合に限り、日常的なケアといえる。

入所者のなかには協力的でなく、食事を摂ることを拒む者さえいるかもしれない。食事を与える責任があるスタッフにとって、こうした"意味のない"抵抗と向き合う時に、介護能力が試されることになる。食事を与えることは、このような困難があるだけでなく、誤嚥性肺炎とその合併症の危険も伴っている。こういった危険性があると患者に食事を与える責任があるスタッフにとってさらに負担となる。

入所者が経口摂取を拒んだときは、その原因を探らねばならない。もしも、重度の認知症のみによるものならば、経鼻胃チューブによる強制的な栄養投与が検討されることもある。これは、生命を維持するための治療法ではあるが、侵襲的である。このような入所者は、おおよそ意思能力がない者と見なされるであろう。

代理人は、QOLが低下することを理由に、経鼻胃チューブによる食物投与を中断するよう要求することがある。米国最高裁判所の最新の判決では、あるケースにおいて、中断のための非常に厳しい基準が示された。それは、当人が意思能力のあったどこかの時点で、いずれそのような状況になれば経管栄養を中断して欲しいと希望していた、という明白かつ説得力のある証拠が必要だとするものである。親族や友人による推測だけでは不十分である。この厳しい基準は、どこででも適用されるというわけではない。他のケースでは、生命を維持するための強制的な栄養投与（経管栄養、経鼻胃チューブ）という負荷が、恩恵よりも明らかに大きいことが示されねばならないとされた。重篤でコントロールできない疼痛が存在する場合、治療（栄養）を継続して行うことは、非人道的と見なされるかもしれない。長期植物状態となっている患者に飲食物を与えるのを止めるなど、医療が不要であると判断される場合に対して、より制限の緩い判断基準を提唱する者もいる。これらの判断は、まだ議論の余地がある。

蘇　生

介護施設の入所者が蘇生を要する状態に陥れば、通常、急性期病棟に移されることとなる。大部

分の介護施設では、基本的な救急処置を行う専門的設備があるが、蘇生処置までも行うことのできる設備があることは少ない。

介護施設での医療モデルは、急性期の治療と類似しており、スタッフは、急性期治療の病院で施行されるのと同等レベルの治療を、新たに発症した疾患に対して行えるようトレーニングを受けている。これには異論もあり、介護施設の治療では、緩和ケアをモデルにするべきだという声もある。つまり、ケア、快適さ、QOLが、単なる延命より優先されるべきであるという考え方である。蘇生は、一律に行われるべきではなく、その都度判断されるべきである。入所者と親族は、ある時点を過ぎた後は蘇生を望まないことを施設側に示す機会があることが望ましい。いくつかの研究では、介護施設で蘇生を試みても、意義のある延命にはほとんど結びついていないことが示されている[1,2]。蘇生は、医学的必要性がなければ、提供されるべきでないと論じているものもある。

また、いかなる状況下でも、どの入所者に対しても蘇生を行わないことを表明する包括的方針を掲げたいと考えている施設もある。その場合は、入所に際して、その施設の方針について予め注意喚起されることになるであろう。入所者が蘇生方針に反対であっても、不幸にも代わりの施設の候補がないこともある。そのようなときは、医学的裁量権が包括的方針よりも優先されるべきである。

入所者や親族は、蘇生に関して議論するのを避けたがるので、事態はより複雑である。この傾向は、残念ではあるが理解できなくもない。特に入所時によく検討しなければならないが、難しい選択である。入所者が蘇生に関しての議論に参加することができて、提示された選択に同意できることがもっともよい。入所者の同意があれば、重要な第三者がその議論の中に入ることが可能である。同時に、その議論と出席者についての記録を診療録に残すことができる。明文化された文書は、結果的に、関係者全員が知る有効な指示書となる。

論争が起こる場合もある。意思能力のある入所者が、蘇生に関して明記した指示書を提出し、やがて蘇生を要する事態となったとき、その人は、その指示書が尊重されることを期待するはずである。親族は、提出された指示書に反対であっても、入所者の意向に従うべきである。介護者は、反対することができるが、意思能力のある入所者の希望が最終的に有効である。また、意思能力のない入所者の場合、代理人に相談されるべきである。医療従事者と代理人が結論に達しない場合、次の段階として法廷に持ち込まれることになる。医療従事者は、蘇生を行う意義について、もっとも情報に通じており、論理的な見解を提示しなければならないだろう。意思能力のある入所者、あるいは、介護者は、大抵、思慮分別があるものである。入所者がどのような方法で、どのような状況になれば死を受け入れるのかということについては、介護者が決めるものではない。しかし、もしうまく判断できないことが予想され、実際にそのことが証明された場合は、裁判所の判断を仰ぐことができる。

蘇生に関する最終決定は、対話を通して、お互いの合意を得ることによって下すことができ、双方が尊重しあえば、対立は避けられるものである。社会的に広く知れ渡っているにも関わらず、法廷に持ち込まれるケースはごくわずかである。持ち込まれるケースは、大抵、蘇生術後の生命維持の中止に関するものである。

ターミナルケア（終末期の介護）

介護施設入所中に、治療法のない慢性の病気が見つかった場合、緩和ケアモデルが適用されるべきであるという意見が出る場合がある。その場合、緩和ケアモデルの適用によって、快適に過ごす

ための処置を柱とするターミナルケアが押し進められるであろう。この考え方に立てば、例えば、肺炎のような疾患に対する終末期での積極的治療に疑問が投げかけられることになる。

財　産

　介護施設の入所者は、自らの財産を施設で管理してもらうよう依頼することもあろう。しかし、時には、介護施設側が、入所条件として、入所者の財産の管理権を引き渡すように要求することがある。このような状況になると、潜在的な利害の衝突は大きくなる。例えば、施設側は、ケアの拡充の費用や、スタッフ数が少なければ、専属看護師や付添人のための費用として当てるために、財産管理するという選択は魅力的なものとなる。一方、入所者は、彼の家族や他の遺産受取人のために遺産をより多く残したいと願うであろう。このことは、潜在的な利害の衝突のほんの一部を示しているに過ぎない。

　入所者個人の財産については、信用のおける人物、例えば弁護士などの金銭で雇った補佐人への永続的代理権の委任、あるいは、公的な保管人（政府機関）への自発的な財産委託を経て、介護施設の外部の者が管理することが最もよい。

　入所者には、介護施設のケアの費用を支払うにあたって葛藤が生じうる。慢性期のケアは、しばしば、実に長期間にわたり、積算すると非常に高額になる。入所者の中には、その費用のために完全に無一文になってしまうのではないかと心配する人もいる。親族が、サービスが中断されるのではないかという恐れから、強制的に費用の保証をさせられることについては異論もある。例えば、入所者は、ケアの費用のために家族が貧窮してしまうことに大変な後ろめたさを感じているかもしれない。

日常生活の制限

　介護施設は、運営上、構造化する必要があり、入所者の活動についてプログラムを組むことは、そのひとつである。しかし、そうすることで、行動の自由と自発性を奪ってしまう可能性がある。介護施設において、入所者自身が日常の活動を意思決定できなくなることは、無為に過ごすようになる最大の原因であると報告されている。しかし、そのことを考慮したプログラムであれば、入所者は能動的に活動していることを実感し続けることができる。入所者の尊厳を守るためには、できるだけ入所者自身で決めて行動できるよう、柔軟で積極的な取り組みが必要である。これは、プログラムを組む上で大切な目標である。入所者の日常生活について、入所者の希望に配慮することは、例外というよりもむしろ当然のことであるべきである。

　夫婦では、伴侶が介護施設に入所したとき、無理やり離ればなれにされてしまう。この夫婦分離は、愛する人を失うことを強いられる他の場合と同様、難しく痛々しい問題であり、面会で取って代わるものではない。本当の意味で親密さを保つために十分なプライバシーを認める介護施設はほとんどない。人生の終末に向かう中、伴侶を入所のために失うことは実に悲しいことである。夫婦での入所がほとんど認められていないことは、残念なことであり、それを望む夫婦は多いであろう。しかし、夫婦が、一緒に住むことを希望していないのであれば、考慮する必要はない。認知症のために配偶者を虐待する危険性がある場合は、夫婦の希望に関わらず、別々に住む方が良いということもある。

高齢の入所者が施設内で恋愛したいという願望は、無視できない問題である。同意を得ている成人ならば、プライバシーは守られるべきであるが、介護施設で生じた新しい恋愛関係については、問題が生じる場合がある。子供や配偶者は、このことに異論を唱えるかもしれない。入所者は、認知症のために、特に意識しないで性的被害を受けたり、性的加害をしたりするのだろうか？これらは非常に難しい問題である。なぜなら、高齢者や認知症の人が、どのような社会生活を行っているのかはほとんど理解されていないからである。性的な親密さを求めることが妨げられるべきであるかどうかということは、ハンディキャップに関わらず、別の問題であろう。

> **事例提示**
> 　あるアルツハイマー病の老年女性が嚥下障害に陥った。医療チームは、その他の健康状態は良好であるので、経管栄養を検討していた。その入所者の娘は、3人の子供を持つシングルマザーで、母親の介護が情緒的にも経済的にも大変な負担となっていた。彼女は、経管栄養の開始に反対し、弁護士に依頼しようとした。彼女は、母親は判断能力がないことを主張した。法廷での争いに至る前に、娘に対して経済的援助の提案がなされ、医療チームが、娘にこれ以上負担をかけない方法で母親に栄養を与えることを保証したところ、この問題は満足のいく解決をみた。
>
> **解説**
> 　このケースは、意思能力の問題と経済的問題が複雑に絡み合うことを示している。経済的問題が解決した途端、意思能力の評価に関する意見の対立は解消された。母親の選択は問題ではなく、単に解決を要するポイントにされたに過ぎない。

　これまでは、このような問題を深く追及することは避けられてきたが、このまま放置するわけにはいかない。より多くの人が、自分が齢をとって、介護施設に入所する可能性があることを心配するようになるにつれて、その中で送ることが期待できる生活スタイルというものは、今後ますます、国民的議論の対象になるであろう。

法的責任を問われることへの恐怖

　意思能力に関する医学的な意見について、訴訟に至ることはほとんどない。訴訟が起こったとしても、ほとんどが、遺産相続に関するものである。しかしながら、医療側には、訴訟をおこされる恐怖がつきまとう。ただし、論争となる難しい問題の多くは、介護施設ではなく急性期病棟で生じている。入所者自身が、自らの能力を誤って判断されていると主張し、訴訟となることはまずない。

　法的責任を問われることへの恐怖は、捉え方の問題である。恐れられているのは家族である。家族は、能力評価について相談されたとき、普通は不満を言わない。しかし、介護者の捉え方によっては、入所者の同意のみに頼ることを避けるようになり、入所者の自発性をより制限することになるような能力評価を行うことを求めざるを得なくなる。

　介護施設でのケアの提供について、訴訟になることは少ないが、行政処分はかなりの頻度で行わ

れている。地方の公的機関では、介護施設でのケアにさまざまな点で規制をかけている。基本的なケアの基準を破ると、罰則を受けたり、施設を閉鎖させられたりすることがある。しかし、これまで、行政処分というものは、よりよいケアの基準を保つためには十分な効果を発揮していない。介護スタッフ個人と介護施設の両者にとって、リスクマネジメントの最善の方法は、マニュアルにしっかり従うことである。議論を引き起こすような事態について明記した判断基準があれば、スタッフにはっきりと示して教えることができる。文書化しておくことは、そのリスクをさらに減少させる方法である。状況の経過を記載して残しておくことは、二重の安全策として有用である。

事例提示

ある老年男性が、家族（2人の娘）が入所同意書に署名後、急性期病棟から介護施設に転院させられた。しかし、入所する時になって、彼は介護施設に入ることを望んでいないことが明らかになった。加えて、彼は自己決定するうえで意思能力がないとは思われなかった。そこで、施設の管理者は、意思能力に関する評価を求めた。ところが、評価する過程で、娘達は入所に強引であったことを認めたのである。彼女らは、父の自宅の売却を止め、父の豊富な財産を父が望んでいる在宅での介助費用に充てることにした。正しい手続きを踏むことを求めただけで、父と娘たちの間にあった意見の対立は、すんなりと解消された。

解説

財産の問題には、家族内力動が目に見えて表れてくる。最初は自宅の売却は、娘達にとって父との感情的な問題の解決法であった。意思能力を評価することをきっかけに、子供達は、父への恩義について考え直させられることになった。

それは、将来、調査が必要となった際の大切な記録となり、状況を深く理解する手助けとなる。残念ながら、時には行動を弁明するための手段として記録が用いられることもある。

リスクを減らすもう一つの効果的な方法は、コンサルタントの利用である。例えば、その医療チームに属していない老年精神科医やその他の精神医学の専門家は、介護者、入所者、家族間の仲裁役となることができる。たとえ、仲裁されて同じ結果となっても、利害関係のない部外者からの意見を取り入れることは安心を与える。そうすることで、その問題がきちんと認識され、適切な解決に向けて、正当な介護が行われたことが示される。法律は、特に明快な解決策がない状況においては、それ以上は要求しないのである。

参考文献

1. Bedell, S.E., Delbanco, T.L., Cook, E.F. (1983). Survival after cardiopulmonary resuscitation in the hospital. New England Journal of Medicine, 309:570.
2. Gordon, M., Hurowitz, E. (1984). Cardiopulmonary resuscitation of the elderly. Journal of the American Geriatric Society, 32:930–934.

推薦文献

1. Silberfeld M, Fish A. (1994). When the mind fails: A guide to dealing with incompetency. Toronto: University of Toronto Press.

意思無能力に関連したすべての問題を網羅した専門家でない人のためのガイド。

2. Silberfeld M. (1994). Assessing competence in the geriatric patient. The Canadian Journal of Geriatrics, 10(7):19–23.
意思能力判定のための一般的方法と、そのコツや落とし穴について解説されている。

3. Lazar, N.M., Greiner, G.G., Robertson, G., Singer, P.A. (1996). Bioethics for clinicians: 5. Substitute decision-making. Canadian Medical Association Journal, 155(10):1435–1437.
代理人の指名とその代理決定の過程について簡潔に解説している。

4. Caplan, A.L. (1985). Let wisdom find a way. Generations, Winter 1985:10–14.
意思能力判定の倫理的な難しさについて解説している。高齢の入所者の価値がかけがえのないものであるという主張との倫理的な対立について明確に述べられている。

5. Fader, A.M., Gambert, S., Nash, M., Gupta, K.L., Escher, J. (1989). Implementing a "do-not-resuscitate" (DNR) policy in a nursing home. Journal of the American Geriatrics Society, 37:544–548.
介護施設に蘇生を行わないという方針を導入することについて解説している。入所者や代理人に選択してもらう際の配慮についても書かれている。

6. Arras, J.D. (1988). The severely demented, minimally functional patient: An ethical analysis. Journal of the American Geriatrics Society, 36:938–944.
食事や水分の投与をやめる決断をする際に参考になるQOLの問題について解説している。

7. Kapp, B.M. (1988). Forcing services on at-risk older adults: When doing good is not so good. Social Work in Health Care, 13(4):1–12.
入所者が社会的な関わりを拒否した場合の倫理的な問題について解説している。高齢入所者の権利が、介護職の要望と区別して述べられている。

8. Evans, L. (1989). Tying down the elderly. Journal of the American Geriatrics Society, 36:65–74.
拘束の使用についての議論について解説している。

9. Ersek, M., Wilson, S.A (2003). The challenges and opportunities in providing end-of-life care in nursing homes. Journal of Palliative Medicine, 6(1):45–57.
10. Hogstel, M.O., Curry L.C., Walker, C.A., Burns, P.G. (2004). Ethics committees in long-term care facilities. Geriatric Nursing, 25(6):364–369.
11. Van der Steen, J.T., Ooms, M., van der Wal, G., Ribbe, M.W. (2002). Pneumonia: The demented patient's best friend? Journal of the American Geriatrics Society, 50(10):1681–1688.
12. Verweij, M. (2001). Individual and collective considerations in public health: Influenza vaccination in the nursing home. Bioethics, 15(5–6):536–346.
13. Verweij, M.F., van den Hoven, M.A. (2005). Influenza vaccination in Dutch nursing homes: Is tacit consent morally justified? Medicine, Health Care and Philosophy, 8(1):89–95.

索 引

欧 文

Cohen-Mansfield Agitation Inventory
　………………………………24
Confusion Assessment Method
　（CAM）………………………51
GDS ……………………………11
Geriatric Depression Scale ……27
MMSE …………………………23
Neuropsychiatric Inventory 24, 29
NPI ……………………………29

あ

アルコール依存の介護施設入所者
　の治療 ………………………132
アルコール使用障害 …………128
アルコール乱用の罹病率 ……128
アルツハイマー病 …………6, 32
アルツハイマー病の原因 ……32
アルツハイマー病の診断 ……32

い

意思能力 ………………………264
一次性強化子 …………………190

う

うつ ……………………………65
うつの疫学 ……………………67
うつの原因 ……………………69
うつ病 ………………………6, 34
うつ病患者のマネジメント …70

え

遠隔記憶 ………………………22

か

外観 ……………………………16
介護施設の方針 ………………135
外傷後ストレス障害（PTSD）
　………………………………68, 74
回想療法 ………………………208
ガイドライン …………………225
仮性認知症 ……………………69
家族 ……………………………5
家族とスタッフの関係性 ……257
家族のシステム ………………255
家族への情報提供シート ……46
仮面うつ ………………………68
間隔記録法 ……………………186

き

記憶 ……………………………22
期間測定法 ……………………186
危機管理 ………………………247
機能分析 ………………………185
気分と感情 ……………………17
気分変調障害 …………………67
教育プログラム ………………235
強化子 …………………………189
強制的な栄養 …………………268
強制入院 ………………………266
強迫性障害 ……………………74
近時記憶 ………………………22

く

グループ ………………………215

け

結果事象 ………………………185
血管性認知症 …………………32
幻覚 ……………………………20

こ

行為 ……………………………23
抗うつ薬 ………………………70
抗うつ薬の副作用 ……………153
抗精神病薬の副作用 …………159
構成能力 ………………………22
公的後見人 ……………………266
行動 ……………………………16
行動観察 ………………………16
行動障害のマネジメント ……38
行動的介入 ……………………190
行動の過剰 …………………189, 192
行動の不足 ……………………189
行動評価 ………………………184
行動療法 ……………………200, 201
興奮 ……………………………34
誇大性 …………………………100
コリンエステラーゼ阻害薬
　…………………………………38, 162

さ

財産 ……………………………270
錯覚 …………………………19, 50

し

死 ………………………………11
シェイピング …………………190
思考 ……………………………18
思考過程 ………………………18
思考内容 ………………………18
自己教示 ………………………188
自己退所 ………………………267
自殺 …………………………17, 84
支持的精神療法 ………………207
自傷 ……………………………17
自傷行為 ………………………96
失行 ……………………………23
社会恐怖 ………………………74
集団精神療法 ………………201, 215
集団療法 ………………………200
瞬間時間抽出法 ………………186
消去 ……………………………189
神経疾患 ………………………68

索引

身体化 ……………………………79
身体拘束 …………………57, 104
診断 ………………………………31
心理療法 …………………………71

す

錐体外路症状 ……………………159
スクリーニング …………………131
スタッフの認識 …………………186
ストレス …………………………188

せ

生活の質（QOL）…………57, 269
性行動 ……………………………140
精神機能検査 ……………………14
精神病 ……………………………35
精神療法 …………………………200
性的障害 …………………………35
生物心理社会モデル ……………6
先行事象 …………………………185
全般性不安障害 ………………68, 74
せん妄 ……………………………47
せん妄の鑑別 ……………………52
せん妄の原因 ……………………53
せん妄の検査 ……………………53
せん妄の診断基準 ………………49
せん妄の動揺する経過 …………51
せん妄のマネジメント …………55
せん妄を引き起こしうる薬剤…54

そ

双極性感情障害 …………………67
喪失 ………………………………118
躁病 ………………………………72
即時記憶 …………………………22

た

対人関係療法 ……………………209
態度 ………………………………17
タイムアウト ……………………189
代理人 ……………………………266

ち

短期個人精神療法 ………………201

ち

知覚 ………………………………19
遅発性統合失調症 ………………102
注意と集中力 ……………………21
抽象概念 …………………………22

て

定型抗精神病薬 …………………158
適応障害 …………………………67
電気けいれん療法（ECT）……71

に

二次性強化子 ……………………190
日常生活の制限 …………………270
日没症候群 ……………………52, 197
入所 ………………………………204
認知 ………………………………20
認知症 ……………………………5, 6
認知症における行動障害 ………33
認知療法 ……………………200, 209

は

破局反応 …………………………34
発話 ………………………………17
パニック障害 …………………68, 74
パラノイア ………………………99
バリケード …………………105, 111

ひ

非自発的な介入 …………………267
非自発的入所 ……………………266
悲嘆 ……………………………68, 71
非定型抗精神病薬 ………………160
病識と判断 ………………………23
非両立行動分化強化 ……………189

ふ

不安障害 …………………………65
不安障害の頻度 …………………73

不安障害のマネジメント ………76
不安と不眠の治療 ………………161
不適応行動の定義 ………………190
不眠 ………………………………161
プロンプティング ………………190
分裂 ………………………………120

へ

ベースライン ……………………186
ベースラインの測定 ……………191
ベンゾジアゼピン …77, 107, 161
ベンゾジアゼピン系薬剤の主な
　副作用 …………………………161

ま

MAO阻害薬 ……………………156
マネジメント ……………………35

み

ミニメンタルステート検査（MMSE）
………………………………11, 23

む

無気力 ……………………………34

も

妄想 ………………………………19
妄想性うつ ………………………69
妄想性障害 ………………………102

り

リチウム …………………………157

れ

連続測定法 ………………………186

ろ

老年期うつ病尺度 ……………11, 23

© 2011　　　　　　　　　　　　　　　　　　第1版発行　2011年7月31日

介護施設の精神科ハンドブック

（定価はカバーに表示してあります）

|検印省略|

監訳　　　　成　本　　　迅
　　　　　　福　居　顯　二

発行者　　　　服　部　治　夫
発行所　　　　株式会社 新興医学出版社
〒113-0033　東京都文京区本郷6丁目26番8号
電話　03（3816）2853　　FAX　03（3816）2895

印刷　株式会社 藤美社　　ISBN978-4-88002-725-8　　郵便振替　00120-8-191625

- 本書の複製権・上映権・譲渡権・公衆送信権（送信可能化権を含む）は株式会社新興医学出版社が保有します。
- 本書を無断で複製する行為、（コピー、スキャン、デジタルデータ化など）は、著作権法上での限られた例外（「私的使用のための複製」など）を除き禁じられています。研究活動、診療を含み業務上使用する目的で上記の行為を行うことは大学、病院、企業などにおける内部的な利用であっても、私的使用には該当せず、違法です。また、私的使用のためであっても、代行業者等の第三者に依頼して上記の行為を行うことは違法となります。
- JCOPY 〈（社）出版者著作権管理機構 委託出版物〉
本書の無断複写は著作権法上での例外を除き禁じられています。複写される場合は、そのつど事前に（社）出版者著作権管理機構（電話 03-3513-6969、FAX 03-3513-6979、e-mail：info@jcopy.or.jp）の許諾を得てください。